LEÇONS

SUR LES

MALADIES DU FOIE

ET DES REINS

PUBLICATIONS DU *PROGRÈS MÉDICAL*

LEÇONS

SUR LES

MALADIES DU FOIE

DES VOIES BILIAIRES

ET DES REINS

FAITES A LA FACULTÉ DE MÉDECINE DE PARIS

(Cours d'Anatomie pathologique)

PAR

J.-M. CHARCOT

Professeur à la Faculté de médecine de Paris, Médecin de la Salpêtrière,
Membre de l'Académie de médecine, de la Société clinique de Londres,
Président de la Société anatomique,
Ancien vice-président de la Société de Biologie, etc.

RECUEILLIES ET PUBLIÉES

PAR

BOURNEVILLE et SEVESTRE

Rédacteurs du *Progrès médical*

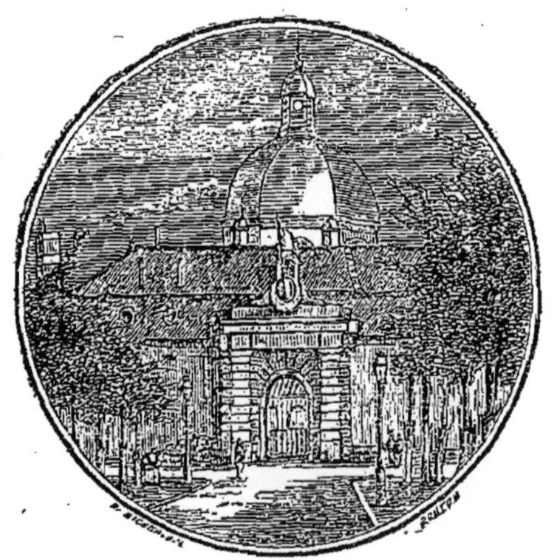

PARIS

Aux bureaux du PROGRÈS MÉDICAL, 6, rue des Écoles, 6.

Vᵉ ADRIEN DELAHAYE, Libraires-Éditeurs, Place de l'École-de-Médecine.

1877

PREMIÈRE PARTIE

Maladies du Foie et des Voies biliaires

PREMIÈRE LEÇON.

Notions d'anatomie normale concernant le foie.

SOMMAIRE. — Préambule. — Objet du cours. — Anatomie pathologique, macroscopique et histologique.
Anatomie normale du foie. — Structure lobulaire. — Notions historiques. Veines intra-lobulaires, — sub-lobulaires, — intra-lobulaires, — interlobulaires. — Espaces. — Localisation des lésions hépatiques. — Des deux substances du foie.

Messieurs,

Au moment où je viens, pour la quatrième fois, occuper cette chaire consacrée à l'enseignement de l'anatomie pathologique, il ne me paraît pas nécessaire d'entrer dans de longs développements pour exposer la méthode que je m'attacherai à suivre dans le cours de mes leçons.

Cette méthode ou, si vous l'aimez mieux, cette manière de faire, je l'ai exposée maintes fois déjà soit par écrit, soit oralement et elle est très-certainement connue de la plupart d'entre vous. Aujourd'hui, je ne vois rien d'essentiel à y changer, et une expérience de trois années n'a fait que confirmer mes opinions à cet égard. Quelques mots, en manière de préambule, suffiront donc pour faire entrevoir aux nouveaux venus ce qu'ils doivent s'attendre à trouver dans mon enseignement.

I.

Conformément à ce que je pourrais appeler désormais mes habitudes, je ne m'astreindrai pas à suivre pas à pas le développement régulier, et en quelque sorte géométrique, des programmes tracés dans les livres classiques. Avec le temps qui nous est donné, je ne pourrais guère, en suivant cette voie, relativement facile, que vous présenter des esquisses rapides, des ébauches faites à grands traits, des tableaux sans relief, aux couleurs peu accentuées. Je crois me rendre plus utile et me conformer mieux à l'esprit d'un enseignement donné dans l'enceinte de cette Faculté, en m'attachant à étudier un certain nombre de grands épisodes de l'anatomo-pathologie, à les fouiller profondément jusque dans leurs moindres détails, montrant chemin faisant les relations qui les rattachent à l'ensemble.

L'enseignement ainsi fait, en présence des documents originaux, les pièces en main si l'on peut ainsi dire, ne peut manquer, si je ne me trompe, d'éveiller chez l'auditeur le sentiment et l'amour de la réalité concrète, l'esprit critique, le goût de la recherche et de le mettre à même, par conséquent, soit à l'aide de livres, soit à l'aide d'observations directes, de compléter l'instruction qu'il n'aura pas pu recevoir tout entière de la bouche du professeur.

Il est d'ailleurs, Messieurs, personne de vous ne l'ignore, au moins deux grands côtés par lesquels l'anatomie pathologique peut être envisagée. La lésion doit être, en effet, considérée d'abord en elle-même, anatomiquement, où si vous voulez encore à l'état statique. Ce sont alors les procédés ordinaires de l'anatomie que le médecin met en œuvre, car il s'agit seulement de reconnaître quelles modifications ont été imprimées aux conditions normales par le fait de la maladie dans les organes, dans les tissus. Il y a lieu de distinguer à cet égard, vous le savez : 1° l'*anatomie pathologique macroscopique*, répondant à l'anatomie descriptive et qui s'occupe des altérations dans la forme, la consistance, la couleur, en tant qu'elles peuvent être constatées à l'œil nu ; et 2° l'*anatomie pathologique histologique*, pendant de l'histologie normale et qui s'efforce, à l'aide des instruments grossissants, de pénétrer jusqu'à l'élément anatomique.

Je n'aurais pas rappelé cette distinction élémentaire et présente à l'esprit de tous, si je n'avais voulu saisir l'occasion de relever un fait que mes relations très-fréquentes avec les élèves m'ont permis de remarquer, c'est que la brillante carrière fournie, dans ces dernières années, par l'anatomie pathologique histologique, a eu pour effet de reléguer dans l'ombre l'autre anatomie, la plus ancienne, celle qui se fait à l'œil nu. C'est là une injustice et aussi un dommage, car — j'aurai maintes fois l'occasion de le faire ressortir — il est des données de premier ordre qu'elle seule peut fournir. Elle mérite donc, à tous égards, d'être réhabilitée, remise en honneur, et je ferai tous mes efforts pour contribuer à amener ce résultat. C'est pourquoi je m'attacherai plus que jamais, dans les leçons du mercredi, à mettre sous vos yeux des pièces anatomiques où vous pourrez étudier les altérations que révèle l'œil nu. A leur défaut, je vous présenterai des planches tantôt empruntées aux meilleurs auteurs, tantôt faites d'après nature et où ces lésions seront représentées aussi fidèlement que possible. Sans doute une bonne planche, quelque fidèle qu'elle soit, ne peut jamais remplacer complétement la contemplation directe de l'organe malade ; mais, mettant en relief, lorsqu'elle est intelligemment conçue, les caractères importants, fondamentaux, elle apprend à voir et à mieux voir. D'ailleurs, comme on peut la remettre toujours sous les yeux, elle offre l'avantage de fixer des souvenirs bien vite effacés lorsqu'on n'a pas l'occasion de les raviver fréquemment.

L'autre grand côté de l'anatomie pathologique n'est, certes, pas le moins important. Cette fois, il ne s'agit plus, comme tout à l'heure, de considérer la lésion en elle-même et pour elle-même ; il faut chercher à rétablir, par une sorte d'exégèse, les diverses phases de l'évolution qu'elle a dû subir avant de parvenir à l'état sous lequel l'autopsie nous la présente, il faut s'efforcer de remonter jusqu'aux causes qui l'ont provoquée ; enfin, tournant les yeux du côté de la clinique, il faut encore déterminer, autant que possible, les troubles fonctionnels qui se rattachent à la modification organique. Il n'est pas nécessaire, je pense, de justifier les développements que je ne manque jamais d'accorder aux questions qui rentrent dans cette partie du domaine anatomo-pathologique.

Cette manière d'envisager l'anatomie pathologique, qui consiste à animer les lésions, à les faire revivre, en quelque sorte, et qui s'efforce d'entretenir entre cette partie de la pathologie et les autres branches de la même science, d'étroites et incessantes relations, n'est pas neuve, tant s'en faut ; il ne sera pas inutile, peut-être, de se le rappeler. Elle est, en somme, un des attributs les plus saillants de la grande Ecole, fondée par Bayle et Laennec, et qui compte parmi ses choryphées tant de noms illustres, et dont les principes n'ont jamais été méconnus dans cette enceinte. L'illustre professeur de Strasbourg, Lobstein, avait parfaitement caractérisé ce point de vue particulier, dans une phrase que j'ai bien des fois reproduite, et qui se trouve dans la préface du *Traité d'anatomie pathologique*, publié par cet auteur en 1829. « *Ce n'est pas*, dit-il, *l'organe altéré, mort, que le médecin veut connaître, c'est l'organe vivant, agissant, exerçant les fonctions qui lui sont propres.* » Cela est court et cela peint, ce me semble, admirablement la situation.

Puisque cette phrase, tant de fois citée, me revient à l'esprit, permettez-moi de vous faire part de l'étonnement que j'ai éprouvé en la retrouvant, l'autre jour, dans un Traité d'anatomie pathologique récent, mais présentée cette fois par l'auteur de ce traité, daté d'hier, comme lui appartenant en propre, — en même temps bien entendu que l'idée qu'elle consacre. J'ai lu et relu vingt fois le passage, n'en pouvant croire mes yeux. Mais il a bien fallu me rendre à l'évidence : car après avoir dit, ou mieux, répété textuellement : « *Ce n'est pas l'organe altéré, mort que l'on doit connaître, c'est l'organe vivant, agissant,* etc., etc., » l'auteur en question ajoute : « *Tel me paraît être le véritable esprit de l'anatomie pathologique ; toutefois ce n'est pas ainsi qu'elle a été considérée jusqu'à ce jour.* » Il n'y a donc pas à s'y méprendre, c'est bien d'une prise de possession qu'il s'agit, mais je veux me borner à relever cette prétention singulière, dans un livre d'ailleurs estimable, et j'en viens à l'objet spécial de nos études de cette année.

Ainsi que je l'ai annoncé, il s'agira en premier lieu de l'*anatomie pathologique du foie ;* c'est dire qu'il nous faut, au préalable, nous assurer de connaissances solides relatives à l'anatomie de l'organe dont nous voulons entreprendre d'étudier les altérations. Je suppose l'anatomie descriptive bien connue de vous tous et j'ai la conviction que l'anatomie histologique vous est également familière. Cependant, en ce qui concerne cette dernière, il est un certain nombre de points sur lesquels nous devons nous entendre, car, sans cela, à chaque pas, nous pourrions nous trouver en présence d'écueils difficiles à éviter. Je vous demande donc la permission d'entrer dans quelques développements à propos de l'anatomie délicate du foie. Vous n'aurez pas à regretter, je crois pouvoir vous le promettre, le temps que nous consacrerons à cet examen préparatoire. Chemin faisant d'ailleurs, pour soutenir votre attention, je saisirai toutes les occasions de relever les applications, qui peuvent être faites à nos études spéciales, des notions que je vais vous remettre en mémoire.

II.

La *structure lobulaire* du foie est la première question à laquelle nous devons nous attacher ; vous allez reconnaître immédiatement que, pour l'anatomiste qui ne veut pas s'arrêter à la surface et qui prétend pénétrer jusqu'aux modifications de structure, la connaissance de la constitution lobulaire du foie est vraiment la clef de la situation.

Il y a longtemps qu'on sait que le foie est composé de parties similaires, toutes faites sur le même modèle, et qu'on désigne sous le nom de *lobules*, d'*acini*, d'*insulæ hepatis*. C'est à Wepfer et à Malpighi qu'il convient de faire remonter les premières notions sur ce sujet. Avant eux, on n'était pas fort difficile sur les détails de structure et l'on se contentait de croire, avec Galien, que la chair ou substance du foie — premier organe de la sanguification et foyer de la chaleur animale, — n'est à peu près que du sang desséché et épaissi, mais c'est un médecin anglais, Kiernan, auteur d'un travail fondamental inséré dans les *Philosophical Transactions* en 1833, que sont dues les premières connaissances régulières et vraiment anatomiques, relativement à la structure lobulaire du foie.

On représente généralement, depuis Kiernan, les lobules hépatiques comme des feuilles reposant sur leur pétiole, les feuilles du chêne par exemple, l'arbre qui porte ces feuilles n'étant autre que la veine hépatique ramifiée. Le pétiole correspond à une petite veinule émanée de cette veine hépatique et qu'on désigne sous le nom de *veine intra-lobulaire*.

En réalité, cet aspect foliacé n'est vrai qu'autant que l'on examine des coupes pratiquées suivant le grand axe du lobule, car le lobule tout entier, considéré chez les animaux où il est bien distinct, bien délimité, comme il l'est chez le porc, par exemple, consiste en de petites masses prismatiques, à cinq ou six faces, ayant un diamètre de 1 à 2 μ, et possédant une base qui repose sur des rameaux de la veine hépatique, appelés *veines sub-lobulaires*, des faces latérales, enfin un sommet plus ou moins arrondi ou aplati.

Si l'on ouvre la veine hépatique en procédant des grosses branches vers les petites, on arrive, à un moment donné, à constater sur certains rameaux une disposition spéciale et assez originale de la membrane interne. Jusque-là, cette membrane paraissait percée de pertuis plus ou moins volumineux, origine de branches de division relativement volumineuses. Sur la paroi des vaisseaux auxquels je faisais allusion tout à l'heure, on note l'existence d'un très-grand nombre de petits trous, régulièrement placés à des intervalles à peu près égaux et séparés les uns des autres par de légers sillons, formant par leur réunion un système réticulé, qu'on aperçoit au travers de la paroi veineuse qui est transparente.

Les branches des veinules hépatiques qui offrent cette disposition, ne sont autres que les *veines sub-lobulaires* de Kiernan. Les petits orifices répondent au point d'insertion des dernières ramifications des veines hépatiques ou, en d'autres termes, les *veines intra-lobulaires* qui occupent, leur nom l'indique, la partie centrale de chaque lobule; les sillons qui entourent ces pertuis correspondent à la base de chacun des lobules.

Quant aux lobules, chez le cochon qui, dans cette matière, est l'animal propre aux études préalables, chacun d'eux est circonscrit et enveloppé, excepté au niveau de la surface basilaire, par une sorte de gaîne conjonctive, dépendance de ce qu'on appelle la capsule de Glisson. Cette gaîne sert, à proprement parler, de support aux ramifications de la veine porte. Celles-ci, venues par une voie différente de celle qui conduit les veines hépatiques, s'insinuent dans les espaces interlobulaires, à la manière d'un arbre qui plonge ses racines dans les interstices d'un sol pierreux : J'emprunte cette comparaison assez juste à Hering. De fait, on désigne sous le nom de *veines inter-lobulaires* les ramifications ultimes de la veine porte qui s'enfoncent ainsi dans les interstices des lobules.

La veine porte n'est pas la seule à fournir des vaisseaux méritant l'appellation de *inter-lobulaires,* il y a aussi des ramifications artérielles qui s'enfoncent dans l'intervalle des lobules. Enfin, les canaux biliaires, les lymphatiques envoient également des ramifications inter-lobulaires.

Les coupes pratiquées dans la substance du foie, perpendiculairement au grand axe des lobules, et examinées au microscope à un faible grossissement, permettent d'acquérir déjà des données exactes sur l'arrangement général de toutes ces parties.

Les lobules, coupés en travers, — il s'agit toujours du foie du porc, — se montrent sous forme d'espaces polygonaux, à cinq ou six côtés juxtaposés, mais dont les angles sont arrondis. Au centre de figure de chacun de ces espaces, on voit un orifice arrondi : c'est la section de la veine centrale ou intralobulaire. — On désigne sous le nom d'*espaces* (*Spaces*-Kiernan), les espaces laissés entre les lobules, par le fait de l'émoussement des angles. Dans ces espaces se voient des ramuscules de la veine porte entourés par la gaîne conjonctive ou capsule de Glisson. De ces veinules partent des ramifications qui s'insinuent dans les fentes étroites ou fissures (*Fissures*-Kiernan), qui réunissent les espaces.

Outre les branches de la veine porte, les espaces triangulaires contiennent : 1° une ou deux artérioles, provenant de l'artère hépatique ; 2° un ou plusieurs canalicules biliaires, émanant du canal hépatique ; 3° enfin, des lymphatiques et tous ces éléments sont englobés par la capsule de Glisson. — Des ramifications, nées de ces divers vaisseaux, pénètrent dans les interstices qui, chez le cochon, sont comblés comme les espaces, par la gaîne conjonctive (*Fig. 1*).

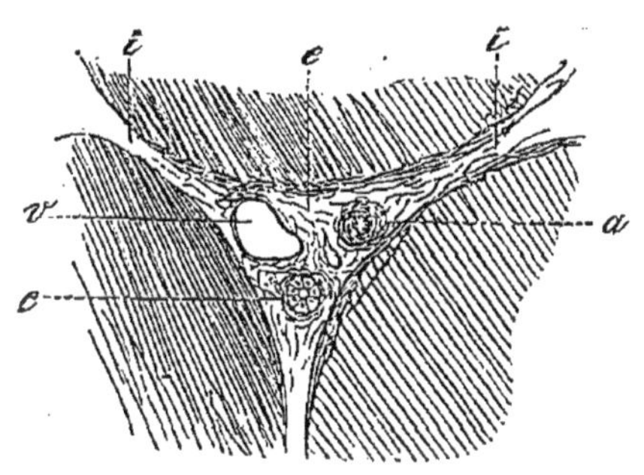

Fig. 1.— Espace interlobulaire. (Dessin d'après nature ; foie du cochon). — *e*, espace. — *i*, interstice. — *a*, artère. — *v*, veine porte. — *c*, branche du canal hépatique.

L'orientation dans l'examen microscopique préliminaire des lobules repose sur ces dispositions très-faciles à constater chez le cochon, bien moins faciles, bien moins reconnaissables, mais encore suffisamment accentuées chez l'homme, dont les lobules du foie sont beaucoup moins distincts. Chez l'homme, en effet, les interstices ou fissures ne sont pas toujours nettement délimités. Souvent, ils sont purement imaginaires, effacés qu'ils sont par suite de la fusion de la substance des lobules voisins. Il n'en est pas de même des *espaces* qui persistent avec tous leurs caractères. La capsule de Glisson y est très-apparente et l'on reconnaît sans peine, à des caractères sur lesquels j'insisterai, la surface de section de la veine porte, celle des rameaux satellites de l'artère hépatique et des canalicules biliaires. En réunissant ces espaces par des lignes fictives, on circonscrit le lobule au centre duquel on ne tarde pas à découvrir la veine intra-lobulaire sous l'aspect d'un orifice solitaire, privé de capsule conjonctive, et par conséquent adhérent, de toutes parts, à la substance même du lobule. Ce sont là, Messieurs, les premiers points de repère, qu'il faut apprendre à utiliser pour l'orientation, précaution indispensable lorsqu'on veut fixer la topographie des lésions hépatiques.

Quelques exemples vous feront mieux comprendre l'importance de cette orientation. Les lésions hépatiques ne sont pas constamment disséminées comme au hasard dans les diverses parties du lobule. Il en est qui occupent presque exclusivement la partie centrale, dans le voisinage immédiat de la veine intra-lobulaire. Telles sont: 1° les lésions congestives de cause cardiaque ; 2° l'infiltration pigmentaire résultant de l'oblitération de gros canaux biliaires ; 3° l'infiltration graisseuse physiologique, temporaire, qui se rencontre constamment, d'après les travaux de M. de Sinéty, chez les femelles en lactation ; 4° d'autres lésions occupent la région périphérique du lobule ; telles sont : *a*) l'infiltration graisseuse physiologique et transitoire de la digestion ; — *b*) la dégénération graisseuse qui constitue un des caractères de l'altération dite *foie muscade*, altération qu'on observe si communément dans le cas de gêne de la circulation abdominale consécutive aux lésions cardiaques et pulmonaires.

Enfin, il est des altérations qui se localisent dans la région intermédiaire du lobule, celle qui s'étend entre la zone centrale confinant à la veine intra-lobulaire et la zone périphérique confinant aux ramifications inter-lobulaires de la veine porte : la dégénération amyloïde appartient à cet ordre d'altérations.

Nous aurons à rechercher, en temps et lieu, la raison de ces diverses localisations, mais j'ai tenu à faire ressortir dès à présent l'intérêt qu'offrent, à notre point de vue, les études d'anatomie normale que nous avons entreprises et qui seront complétées dans la prochaine séance.

Toutefois, avant de nous séparer, je voudrais vous montrer comment les notions déjà acquises nous serviront à interpréter les apparences que fournit, à l'œil nu ou armé seulement de la loupe, l'examen du foie.

Le foie d'un animal vivant et sain est d'une couleur rouge brun uniforme. Sur le foie de l'animal mort, et surtout sur celui de l'homme, on observe une disposition régulière, consistant en un semis de petites plaques rouge-brun, entourées d'un cercle formé par une substance claire-jaunâtre. Au centre des petits îlots rouges, on distingue un tout petit point plus rouge, répondant à la veine intra-lobulaire.

La coloration rouge du centre tient à l'engorgement, pour ainsi dire normal, dans les conditions cadavériques, des capillaires qui appartiennent à la veine hépatique. La substance de la périphérie du lobule, avons-nous dit, est claire et jaunâtre; cet aspect est dû : 1° à ce que cette partie est dans les conditions susdites, relativement exsangue; 2° à la présence habituelle, principalement chez l'homme, de granulations graisseuses dans les cellules hépatiques de la région.

Voici quelles sont, Messieurs, je le répète, les conditions pour ainsi dire normales, mais ces apparences peuvent être modifiées plus ou moins profondément par l'état pathologique et même par certaines circonstances physiologiques. Je vous rappellerai d'abord la stéatose de la lactation, dans laquelle le centre du lobule est accusé par un point clair, jaunâtre, dû à la présence de granulations graisseuses dans les régions centrales. Cette fois, la substance rouge occupe la périphérie du lobule (de Sinéty). La congestion des vaisseaux portes produit une apparence analogue, en ce sens que, sous cette influence, la périphérie du lobule paraîtra plus foncée que la partie centrale.

Vous voyez ainsi, Messieurs, à quoi tiennent les apparences qui avaient fait admettre l'existence dans le foie de deux substances, l'une rouge et l'autre jaune, et vous voyez que le siége de ces deux prétendues substances est variable. C'est encore à

Kiernan surtout, que nous devons la critique de cette théorie des deux substances du foie, théorie qui est complétement tombée en désuétude depuis l'application usuelle du microscope aux études d'anatomie normale et pathologique.

DEUXIÈME LEÇON.

Structure lobulaire du foie.

SOMMAIRE. — Constitution du lobule du foie : cellules hépatiques; — vaisseaux sanguins et capillaires; — réseau des canalicules biliaires; — lacunes lymphatiques; — fibrilles conjonctives. — Étude du lobule sur des coupes. — Schémas de Hering.

Messieurs,

Nous connaissons actuellement ce qu'il y a de plus essentiel à savoir, pour le but spécial de nos études, relativement à l'arrangement lobulaire du foie. Quant au lobule lui-même, nous ne l'avons examiné jusqu'ici qu'à la surface. Il nous faut aller plus loin, pénétrer plus avant, et rechercher quelles sont les parties diverses qui, par leur réunion, composent la masse de chaque lobule, ainsi que le mode d'agencement de ces parties. Il ne suffit pas, en effet, pour l'anatomiste, de localiser les lésions, comme nous en avons cité quelques exemples, dans telle ou telle région du lobule, — l'interne, la moyenne ou l'externe, — il est nécessaire autant que possible de pénétrer jusqu'à l'élément anatomique qui est le siége de l'altération.

La masse du lobule est constituée essentiellement par quelques parties que nous allons examiner rapidement.

a) En premier lieu viennent les *cellules hépatiques* formant, par excellence, le parenchyme du foie. Ce sont là les éléments spécifiques de l'organe, ceux auxquels doivent être rapportées les fonctions spéciales de la glande hépatique.

b) Les cellules sont en quelque sorte supportées et soutenues par une trame de *vaisseaux sanguins et capillaires* qui établissent une relation entre la veine porte et les veines hépatiques.

c) Il y a encore, dans les interstices, des cellules hépatiques, un *réseau de canalicules biliaires*, des lacunes *lymphatiques*, et enfin, un réseau de *fibrilles conjonctives*, trame rudimentaire dans les conditions normales, mais qui, dans les conditions pathologiques, peut acquérir une grande importance.

Il résulte de ces considérations que notre étude devra comprendre : 1° une description en règle de chacune des parties élémentaires qui entrent dans la composition du lobule ; 2° une description du mode d'agencement de ces différentes parties. Les détails qui vont suivre sont empruntés à des études faites sur le foie du lapin, il sera ensuite facile d'appliquer ces données à l'examen du foie de l'homme. C'est le travail de Hering qui nous fournira le procédé de démonstration que nous allons employer (1).

A. Considérons le lobule sous l'aspect qu'il nous offre lorsque, avec Kiernan, nous l'avons comparé à une feuille de chêne portée par son pétiole. Il s'agit d'une coupe parallèle au grand axe du lobule. La veine intra-lobulaire apparaît ici, comme la nervure principale de la feuille. Cette veine, comparable à un tronc court, relativement d'un fort calibre, 27 à

---

(1) Le mémoire de Hering a été présenté à l'Académie des sciences de Vienne, en 1866, et publié dans les *Archives de Schultze* (1867, t. III). Ce mémoire fait époque pour ce chapitre spécial d'anatomie ; voyez aussi l'article du même auteur dans le manuel de Stricker. On trouve enfin une bonne planche figurant les *veines intra-lobulaires*, dans *Beale's Archives of medicine*, t. I.

70 μ), donne naissance de toutes parts à des branches qui fournissent immédiatement des capillaires ; à l'extrémité supérieure, du côté du sommet du lobule, les branches divergent comme les rayons d'un cercle ; — dans tout le reste de l'étendue du tronc, les branches naissent perpendiculairement à sa direction et se distribuent parallèlement les unes aux autres vers les faces latérales.

B. Sur les coupes transversales, on observe une disposition qui ressemble beaucoup à la précédente. Les capillaires paraissent rayonner autour d'un point central représenté par le calibre de la veine intra-lobulaire. Ils figurent les rayons d'une roue et on les appelle *vaisseaux radiés*. Il convient de remarquer, toutefois que, dans leur trajet de dedans en dehors, ils fournissent dichotomiquement des branches qui se détachent à angle aigu. Par suite de cette disposition, les intervalles qui existent entre les rayons ne sont guère plus larges à la périphérie qu'au centre. Ces capillaires s'anastomosant soit à angle aigu, soit par de courtes branches transversales, il en résulte un réseau dont les mailles sont allongées suivant la direction des radiations capillaires.

Il importe de remarquer que le diamètre transversal de ces mailles ne dépasse pas notablement le diamètre des vaisseaux capillaires qui les circonscrivent (1). Vous comprenez, d'après cela, quelle est l'importance des vaisseaux capillaires, puisque, par leur réunion, ils composent environ la moitié de la masse totale. L'opinion de Ruysch, que la substance du foie est à peu près exclusivement constituée par des vaisseaux capillaires, se trouve ainsi, en quelque sorte, justifiée.

C. Telle est, en définitive, la charpente du lobule. Les intervalles des travées capillaires sont comblés par les cellules hépatiques. Mais les cellules ne sont pas disposées pêle-mêle, au hasard ; il y a, au contraire, un certain arrangement, un certain ordre, assez régulier, sinon absolument géométrique.

---

(1) Diamètre des vaisseaux capillaires, 0,001 μ, largeur des mailles, 0,015 μ.

Pour bien faire comprendre cet arrangement, M. Hering (*Mémoire cité*) a imaginé un schéma qu'il me paraît utile de vous mettre sous les yeux, avant d'arriver à la réalité.

On suppose quatre colonnes cylindriques (*Fig. 2*), plantées perpendiculairement aux quatre coins d'une planchette quadrilatère, de façon à ce que l'espace laissé entre chaque colonne ne dépasse pas sensiblement le diamètre de chacun des cylindres. Si, maintenant, on suppose qu'une balle creuse de caoutchouc soit poussée entre ces quatre colonnettes, contre lesquelles elle exerce un certain degré de frottement, le premier effet d'une pareille disposition sera que la balle, au point de contact des colonnettes, se déprimera et présentera une gouttière pour les recevoir. — Si, dans ce système, plusieurs balles de caoutchouc sont superposées et tassées, il se produira une surface plane au niveau du point où les deux balles se touchent. Chaque ballon présentera donc deux surfaces planes, l'une supérieure et l'autre inférieure, et quatre faces latérales pourvues de gouttières. Il faut supposer encore que plusieurs systèmes semblables à celui qui vient d'être décrit sont juxtaposés, et que les ballons des deux séries voisines sont arrangés d'une façon alternante, l'angle formé entre deux ballons d'une même série recevant un ballon de la seconde. Si, dans ces circonstances, une pression vient à être exercée sur les différents ballons, il en résultera que chacune des faces latérales qui, auparavant, était arrondie, sera divisée en deux surfaces planes, regardant l'une en haut, la seconde en bas, et séparées par une arête. Cette description, un peu aride, vous montre que la forme revêtue par chaque ballon sera celle d'un *octaèdre*, dont les sommets sont tronqués et remplacés par une surface plane. C'est, en effet, ce que vous voyez sur le schéma de Hering que je vous présente.

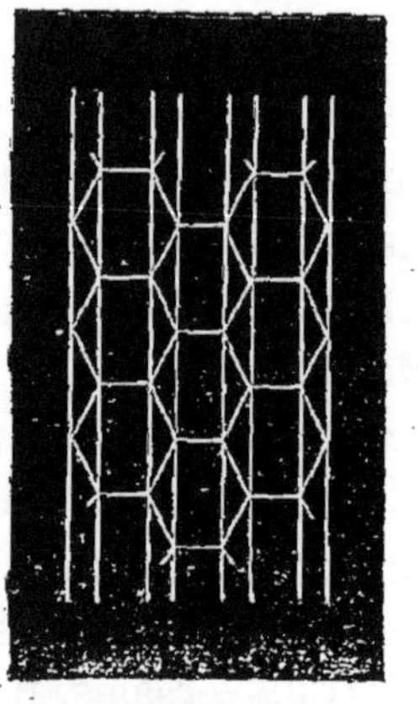

Fig. 2. — Schéma d'après Hering.

Voilà donc dix facettes, qui répondent à autant de faces appartenant chacune à une cellule particulière ; par conséquent, chaque cellule est en rapport avec dix autres cellules. Il y a, de plus, quatre gouttières creusées sur les arêtes verticales de l'octaèdre et destinées à recevoir les capillaires.

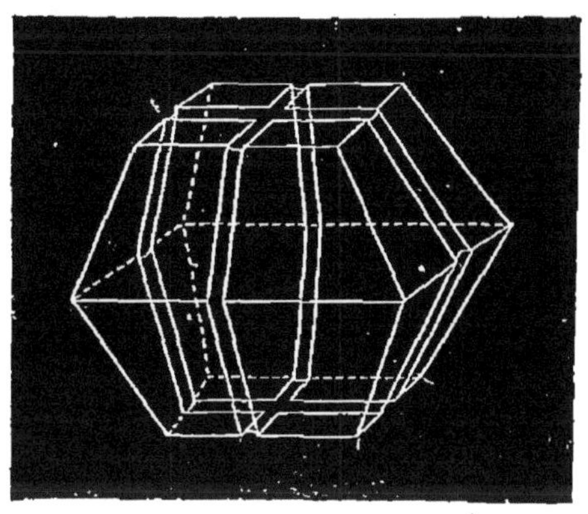

Fig. 3. — Schéma d'après Hering.

Inutile de dire que, dans le schéma, les colonnettes répondent aux capillaires et les balles aux cellules. Cette comparaison est d'autant plus plausible que, chez le lapin, et il en est de même à peu près chez l'homme, une seule cellule, en général, sépare les capillaires.

En possession de ce schéma (*Fig. 3*), il nous sera facile de comprendre la disposition réciproque des capillaires et des cellules dans la réalité et d'interpréter les images qu'on a sous les yeux lorsqu'on examine au microscope des coupes de pièces durcies, pratiquées dans des directions variables.

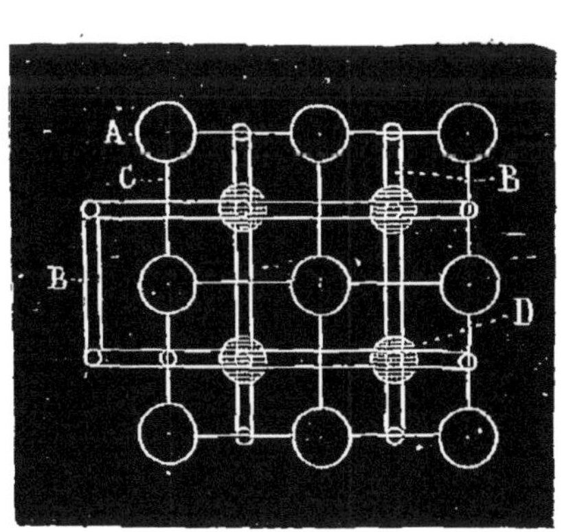

Fig. 4. — Schéma d'après le *Mémoire de Hering.*

1° Sur une coupe transversale du schéma, passant par les colonnettes — et qui équivaudrait à une coupe longitudinale du lobule sectionnant perpendiculairement les capillaires, les cellules se dessinent sous la forme de quadrilatères dont les angles sont excavés de manière à recevoir un vaisseau (*Fig. 4*). Le calibre du vaisseau doit être circonscrit par quatre gouttières appartenant à autant de cellules différentes : il y a donc quatre cellules pour un orifice. Ces dispositions schématiques sont réalisées dans la nature (1).

2° Supposons maintenant une coupe verticale sur le schéma, transversale sur le lobule, et passant par le calibre des colonnettes suivant leur grand axe. Les cellules se présenteront alors sous la forme de rangées de rectangles allongés, séparés de chaque côté par le calibre du vaisseau; ces cellules sont isolées les unes des autres par une fente ou fissure. Les coupes transversales du lobule ont souvent un aspect qui se rapproche de cette disposition schématique (2).

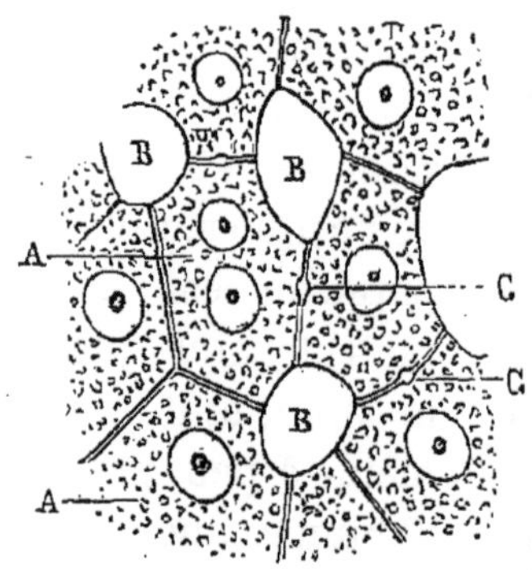

Fig. 5.— (D'après Kölliker). A, A, Cellules hépatiques; B, B, section transversales des capillaires sanguins; C, C, sections de capillaires biliaires.

3° Si une coupe passe à travers le lobule verticalement, sans intéresser le vaisseau, chaque cellule apparaît comme un hexagone et l'ensemble des contours comme un réseau dont chaque maille a six côtés (*Fig. 6*). Quand la coupe est un peu épaisse, on voit par transparence, en même temps que les vaisseaux, la disposition hexagonale qui vient d'être signalée.

On comprendra, sans qu'il soit besoin de plus amples explications, le résultat que produiraient des sections faites dans des directions intermédiaires à celles qui ont été prises pour types.

Dans le schéma que je viens d'expliquer, les cellules sont représentées se touchant exactement et en contact immédiat avec le squelette capillaire, de telle sorte qu'on croirait difficilement qu'il puisse rester dans ce système un espace libre pour recevoir d'autres éléments. Cependant nous en

---

(1) Voyez les fig. 307 et 310 du *Traité d'histologie* de Kölliker, édition française (Ces figures sont relatives au foie du lapin), et les figures 4 et 5 du Mémoire de Hering. (*Schultze's Archiv.*).

(2) Voy. la fig. 3 du Mémoire de Hering.

avons de nombreux à placer encore et, en particulier, le système des capillaires biliaires, découvert il y a quinze ans à peine, bien que son existence eût été longtemps soupçonnée.

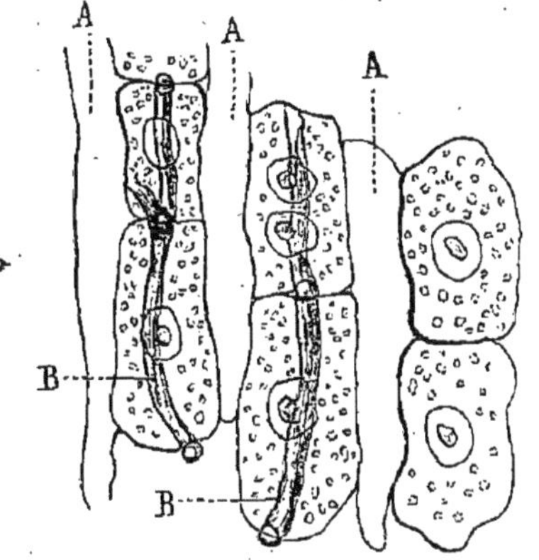

Fig. 6. — Coupe longitudinale. — A,A, lacunes occupées par les vaisseaux sanguins.—B,B, capillaires biliaires. (Figure demi-schématique.)

Nous devons nous arrêter à la description de ce système capillaire qui, dans ces dernières années, a pris une véritable importance au point de vue de l'anatomie pathologique. (*Fig. 6.*) Ajoutons enfin que les gaînes lymphatiques et un réseau conjonctif doivent encore trouver place dans le lobule.

Mais, avant d'arriver à la description de chacune de ces parties et de montrer le lieu qu'elles occupent dans l'arrangement du lobule, il est nécessaire d'avoir une connaissance précise de la cellule hépatique que, jusqu'ici, nous connaissons seulement sous la forme schématique. Il importe, au point de vue anatomo-pathologique, de bien connaître cet élément spécifique de la région, siége et foyer primitif d'un bon nombre de lésions hépatiques.

Pour bien apprécier les lésions, il est indispensable, en effet, d'être parfaitement familiarisé avec les caractères normaux, et, en particulier, avec de nombreuses variations qui ne sortent pas du domaine physiologique et qu'on pourrait considérer à tort comme se rapportant à une lésion.

TROISIÈME LEÇON.

De la cellule hépatique.

SOMMAIRE. — Découverte de la cellule hépatique. — Contenu des cellules; — granulations. — Réactions de la cellule hépatique relativement à la matière glycogène. — Altérations de la cellule hépatique : compression; — atrophie ; — hypertrophie ; — infiltration et dégénération graisseuses (atrophie jaune aiguë du foie, atrophie jaune consécutive, ictère grave); — altérations amyloïde et pigmentaire.

I.

Messieurs,

Nous vous avons fait connaître, dans les premières leçons, quelques-unes des parties constituantes du lobule du foie ; le moment est venu de vous entretenir de l'élément en quelque sorte spécifique de la région, la *cellule hépatique.* Nous en devons la découverte à Purkinje et Henle. Chez l'homme, nous ne la connaissons que frappée de mort, à l'état de cadavre, pour ainsi dire. Aussi est-ce surtout chez l'animal qu'elle peut être convenablement étudiée.

Lorsqu'on examine les cellules hépatiques, prises par dissociation dans le foie de l'animal vivant, elles se présentent sous la forme de sphéroïdes à facettes, laissant voir, quand ils sont réunis en groupes, des interstices qui dessinent des surfaces polygonales. La configuration géométrique se montre mieux accusée sur les préparations faites après durcissement. Ces cellules dont le diamètre est en moyenne de 0,16 μ (Henle) à 0,018 μ (Kölliker), possèdent un noyau arrondi, ayant un diamètre de 9 μ et pourvu d'un nucléole. Il y a souvent deux noyaux. Certains foies même se distinguent par la prédominance des cellules à deux noyaux (Henle). Chez les jeunes sujets, on rencontre fréquemment de 3 à 5 noyaux (Henle) sans qu'on observe, dans ces cas, la moindre trace de scission. Voilà, Messieurs, des dispositions naturelles et qu'il ne faut pas prendre pour des conditions pathologiques.

Le contenu des cellules est formé par une substance demi-liquide, grenue, offrant dans les conditions normales un état granuleux plus ou moins prononcé qu'il convient aussi de ne pas considérer comme le fait d'une altération morbide, et une coloration jaune ou même verdâtre.

Un examen attentif permet de constater que cet état granuleux est dû à trois sortes de granulations : 1° des granulations pigmentaires biliaires et possédant la réaction caractéristique ; 2° des granulations à bords pâles, qui n'ont pas la réaction de la graisse et qui remplissent pour ainsi dire la cellule ; 3° des granulations à bords sombres, brillants, offrant avec l'éther et l'acide osmique la réaction de la graisse. Ces granulations graisseuses se trouvent à un certain degré chez l'animal et chez l'homme dans une foule de conditions physiologiques, par exemple la *lactation* et la *digestion*.

Tout récemment, M. Kuffer (*Centralblatt*, 1876) aurait reconnu, au moins chez la grenouille, que les granulations à bords clairs correspondent à de petits bâtonnets ou filaments dont ils représentent la coupe optique. Ils seraient analogues aux éléments que Heidenhain a décrits dans les cellules de l'épithélium des canalicules contournés du rein. Englobés dans le protoplasma, ces bâtonnets, doués de mouvements, seraient la cause des mouvements d'ensemble, obscurs, amiboïdes, déjà signalés par Leuckhart (1).

(1) Frey. — *Traité d'histologie.*

C'est ici le lieu d'appeler votre attention sur les réactions des cellules hépatiques, relativement à la matière glycogène, bien que les notions qu'elles fournissent n'aient pu recevoir encore, pour des raisons faciles à comprendre, des applications sérieuses à l'anatomie pathologique de l'homme.

On sait que les cellules hépatiques, chez l'animal récemment tué, ont une coloration rouge acajou quand on les traite par la teinture d'iode. Or, sous l'influence de ce réactif, la matière glycogène se colore en rouge brun. Schiff a émis l'opinion que cette réaction s'attachait aux granulations pâles, qui auraient représenté par conséquent la matière glycogène elle-même. Il y a quelques années (1), Bœck et Hoffmann ont réfuté cette interprétation. Ils ont prouvé d'abord que, dans les foies privés de glycose, les granulations existent cependant en nombre considérable, et qu'elles n'augmentent pas dans les foies qui contiennent beaucoup de glycose. Ils disent avoir remarqué, en outre, que la coloration, surtout prononcée autour du noyau, s'étend à tout le protoplasma, s'accentuant toutefois à la périphérie du noyau. La coloration affecte une disposition réticulée, due principalement à ce que les granulations, que Schiff prétendait être constituées par de la matière glycogène, ne se colorent justement pas. C'est donc la substance amorphe qui se colore. Et il importe de remarquer que cette description est beaucoup plus en rapport avec ce que l'on sait de la répartition de la matière glycogène dans d'autres éléments anatomiques. Ainsi, d'après M. Ranvier (2), dans les cellules lymphatiques qui présentent la réaction brun acajou, la matière glycogène se répand partout d'une manière diffuse et elle peut s'étendre au-dehors sous forme de gouttelettes. Elle semble, par suite, consister en une substance molle, d'une consistance qui rappelle celle de la gomme.

(1) *Virchow's Archiv*, 1872.
(2) *Traité d'histologie*, p. 266.

II.

Je viens de m'appliquer à vous exposer les caractères anatomiques les plus importants qui distinguent, dans les conditions normales, les cellules hépatiques. Cette étude préliminaire était indispensable, car elle nous aidera à mieux mettre en relief les modifications qui sont imprimées à ces éléments par les altérations pathologiques.

Nous allons maintenant étudier ensemble les principales de ces modifications. Je me bornerai, aujourd'hui, à un exposé sommaire. Mainte et mainte fois, en effet, j'aurai l'occasion, dans le cours de ces leçons, de compléter les descriptions que je vous présenterai actuellement sous forme de simples esquisses. Cela me sera d'autant plus facile qu'il n'est guère d'altération hépatique à laquelle la cellule glandulaire ne prenne une part plus ou moins directe.

Voyons, en premier lieu, quelles sont les modifications qui peuvent survenir dans la forme des éléments. Supposons une distension permanente, congestive, des vaisseaux du foie, s'exerçant principalement dans le système de la veine hépatique et ses ramifications, phénomène qui se produit fréquemment dans l'insuffisance mitrale et dans certaines lésions extensives et invétérées des poumons. En pareil cas, la dilatation d'abord transitoire, puis permanente de la veine centrale et de la zone capillaire qui y atteint immédiatement, a pour effet de déterminer une compression toute mécanique des éléments cellulaires.

Dans cette circonstance, sur des coupes transversales du lobule, on observe, ainsi que nous le dirons plus amplement en faisant l'histoire du *foie cardiaque*, une dilatation plus ou moins considérable de la veine centrale, le plus souvent avec épaississement de la gaîne conjonctive environnante, laquelle, à l'état normal, est à peine visible. On remarque en même temps que les vaisseaux de la veine centrale sont, eux aussi, considérablement dilatés. Cette distension des capillaires a pour effet que les rangées de cellules hépatiques, intermédiaires aux vaisseaux radiés, sont aplaties à un haut degré et que, sur certains points même, elles ont complétement disparu.

Ce phénomène se retrouverait encore dans le cas où une tumeur, un abcès auraient refoulé excentriquement les cellules hépatiques, qui prennent souvent, en pareille circonstance, l'apparence de cellules conjonctives fusiformes. C'est là une apparence à laquelle il ne faut pas se laisser prendre : l'état granuleux de la cellule, sa teinte jaunâtre et d'autres caractères encore suffiraient pour prévenir cette erreur anatomique. Il est si vrai qu'il s'agit là d'un phénomène purement mécanique que, *post mortem*, il est possible de produire sur le foie d'un animal cet aplatissement des cellules, en introduisant un corps étranger dans la substance du foie. C'est ce que démontrent les recherches de M. L. Mayer (1).

Quoiqu'il en soit, une atrophie complète, allant parfois jusqu'à la disparition totale de l'élément, peut être une conséquence de cette compression. Mais il est d'autres modes d'atrophie cellulaire, ceux, par exemple, qui succèdent à une insuffisance nutritive, développée lentement. Ainsi, dans l'altération du foie, connue sous le nom d'*atrophie sénile*, d'*atrophie pigmentaire*, les cellules hépatiques se montrent très-petites, ratatinées, sans présenter, toutefois, les altérations de la dégénération granulo-graisseuse. De plus, elles contiennent habituellement des granulations qui paraissent constituées par la matière colorante de la bile. Le foie est alors petit, finement grenu, en raison de la diminution de volume des lobules, et il sécrète une bile noire et épaisse.

En manière de contraste, nous devons relever l'hypertrophie, souvent très-marquée, que nous offrent les cellules

---

(1) *Ueber die Wunden der Leber Munchen*, 1872.

hépatiques dans certains cas de diabète. Dans une première période, le foie des diabétiques est volumineux, à peu près de consistance et de coloration normales. Il est facile de reconnaître que cette *hépatomacrosie* n'est pas uniquement le résultat d'une congestion active et de s'assurer que les cellules spécifiques ont réellement augmenté de volume, sans altération de texture, en même temps que les bords anguleux qui les circonscrivent se sont arrondis. Les noyaux paraissent aussi très-volumineux. Klebs (1) et Rindfleisch assurent que la réaction glycogène, même avec une solution faiblement iodée, en pareil cas, est très-accentuée. Ceci, je le répète, ne concerne que la première période de l'altération diabétique du foie, car, plus tard, l'atrophie succède souvent à l'hypertrophie, et, simultanément, les cellules hépatiques subissent, à un certain degré, l'altération granulo-graisseuse.

L'hypertrophie des éléments cellulaires hépatiques se voit encore dans la *leucémie* et dans la *pseudo-leucémie* ou *adénie*. On l'observe, enfin, non plus d'une façon générale et diffuse, mais partiellement, cette fois, dans divers cas de cirrhose; alors, quelques éléments cellulaires semblent s'hypertrophier dans plusieurs lobules, comme pour suppléer à la destruction d'un certain nombre de ces éléments (2).

III.

Parmi les altérations les plus vulgaires que la cellule hépatique peut subir, il faut citer au premier rang l'infiltration et la dégénération graisseuses.

A. Vous savez que, dans les conditions normales, il existe

---

(1) Klebs. — *Path. Anat.*
(2) Klebs, *loc. cit*, p. 379.

à peu près d'une manière constante, quelques granulations ou gouttelettes graisseuses, à la vérité très-discrètes, dans le protoplasma de la cellule hépatique, surtout dans l'espèce humaine. Sans sortir de l'état physiologique, par exemple chez la femme en lactation, dans les heures qui suivent la digestion, la quantité de graisse infiltrée est telle qu'il se forme de grosses gouttelettes dont la présence a pour effet de refouler sur un des côtés de la cellule le protoplasma en même temps que le noyau, rappelant ainsi une disposition bien connue pour les cellules adipeuses sous-cutanées (*Fig.* 7). Cette même infiltration se rencontre quelquefois, à un degré analogue, mais d'une façon permanente, dans le foie gras des phthisiques, des individus cachectiques, etc. La cellule, en semblable circonstance, n'est pas détruite, elle est simplement distendue et il n'y a aucun doute que la graisse disparaissant — comme on le voit par l'exemple de la lipomatose physiologique — le protoplasma et le noyau pourraient reprendre leur place, en même temps que la cellule tout entière récupérerait à la fois les dimensions et l'aspect de l'état normal.

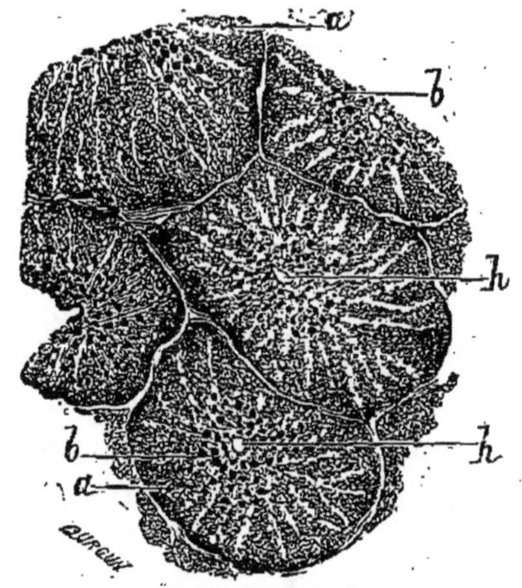

Fig. 7. — Granulations graisseuses vers le centre de la cellule hépatique chez la chienne en lactation. — a,a, cellules normales à la périphérie du lobule ; *b,b*, cellules du centre graisseuses et colorées en noir par l'acide osmique ; — *h*, veine centrale. (D'après de Sinéty.)

B. L'infiltration ne doit pas être confondue avec la dégénération granulo-graisseuse ; c'est là une distinction que je m'efforcerai d'établir nettement lorsque le moment sera venu. Qu'il me suffise de relever, quant à présent, que le caractère fondamental de la dégénération est fondé sur ce que le protoplasma s'altère et se détruit progressivement. La graisse en quantité variable, que renferment alors les cellules, peut résulter : 1° d'une transformation chimique qui s'est opérée aux dépens de la substance même du protoplasma; 2° ou bien d'une sorte de substitution, d'infiltration consécutives.

Une simple tuméfaction de la cellule, avec augmentation de son opacité relative, accroissement du nombre des granulations protéiques et graisseuses qui existent toujours à l'état normal (tuméfaction trouble) constitue fréquemment le premier terme de cette dégénération. Au dernier terme, il s'agit d'une destruction totale de l'élément, qui n'est plus représenté que par un petit amas de granulations graisseuses plus ou moins cohérentes, le contour cellulaire et la masse du protoplasma ayant disparu.

D'une façon générale, on peut dire que la destruction cellulaire par le procédé que je viens de décrire peut revêtir deux formes principales : la forme aiguë ou même suraiguë, et la forme lente.

a) Un exemple de la première forme nous est donné par l'altération hépatique connue sous le nom d'*atrophie jaune aiguë du foie*. Sur certains points de l'organe ainsi altéré, ceux qui ont une coloration brun acajou contrastant avec la couleur jaune d'or des autres parties, les cellules hépatiques peuvent être complétement détruites et n'être plus représentées que par un détritus granulo-graisseux. La disparition d'un grand nombre d'éléments cellulaires, en pareil cas, s'accompagne de modifications profondes dans la composition chimique du foie. C'est ainsi que, sous forme cristalline, on trouve, soit immédiatement, lors de l'autopsie, soit un peu plus tard, des amas de *leucine* et de *tyrosine*. Ces cristaux sont souvent en quantité telle qu'ils paraissent oblitérer la lumière de vaisseaux volumineux. La leucine et la tyrosine, dont je vous entretiendrai bientôt, sont des corps azotés analogues par leur constitution élémentaire à l'acide urique et à l'urée, moins oxydés que ces derniers. Je dois vous signaler à ce propos le fait suivant : la production de l'urée et de l'acide urique semble devoir être comptée, si l'on en croit des recherches récentes, parmi les fonctions les plus importantes du foie. Cette production de la leucine et de la tyrosine, au lieu et place de l'urée et de l'acide urique, paraît être un phénomène vital. En effet, pendant la vie, dans les cas d'atrophie jaune aiguë du foie, il est de règle que la leucine et la tyrosine se montrent dans l'urine en même temps que l'urée y fait défaut ou n'y est plus que dans une proportion très-minime.

b) Le même processus de destruction des éléments cellulaires du foie, sur une grande échelle, se montre encore, mais cette fois d'une façon *lente*, dans différents cas d'altérations chroniques du foie consécutives à l'oblitération permanente des voies biliaires. Le foie qui, d'abord, en général, devient plus gros et prend une couleur vert-olive, subit à un instant donné une atrophie plus ou moins rapide. On y reconnaît, à l'autopsie, quelques-uns des caractères macroscopiques de l'atrophie jaune sur lesquels nous insisterons prochainement. De plus, le microscope y décèle l'existence d'une destruction plus ou moins généralisée et plus ou moins accentuée des cellules hépatiques. C'est même dans ces circonstances que la destruction totale des cellules hépatiques a été notée pour la première fois par deux auteurs anglais, Williams et Budd. Il n'est pas inutile de faire remarquer que la présence de la leucine et de la tyrosine (Harley) au sein du tissu hépatique a été plusieurs fois reconnue dans ces cas d'*atrophie jaune consécutive* et que là aussi, comme dans l'atrophie aiguë, on observe des phénomènes cliniques se rapportant au syndrôme *ictère grave*. J'aurai soin, plus tard, de démontrer que, contrairement à l'opinion de Rokitansky et Dusch, cette destruction des cellules hépatiques n'est pas le résultat de l'action de la bile et en particulier des acides biliaires sur les tissus.

Les cellules hépatiques peuvent encore devenir le siége de l'altération amyloïde. Dans le foie, de même que dans les autres viscères, cette altération débute par les capillaires artériels et ne se répandrait que secondairement sur les éléments glandulaires. C'est là un point que nous aurons à traiter en détail. Toujours est-il que l'altération se prononce primitivement dans la zone moyenne du lobule. Les cellules hépatiques, altérées de la sorte, paraissent plus volumineuses, leurs contours sont arrondis, obtus. Elles ont un aspect vitreux, un certain degré d'opalescence. On en rencontre quelquefois des séries tout entières, confondues les unes avec les autres, leurs limites n'étant plus marquées que par un léger étranglement (Rindfleisch). Elles offrent d'ailleurs, par l'action de la teinture d'iode, la coloration rouge brun passant au bleu pâle lorsqu'on ajoute de l'acide sulfurique.

Je mentionnerai, en dernier lieu, l'altération pigmentaire des cellules hépatiques, qui est à proprement parler une exagération des conditions normales. Dans certains cas de rétention biliaire ancienne, elle peut aller jusqu'à la formation de petits grains ou graviers verts de biliverdine qui occupent quelquefois presque la moitié du corps de la cellule.

Telles sont, Messieurs, les principales formes des lésions élémentaires des cellules hépatiques. Nous aurons maintes fois l'occasion d'y revenir et d'indiquer en même temps la part qu'elles prennent dans la constitution des diverses espèces anatomo-pathologiques que nous étudierons dans la suite de ces leçons.

QUATRIÈME LEÇON.

Des capillaires biliaires.

SOMMAIRE. — Description des canalicules biliaires. — Division en quatre groupes. — Des capillaires biliaires : historique, description, distribution générale; — ont-ils une paroi propre ? recherches de Legros. — Inflammation catarrhale des capillaires biliaires.

I

Messieurs,

Faisant un nouveau retour vers les études d'anatomie normale, je me propose de reprendre et de compléter aujourd'hui la description des *capillaires biliaires hépatiques*, que je n'ai pu qu'ébaucher jusqu'à présent. Ces capillaires doivent nous intéresser à un haut degré car ils sont, on le sait aujourd'hui, le siége d'un certain nombre d'altérations importantes.

Si nous jetons un coup-d'œil sur l'ensemble des canaux biliaires, depuis leur origine au hile du foie jusque dans leurs dernières ramifications, nous reconnaissons immédiatement la nécessité d'établir, dans ce système cependant partout continu, des divisions répondant à des modifications de topographie et aussi de structure. Lorsqu'on procède des parties extérieures aux parties profondes, on voit que les canaux biliaires doivent être divisés en quatre groupes :

1° Tout d'abord, viennent les gros canaux biliaires qui, jusqu'à un diamètre de 220 μ, ont une tunique fibroïde externe contenant parfois des glandules spéciales que nous aurons à décrire et qui sont revêtues à l'intérieur d'un bel épithélium cylindrique.

2° A ces canaux succèdent les conduits moyens dans lesquels l'épithélium tend à s'aplatir progressivement et à prendre la forme cubique; en même temps que le diamètre rélatif de la lumière du vaisseau s'amoindrit, la tunique externe devient de moins en moins épaisse et de plus en plus homogène; les glandules disparaissent.

3° En troisième lieu, se présentent les canaux biliaires interlobulaires qu'on voit dans les *espaces* et les *fissures* qui séparent les lobules. Ici encore, l'épithélium offre la forme cubique. Ces canaux composent, dans l'intervalle des lobules, un réseau d'où partent les canalicules intra-lobulaires.

4° Ceux-ci, qu'on peut appeler *capillaires biliaires*, constituent un système réticulé de petits canaux cylindriques dont le diamètre ne dépasse pas 1 à 2 μ: c'est ce système que je me propose d'étudier actuellement.

A. La connaissance du réseau capillaire biliaire est une acquisition qui ne remonte pas au-delà d'une quinzaine d'années. Kiernan, Beale, Natalis Guillot en avaient soupçonné l'existence. Mais la démonstration régulière, faite à l'aide d'injections, est due à Gerlach et à Brucke (1859). Cette démonstration a été rendue plus complète par Andrejevic (1861), Mac Gillavry (1864), Eberth et Chrzonszczewsky (1866). Il restait pourtant quelques incertitudes qui ont été complétement dissipées par le remarquable travail de Hering (1866). Depuis lors, l'existence du réseau des capillaires est un fait de connaissance vulgaire et vous en trouvez une description plus ou moins minutieuse dans tous les livres classiques. Il est indispensable, néanmoins, de déclarer que la démonstration par injection n'a pu, jusqu'ici, être rendue évidente que chez les animaux. Cependant, même chez l'homme, l'existence du réseau est indubitable, ainsi que j'aurai, dans un instant, l'occasion de vous le démontrer.

B. Décrivons maintenant le réseau capillaire biliaire, tel qu'il se révèle dans les injections pratiquées sur le lapin, car c'est encore cet animal qui a été utilisé surtout pour ce genre d'étude.

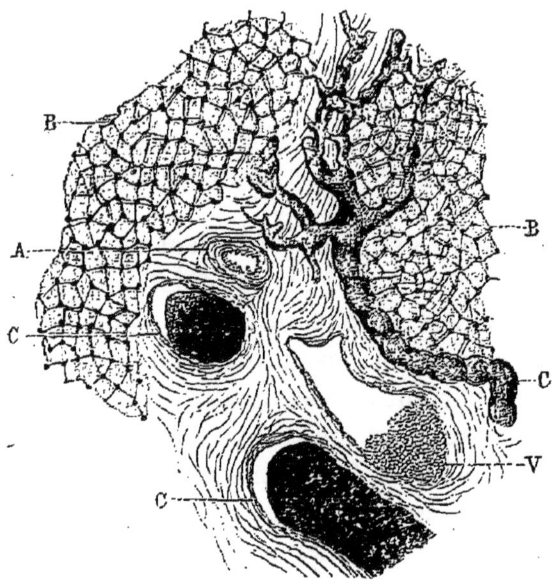

Fig. 8. — Réseau des canalicules biliaires interlobulaires d'après une préparation de M. Terrier.

Les caractères généraux de ce réseau sont la grande ténuité (1 μ à 2 μ) des conduits formant des mailles polygonales et l'uniformité de leur calibre, et la disposition particulière du réseau, telle que les conduits n'entrent jamais en contact avec les vaisseaux sanguins dont ils sont toujours séparés par une certaine épaisseur de protoplasma cellulaire.

Pour bien saisir la disposition de ce réseau, il importe de se reporter au schéma que je vous ai présenté dans l'avant-dernière séance et qui, d'après Hering, compare la cellule hépatique à un octaèdre tronqué à ses deux sommets et creusé le long des arêtes de gouttières destinées à recevoir les vaisseaux capillaires sanguins.

Sur chacune des faces latérales de l'octaèdre, à égale distance des gouttières qui reçoivent les capillaires sanguins et parallèlement à ces gouttières sont creusés des demi-canaux qui partagent les faces latérales en deux moitiés égales. Ces demi-canaux ou sillons se prolongent sur les faces répondant aux sommets tronqués où elles se croisent à l'angle droit. Il suit de là que, autour de chaque cellule, les demi-canaux figurent deux mailles hexagonales dont les plans se croisent sous un angle droit. Si nous supposons que dix octaèdres (ou cellules), construits sur le modèle de celui que nous venons de décrire, et creusés aussi de demi-canaux de même calibre et semblablement disposés, soient en rapport les uns avec les autres, vous comprendrez qu'il se produira des canaux cylindriques complets constituant autour de la cellule une double maille hexagonale. Admettons enfin que, par l'apposition successive d'un nombre suffisant d'octaèdres ou de cellules, cette disposition s'étende à toutes les parties du lobule, nous aurons alors une idée assez nette, quoique schématique à quelques égards, de la disposition du réseau capillaire biliaire et de ses relations : 1° avec les cellules hépatiques, 2° avec les vaisseaux capillaires sanguins qui, comme vous avez pu le remarquer, n'entrent nulle part en contact avec le réseau capillaire biliaire.

Cette vue schématique — et c'est là, en somme, son utilité — va nous servir à mieux comprendre les apparences sous lesquelles se présentent dans la réalité, sur des coupes faites dans diverses directions, le réseau des canalicules biliaires injectés chez les divers animaux, et en particulier sur le lapin, objet actuel de nos investigations.

1° Commençons par considérer une coupe pratiquée parallèlement à la direction des vaisseaux capillaires radiés. Vous savez, par nos études antérieures, que, sur une pareille coupe, les cellules apparaissent sous la forme d'un rectangle à grand axe dirigé parallèlement aux vaisseaux sanguins. Les capillaires biliaires se montrent là sous l'aspect d'une ligne parallèle au grand axe de la cellule, à peu près à égale distance des vaisseaux auxquels ils sont également parallèles, offrant un léger coude çà et là, vers le milieu du corps de chaque cellule. Ces sinuosités répondent à l'arête transversale de l'octaèdre sur le schéma et, dans la nature, au point où se renflent les surfaces de la cellule. Au niveau de l'interstice qui sépare chaque cellule, on voit dans l'épaisseur du canalicule un pertuis foncé qui n'est autre, comme il est facile de s'en assurer en faisant varier le foyer de l'objectif, que l'orifice d'un conduit situé sur l'une des faces tronquées et parfois on peut suivre à une certaine distance le corps de ce canal. (Voir Hering, *loc. cit.*, Taf. IV, fig. V et Kölliker, *loc. cit.*, fig. 308.)

2° Si la coupe, plus épaisse, comprend une ou deux couche de cellules, on pourra voir par transparence le double réseau polygonal quie ntoure chaque cellule. L'un de ces réseaux sera vu suivant un plan antéro-postérieur, l'autre suivant un plan transversal. Sur de pareilles coupes, le réseau biliaire semble sur plusieurs points en contact avec le réseau sanguin; mais ce n'est là qu'une apparence qu'il est aisé de rectifier avec un peu d'attention. (Voir Hering, *Schultze's Archiv.* T. IV, fig. 11).

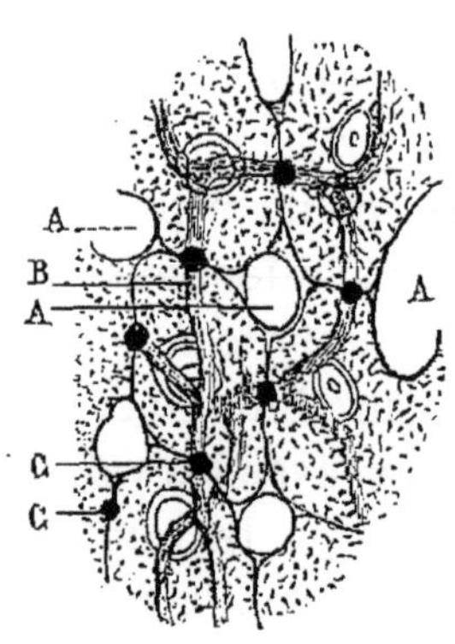

Fig 9. — D'après Hering. A.,A, Coupe transversale des capillaires sanguins. B, Canalicules biliaires vus par transparence. C,C, Coupes transversales des capillaires biliaires pénétrant entre deux cellules.

C'est sous cet aspect que se présentent la plupart des coupes et c'est ainsi que je vous ferai reconnaître ce réseau sur une belle préparation qui m'a été confiée par M. Ranvier.

3° Examinons maintenant une coupe faite perpendiculairement à la direction des vaisseaux radiés. Vous connaissez la disposition générale d'une telle coupe (Kölliker, fig. 310); si elle est très-mince, autour de chacun des petits carrés, que figure la cellule hépatique, dans l'intervalle et à égale distance des orifices ménagés pour le passage des vaisseaux sanguins, vous apercevrez sur la ligne de séparation de deux cellules voisines, de petits pertuis remplis par la matière colorante. Ce sont les sections transversales des canaux creusés sur chacune des faces latérales de la cellule. Si la coupe est épaisse, de manière à contenir une ou deux couches cellulaires, vous voyez, comme sur la figure 5 du mémoire de Hering, chaque orifice vasculaire entouré à distance par un système de mailles quadrilatères. Cela résulte de l'agencement des canalicules sur les sommets tronqués de l'octaèdre. Ces développements un peu arides vous montrent que le schéma rend assez exactement compte des dispositions naturelles : on ne peut guère lui demander plus.

II.

La distribution générale des canalicules biliaires capillaires nous étant suffisamment connue, nous devons examiner de plus près leur structure. Ont-ils une paroi propre, indépendante de la cellule, à la surface de laquelle ils ne feraient que ramper en y laissant toutefois une empreinte, — ou bien sont-ce de simples sillons, produits par dépression à la périphérie des cellules, une sorte d'empreinte effectuée aux dépens de la couche la plus superficielle du protoplasma, rappelant les sillons que tracent les racines de certains arbres à la surface des pierres dans les interstices desquelles elles pénètrent? Cette dernière opinion est celle de beaucoup d'auteurs, de Eberth et de Hering entre autres. Seulement sur le passage du canal, suivant Eberth, le protoplasma subirait une espèce d'épaississement, d'induration formant cuticule. Henle, non plus, ne pense pas qu'il y ait de paroi propre. Il invoque, à l'appui, un argument de Schweigger-Seidel : Quand les canaux capillaires sont injectés à la gélatine, ils peuvent se détacher des cellules, cela est vrai, mais si l'on fait chauffer la gélatine, elle se dissout et il n'y a pas de résidu, il ne reste pas de paroi (1).

Toutefois, les arguments en faveur de l'existence d'une paroi distincte sont assez nombreux. Chrzonszczewsky avait déjà remarqué qu'après l'injection dite physiologique (2), les

(1) *Virchow's Archiv*, 1863, Bd 27, p. 565.

(2) L'injection dite physiologique se fait sur l'animal vivant. On introduit à plusieurs reprises dans la veine jugulaire une solution froide de carmin d'indigo. On tue l'animal deux heures après et l'on aperçoit alors le liquide bleu dans les reins et dans le foie (vésicule du fiel, gros canaux biliaires). On fixe l'injection par l'alcool. Chaque lobule est entouré par

préparations par dissociation ont souvent pour effet d'isoler dans une certaine étendue les canalicules renfermant la matière à injection. Tout récemment, Fleischl (1), dans des préparations traitées à l'aide du pinceau, serait parvenu à isoler le réseau des canalicules dans une certaine étendue.

Il y a six ans, un anatomiste français, dont la carrière a été malheureusement trop courte, serait arrivé à mettre en évidence une disposition qui donnerait à la paroi du canalicule une indépendance plus grande encore.

Son travail a été présenté à l'*Académie des sciences* en 1870, et une note assez longue, accompagnée de planches relatives à ces recherches, a été insérée dans le journal de M. Robin (1874). Legros faisait pénétrer chez des animaux dans les voies biliaires, suivant une méthode dont il serait trop long de reproduire le détail, une injection composée d'une solution de gélatine et de 1/600 de nitrate d'argent. Au contact avec la paroi des capillaires biliaires, l'argent dessinerait un réseau polygonal, de telle sorte que cette paroi devrait être considérée comme formée de cellules plates, séparées par un ciment que colore l'argent. La paroi propre des canalicules serait donc composée par la juxtaposition intime de ces cellules.

Ces observations très-remarquables n'ont pas, que je sache, été encore vérifiées par d'autres anatomistes. Ce sont des études qui méritent à tous égards d'être reprises (2). Si la disposition en question était bien et dûment constatée, elle donnerait sans doute la clef de certaines altérations pathologiques qui, sans cela, sont d'une interprétation difficile.

M. Cornil (3) et après lui M. Hanot (4) ont fait voir que, dans quelques cas de cirrhose, appartenant principalement à

---

l'injection que l'on retrouve aussi, dans l'intervalle des cellules sous forme d'un fin réseau (Réseau d'Andrejevie et Mac Gillavry).—Chrzonszczewsky, *Virchow's Archiv*, 55 Bd, 1866.

(1) *Ludwig's Arbeiten*, 1875.

(2) *Journal de l'anatomie et de la physiologie*, etc. 1874.

(3) *Archives de physiologie*, 1871, et *Manuel d'anatomie pathologique*. Nouveau fascicule sous presse.

(4) *Etude sur une forme de cirrhose hypertrophique du foie*. Thèse de Paris, 1876.

la forme hypertrophique, les canaux biliaires interlobulaires paraissent plus volumineux (et peut-être plus nombreux) que dans l'état normal. Leur calibre est souvent rempli et comblé de cellules épithéliales cubiques. Par conséquent, il y a lieu

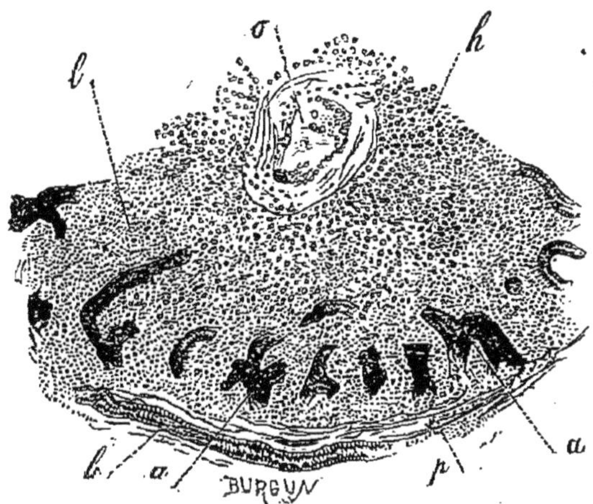

Fig. 10. — *Vaisseaux biliaires dans l'atrophie jaune aiguë du foie.* o, section de la veine centrale d'un lobule ; — b, tissu des cellules hépatiques atrophiées ; — a, canaux biliaires intralobulaires ; — b, canal biliaire interlobulaire. Cette figure est empruntée au *Manuel d'anatomie pathologique* de Cornil et Ranvier, p. 890.

d'admettre qu'il existe là une véritable inflammation catarrhale de ces canalicules.

En rapport avec ces canaux et communiquant avec eux, on voit dans le lobule, dont les cellules hépatiques ont disparu plus ou moins totalement (1), un réseau de canalicules de 0,010 à 0,005 μ de diamètre, contenant des cellules épithéliales, non plus cubiques, mais plus ou moins allongées dans le sens du grand axe du canal. Comment interpréter cette disposition? M. Cornil pense que des cellules épithéliales, développées dans les canaux interlobulaires, se sont introduites, comme par refoulement, dans les canalicules intra-lobulaires qui, dans les conditions physiologiques, s'il faut en croire la plupart des auteurs, ne contiennent pas de cellules. Cette oblitération des canalicules intra-lobulaires serait la cause de l'ictère qui s'observe d'habitude et dès la première période

(1) Cette disparition des cellules s'opère surtout à la périphérie.

dans la forme de cirrhose à laquelle je fais allusion (1). (*Fig. 10, 11* et *12*).

J'avoue, Messieurs, que ce refoulement par *trop plein*, pour ainsi dire, de cellules épithéliales dans les canaux intra-lobulaires, me paraît assez difficile à comprendre et si la disposition décrite par Legros était bien établie, il serait beaucoup

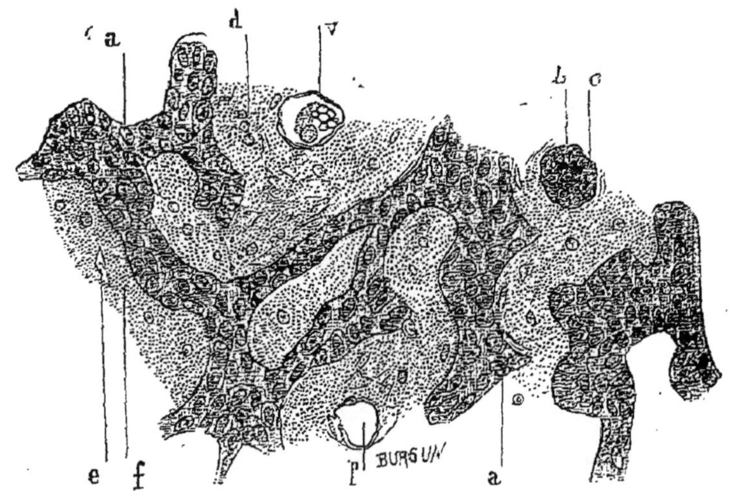

Fig. 11. — *Canaux biliaires dessinés en a* dans la figure précédente. — Les canaux *a*, remplis de cellules d'épithélium, sont situés au milieu d'un tissu granuleux contenant quelques cellules de tissu conjonctif embryonnaire et des vaisseaux, *v*. En *b*, on voit une section transversale de l'un des canaux biliaires. Grossissement de 350 diam. Cette figure est empruntée au *Manuel d'anatomie pathologique* de Cornil et Ranvier, p. 891.

plus simple d'admettre que les cellules plates qui, suivant cet auteur, constituent la paroi des canalicules se sont gonflées et multipliées; mais il faut reconnaître que la description de Legros n'a pas été confirmée encore par d'autres anatomistes et partant il est sage de suspendre, jusqu'à plus ample informé, notre jugement à cet égard.

C'est là, d'ailleurs, un point sur lequel nous devrons nous arrêter à propos de l'histoire de la cirrhose et que, pour cette raison, je ne fais que mentionner aujourd'hui, en manière

(1) On trouvera tous les détails qui concernent ce point dans le fascicule actuellement sous presse du *Manuel* de MM. Cornil et Ranvier (p. 914), fascicule que M. Cornil a mis obligeamment à la disposition de M. Charcot, et aussi dans la thèse de M. Hanot.

d'application. J'aurai aussi l'occasion, dans l'histoire de l'*atrophie jaune aiguë du foie*, de vous faire remarquer qu'une disposition des canalicules capillaires, analogue à celle qui vient d'être relevée au sujet de la cirrhose, a été mise en évidence par MM. Waldeyer, Zenker (1) et par M. Cornil lui-même (2).

Mais, je le répète, je ne veux, à l'heure qu'il est, qu'effleurer la question et j'en reviens à l'anatomie normale, car il

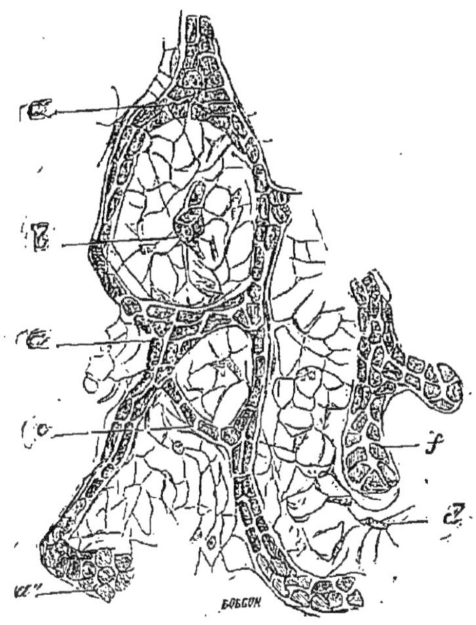

Fig. 12.— Réseau des canalicules biliaires situés dans le tissu conjonctif nouveau de la cirrhose. — *f*, canal biliaire interlobulaire ; — *c*, canalicule très-petit continu avec d'autres canalicules également minces et possédant des cellules disposées bout à bout. Ces canalicules se rendent dans des confluents plus volumineux *a* ; — *a*, *d*, cellules de tissu conjonctif, grossissement de 300 diam. — *Fig.* empruntée au *Manuel d'anatomie pathologique* de Cornil et Ranvier, p. 923.

s'agit de vous montrer maintenant, que l'existence de ces canalicules biliaires capillaires, mise en évidence chez les animaux, par l'injection, peut être régulièrement démontrée chez l'homme à la vérité par d'autres procédés.

(1) *Deutsches Archiv*, t. x.

(2) *Loc. cit.*, p. 891.

CINQUIÈME LEÇON.

Des capillaires biliaires (*suite*). — Tissu conjonctif et vaisseaux lymphatiques du lobule. — Espaces interlobulaires. — Localisations anatomo-pathologiques dans les espaces.

SOMMAIRE. — Démonstration de l'existence des capillaires biliaires chez l'homme. — Tissu conjonctif des lobules hépatiques ; ses caractères à l'état normal. — Voies lymphatiques ; lacunes. — Filets nerveux.
Espaces inter-lobulaires ; localisations des lésions dans les espaces : Cirrhose vulgaire, — abcès consécutifs à la phlébite de la veine porte, — tubercule, — syphilome miliaire, — mélanémie, — lymphome.

Messieurs,

Pour achever l'histoire anatomique des canalicules biliaires intralobulaires, il me reste encore à vous entretenir de quelques points. Je dois, en particulier, vous montrer que l'existence de ces canalicules, mise en évidence chez les animaux par l'injection, peut être régulièrement démontrée chez l'homme lui-même, mais à l'aide de procédés différents.

I.

A. Voici en quoi consiste cette démonstration :

1° Chez l'homme, dans l'état normal, surtout chez de très-jeunes enfants (1), lorsqu'on examine des coupes minces, durcies, faites parallèlement à la direction des vaisseaux radiés, on voit, sur la ligne de séparation des cellules hépatiques, de petits pertuis arrondis, situés au milieu de cette ligne, à égale distance des vaisseaux : ces petits pertuis répondent évidemment à la lumière des canalicules capillaires biliaires coupés en travers. Il est possible de mettre en évidence le trajet des canalicules biliaires à la surface des cellules dans certains cas où, en dehors même d'un état pathologique, le pigment biliaire, sous forme grenue, s'est déposé dans leur cavité.

2° Mais, dans certains états pathologiques bien accentués, la démonstration est encore plus frappante. Il s'agit là d'une sorte d'injection, pour ainsi dire naturelle. Dans des cas de rétention biliaire prolongée, ainsi que l'a remarqué pour la première fois, je pense, M. O. Wyss (2), on trouve, en effet, et c'est une observation que nous avons faite maintes fois, sur les préparations portant sur la substance des lobules, de petits calculs rameux constituant parfois une espèce de réticulum. Ces petits calculs, de coloration verdâtre, translucides, présentent tous les caractères optiques et chimiques de la biliverdine. On peut même voir, comme vous vous en êtes assurés sur des préparations *ad hoc* et comme je vous le prouverai encore, ces petits calculs en place, ayant avec les cellules et les vaisseaux sanguins des rapports qui établissent péremptoirement qu'ils ne sont autres que les *moules internes* des canalicules biliaires capillaires (Voir la *fig. 14*).

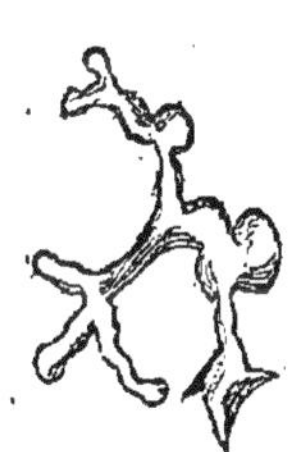

Fig. 13. — D'après O. Wyss. Moule interne des canalicules capillaires biliaires. Biliverdine.

Les faits, signalés à la fin de la dernière séance, relatifs à la dilatation des capillaires biliaires dans divers cas de cir-

(1) Hering, dans *Stricker's Handbuch*, p. 441, fig. relative au foie d'un enfant de 3 ans.

(2) *Virchow's Archiv*, 1866, p. 135.

rhose et à la présence de cellules épithéliales dans leurs cavités pouvaient être comptés déjà comme des arguments puissants en faveur de l'existence de ces capillaires chez l'homme, dans les conditions physiologiques.

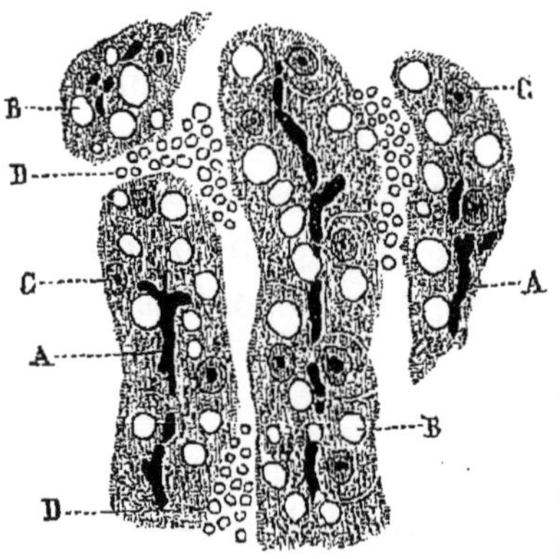

Fig 14. — D'après Thierfelder. Préparation microscopique du foie dans un cas d'empoisonnement par le phosphore. A, Capillaires biliaires remplis par des sels biliaires. B,B, Globules graisseux. C, Noyaux encore apparents des cellules hépatiques. D, Vaisseaux sanguins remplis de globules.

La réalité des capillaires biliaires chez l'homme n'est donc plus douteuse et les considérations qui précèdent rendent évident, du même coup, que la structure et la disposition des canalicules ne diffèrent pas chez l'homme, dans les traits essentiels au moins, de ce qu'ils sont chez les animaux.

B. Une autre question se présente maintenant; nous devons nous contenter de la poser, car, dans l'état actuel de nos connaissances, elle ne peut encore être résolue d'une façon définitive. La continuité directe entre les canaux interlobulaires et les capillaires biliaires est parfaitement démontrée ; mais suivant quel mode cette continuité s'établit-elle ?

Dans la description de M. Legros, rien de plus simple : l'épithélium, cubique dans les canaux interlobulaires, subirait une sorte d'aplatissement en pénétrant entre les cellules hépatiques pour former les capillaires biliaires. Je dois déclarer immédiatement que ce n'est pas ainsi que les choses sont présentées dans les descriptions des anatomistes les plus autorisés dans la matière. Chez les animaux inférieurs, d'après Eberth (1) on voit l'épithélium cubique des canalicules interlobulaires se développer au moment où ce dernier devient intra-lobulaire et prendre peu à peu le caractère des cellules hépatiques. Entre ces cellules, les capillaires ainsi formés

(1) *Virchow's Archiv.*, 1869, Bd. 39, figure relative à la grenouille.

vont constituer des réseaux de canaux désormais sans paroi propre.

Telle est aussi, à quelques nuances près, l'opinion de Hering (1). Je dois vous déclarer, Messieurs, que c'est là, à mon sens, un point d'anatomie qu'il faut réserver et qui réclame certainement de nouvelles recherches.

II.

J'en ai fini avec l'anatomie normale des capillaires biliaires et vous voilà complétement en mesure, Messieurs, d'interpréter à l'occasion, en temps et lieu, les dispositions anatomo-pathologiques qui les concernent. Permettez-moi, cependant, de vous dire encore quelques mots à leur sujet, en manière de conclusion.

S'il s'agissait, dans ces leçons, d'anatomie normale, faite pour elle-même, connaissant actuellement les principaux éléments de la structure du lobule du foie, ce serait le moment de rechercher les analogies et les différences qui rapprochent ou éloignent la glande hépatique du type commun aux autres appareils glandulaires. Je ne crois pas opportun d'entrer à ce propos, la tâche étant celle surtout de l'anatomiste pur, dans de grands détails. Nous ne saurions toutefois nous désintéresser absolument dans une question dont la discussion peut nous servir à mieux mettre en relief, que nous ne l'avons fait jusqu'ici, une disposition anatomique qu'il nous importe à un haut degré de bien connaître.

Il est incontestable que le foie de l'homme et celui même des autres mammifères, s'éloigne beaucoup, anatomiquement parlant, du type des autres appareils glandulaires; mais, vous allez reconnaître aisément qu'il ne s'agit pas là d'une opposition radicale. Le foie des animaux vertébrés inférieurs établit, en effet, entre les extrêmes, une sorte de transition.

(1) Voyez la figure du *Mañuel de Stricker*, p. 445.

Une glande se compose dans la règle : 1° d'une membrane propre sur laquelle sont appliqués les vaisseaux capillaires ; 2° en dedans de cette membrane existe un revêtement de cellules épithéliales glandulaires ; 3° Celles-ci laissent dans leur intervalle une cavité où se déverse le produit de l'activité sécrétoire des cellules. Or, dans le foie des vertébrés inférieurs, dans celui de la couleuvre, par exemple, la membrane propre, et cela résulte des descriptions de Eberth et de Hering, la membrane propre, dis-je, fait défaut. Mais, en dehors de ce point, on observe une disposition qui rappelle assez bien la structure des glandes en tubes. Ainsi, sur certaines coupes, cinq ou six cellules épithéliales de forme pyramidale reposent par leur base sur le contour d'une maille capillaire et laissent entre elles, au niveau de leur sommet, un petit pertuis qui figure la coupe transversale d'un canal sans paroi propre. Cette disposition rappelle assez bien la section similaire d'une glande en tubes (Kölliker, fig. 306). La membrane propre, je le répète, n'existe pas ici; elle est remplacée par la paroi même du vaisseau capillaire et, à part cela, nous retrouvons tous les caractères essentiels du type vulgaire des appareils glandulaires.

Il est facile de reconnaître maintenant, Messieurs, que la structure du foie de l'homme et des mammifères, du moins au point de vue qui nous occupe ne diffère pas foncièrement de celle du foie des serpents. 1° Nous avons, en effet, les canaux sans paroi propre, creusés dans l'intervalle des cellules hépatiques ; à la vérité, les cellules qui composent ces parois sont, chez l'homme seulement, au nombre de deux ou trois tout au plus ; mais c'est là, pour ainsi dire, toute la différence. 2° La cellule glandulaire est, d'un côté, par suite de l'absence de membrane propre, en contact immédiat avec la paroi des vaisseaux capillaires ; mais ceux-ci sont séparés de la cavité d'excrétion, ou autrement dit du capillaire biliaire, par une partie de l'épaisseur du protoplasma cellulaire, de telle sorte que ce grand caractère du type commun des glandes en tubes se retrouve, comme vous le voyez, dans le foie de l'homme.

III.

L'analyse anatomique des lobules hépatiques resterait incomplète si je ne vous disais pas quelques mots sur le tissu conjonctif et les vaisseaux ou mieux les espaces lymphatiques qui entrent dans leur composition.

a) A l'état normal, le *tissu conjonctif* est tout à fait rudimentaire dans le lobule. Des procédés spéciaux et délicats sont alors nécessaires pour mettre son existence en évidence. Pour l'objet spécial de nos études, la connaissance de cette

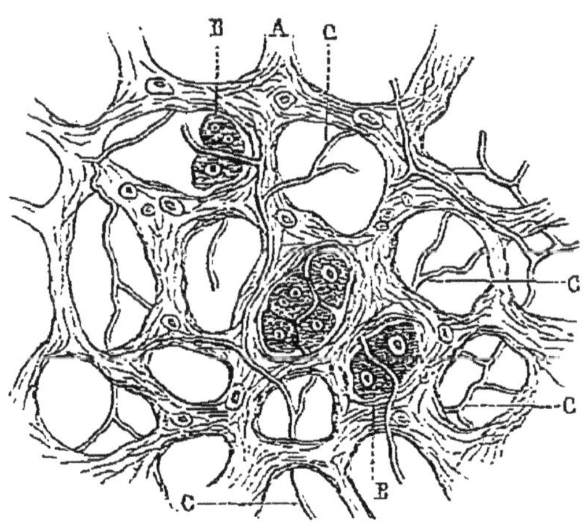

Fig. 15. — D'après Henle. A, Stroma conjonctif. B, Cellules hépatiques qui n'ont pas été chassées par le pinceau. C, Canalicules biliaires.

gangue conjonctive rudimentaire n'est pas, tant s'en faut, à dédaigner. A l'état pathologique, en effet, ce tissu peut prendre une extension considérable et étouffer tous les autres éléments du lobule : c'est ce que l'on observe dans plusieurs formes de la cirrhose que, pour cette raison, on appelle *intralobulaire*.

On démontre l'existence du tissu conjonctif normal du lobule en traitant par le pinceau des préparations durcies. Les cellules étant chassées, on a sous les yeux les mailles du réseau des vaisseaux capillaires. Par un examen attentif, on reconnaît alors, à la surface des parois de ces vaisseaux, de minces fibrilles entrecroisées qui se prolongent en s'enchevêtrant dans les mailles qui encadrent les cellules. Le tissu conjonctif ne paraît représenté là que par les fibrilles; les cellules plates ne s'y rencontrent pas ou tout au moins elles y sont en petit nombre et rudimentaires.

Le tissu conjonctif est surtout dense en deux points du lobule : à la périphérie et au voisinage de la veine centrale. A propos de ce dernier point, je ferai remarquer qu'il y a une variété de cirrhose intra-lobulaire qui a pour siége la périphérie de la veine centrale et la zone immédiatement située en dehors de celle-ci. Cette variété d'hépatite lobulaire se voit dans les cas d'altération du foie consécutive à une gêne de la circulation cardiaque ou pulmonaire (*Foie cardiaque*).

b) Nous voici naturellement conduit à vous parler des *voies lymphatiques* qui ont partout des relations si étroites avec le tissu conjonctif. On décrit d'ordinaire les parois des capillaires dans le lobule, comme étant en contact direct avec celles des cellules hépatiques. En se fondant sur les résultats d'injections, nombre d'auteurs cependant, parmi lesquels Mac Gillavry, Kisslew (1) et Kölliker, admettent l'existence d'une fente ou chambre qui sépare la paroi de la travée de cellules de celle des capillaires. Les vaisseaux capillaires du foie nageraient donc, pour ainsi dire, dans une sorte de gaîne lymphatique, comparable dans une certaine mesure à celle qui entoure les capillaires de l'encéphale. Seulement, on ignore, quant à présent, si les cavités ont des parois propres ou si ce sont seulement des interstices que traversent des tractus qui, de la paroi des vaisseaux, pénètrent dans l'intervalle des cellules.

Tout récemment M. Von Wittich (2) aurait de nouveau mis

---

(1) *Centralblatt*, 1869.
(2) *Centralblatt*, 1875.

en relief l'existence de ces lacunes dans une expérience qui consiste, chez un animal récemment tué par hémorrhagie, à introduire dans la trachée, par des mouvements artificiels du thorax, une solution de carmin d'indigo. Si l'on examine le foie d'un animal ainsi injecté, on constate que les gros vaisseaux sont environnés d'un fin réseau bleu et que, en même emps, les espaces qui séparent les vaisseaux capillaires des cellules, sont remplis par le liquide de l'injection.

Quelques conditions pathologiques donnent de l'importance à cette disposition. M. Thierfelder (1) a vu, dans plusieurs cas de maladies du cœur, les espaces lymphatiques en question distendus par une substance riche en fibrine et se dissolvant dans l'acide acétique.

Il est habituel dans les abcès lobulaires de voir, sur les points où la dissociation complète des éléments du lobule n'est pas encore effectuée, des leucocytes en plus ou moins grand nombre occuper l'intervalle qui existe entre la paroi capillaire et la travée de cellules hépatiques (2). Cette disposition s'est montrée très-accentuée chez quelques animaux dont le foie avait été, dans mon laboratoire, soumis à certaines lésions traumatiques (cochon d'Inde ; introduction d'un séton dans le foie).

c) En terminant l'anatomie du lobule, je ne ferai que signaler en passant la présence de *filets nerveux* qui y auraient été découverts par M. Nesterwsky, à l'aide du chlorure d'or et du sulfure d'ammoniaque. Contrairement à une assertion de M. Pflüger, ces nerfs ne se répandraient pas dans les interstices des cellules hépatiques et surtout ne pénétreraient pas dans la substance de ces éléments (3).

---

(1) *Atlas*, taf. XIV.

(2) Cornil et Ranvier. — *Manuel d'histologie path.*, p. 307 et 308 du nouveau fascicule.

(3) *Centralblatt*, 1876.

IV.

Jusqu'ici, Messieurs, nos études d'anatomie normale et pathologique concernant le foie se sont principalement appliquées au lobule lui-même et nous n'avons traité des régions extra-lobulaires que d'une façon tout-à-fait incidente. Cependant, s'il est vrai que bon nombre d'altérations hépatiques importantes ont, comme nous l'avons vu, leur origine dans le lobule, il en est d'autres non moins importantes, certes, qui, tout au contraire, occupent dans leurs premières périodes les espaces interlobulaires.

Vous n'avez pas oublié ces petites régions triangulaires (sur des coupes transversales du lobule) que nous avons désignées d'après Kiernan sous la nom d'*espaces interlobulaires* et où l'on voit, enveloppées par la capsule de Glisson, une branche de la veine porte, une ou plusieurs branches de l'artère hépatique, un canalicule biliaire, des ramifications qui proviennent de ces divers vaisseaux et s'insinuent dans les *fissures*, enfin des vaisseaux lymphatiques. Ces petites régions, dis-je, sont le siége primitif d'un bon nombre de lésions hépatiques. Je veux citer quelques exemples à l'appui de ce que j'avance.

1° C'est dans les espaces interlobulaires que débutent les altérations de la *cirrhose* vulgaire. Limitée d'abord aux espaces, l'hyperplasie conjonctive s'étend progressivement aux fissures de manière à envahir finalement toute la circonférence du lobule.

2° Les petits *abcès* consécutifs à la phlébite de la veine porte, ceux qui se forment en conséquence de la dilatation et du catarrhe des voies biliaires prennent également naissance dans les *espaces*.

3° Le *tubercule*, que Louis croyait très-rare dans le foie, s'y observe au contraire très fréquemment, au moins sous la forme miliaire. Le microscope est souvent nécessaire pour découvrir cette tuberculose miliaire hépatique. Or, les granulations miliaires se voient principalement dans les espaces. Il

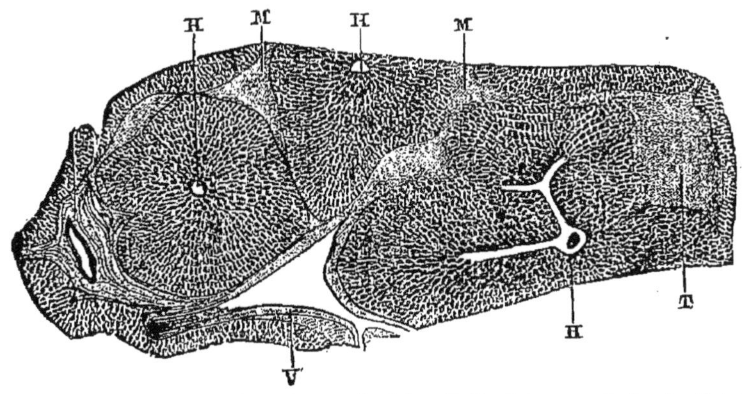

Fig. 16. — Granulations tuberculeuses du foie : H,H, Veines centrales des îlots hépatiques dont les cellules s'éloignent en rayonnant ; M,M, Tissu conjonctif interlobaire épaissi et devenu embryonnaire. Une granulation tuberculeuse, T, s'est développée dans un espace formé par ce tissu. V, Coupe d'une branche de la veine porte. (Figure empruntée à Cornil et Ranvier).

est rare qu'on ne rencontre pas dans leur partie centrale un orifice vasculaire et communément aussi un canalicule biliaire. Autour de la granulation, le tissu de la capsule de Glisson est plus ou moins hyperplasié, de telle sorte que, quand les tubercules sont nombreux, il existe consécutivement une espèce d'hépatite interstitielle diffuse péri-lobulaire. (Cornil, Rindfleisch).

4° Ce que je viens de dire du tubercule peut être répété du *syphilome miliaire*. Je veux parler de ces petites gommes rudimentaires, moins grosses souvent qu'un grain de mil, qui constituent une des lésions caractéristiques de l'affection syphilitique du foie, décrite, pour la première fois chez le nouveau-né par M. Gubler. Ces petites nodosités se développent dans les *espaces* et elles produisent à leur périphérie un certain degré d'induration de la capsule de Glisson.

5° Je citerai encore parmi les lésions hépatiques qui naissent dans les espaces, celles de la *mélanémie*, cette altération du sang, liée aux maladies palustres, dont le point de départ paraît être dans la rate et qui consiste dans la présence de granulations pigmentaires. Ces granulations, incorporées dans les globules blancs ou dans des cellules épithéliales vasculaires, circulent avec le sang, spécialement dans le système de la veine porte. Les veines interlobulaires ont leurs parois infiltrées de granulations pigmentaires qui pénètrent même dans le tissu conjonctif des espaces. Ce tissu offre secondairement un certain degré d'hyperplasie, de cirrhose interlobulaire. L'altération pigmentaire se propage ensuite aux capillaires du lobule surtout dans les parties périphériques du lobule. A ces lésions microscopiques répond une altération macroscopique du foie, désignée par Frerichs sous le nom de *foie pigmenté mélanémique*.

6° Je mentionnerai enfin le développement des tumeurs lymphatiques ou *lymphomes* qui surviennent dans la *leucémie* et dans l'*adénie* ou autrement dit *pseudo-leucémie*. Vous savez que ces tumeurs sont constituées par un tissu réticulé dans les mailles duquel sont comprises des cellules lymphatiques. Or, dans le foie, ces lymphomes occupent en premier lieu les espaces où la capsule de Glisson paraît tout entière transformée en un tissu réticulé au milieu duquel on aperçoit encore dans les premières phases de l'évolution la lumière des vaisseaux et des canalicules biliaires.

Revenons à la composition anatomique de ces régions que nous avons appelées *espaces interlobulaires*, et nous y trouverons en quelque sorte la raison d'un bon nombre de ces localisations sur lesquelles nous venons d'appeler votre attention. Ce sont, en somme, les vaisseaux veineux (émanant de la veine porte), les vaisseaux artériels ou les canaux biliaires qui semblent être à peu près toujours l'origine des altérations pathologiques. La capsule de Glisson peu être sans doute affectée primitivement, mais il est vraisemblable que, la plupart du temps, elle n'est altérée que d'une façon consécutive.

Le tubercule miliaire, entre autres, dans le foie de même

que dans bien d'autres parties de l'organisme, paraît se développer soit dans le calibre même (Schuppel), soit dans l'épaisseur des parois des artérioles (Rindfleisch), branches terminales de l'artère hépatique. Les syphilomes miliaires seraient, primitivement d'après quelques auteurs, une altération des vaisseaux lymphatiques interlobulaires (Klebs). — On conçoit que le pigment charrié par les corpuscules blancs du sang, dans le système porte, en cas de mélanémie, vienne s'accumuler surtout dans les ramifications ultimes de cette veine au moment où elles vont se capillariser. — Il est facile de comprendre enfin que les diverses inflammations soit de la veine porte, soit des canalicules biliaires retentissent aisément sur le tissu conjonctif de la capsule de Glisson et y déterminent, suivant le cas, une inflammation suppurative ou, au contraire, une simple hyperplasie, ainsi que cela se produit dans les cas de la cirrhose vulgaire.

Cet aperçu sommaire nous conduit, dès à présent, à supposer que l'hépatite interstitielle hyperplasique en particulier, ou autrement dit la cirrhose, est loin d'être d'habitude, comme on le croit généralement, le résultat d'une inflammation primitive de la capsule de Glisson, mais que, dans bien des cas, dans la plupart peut-être, elle ne survient au contraire que consécutivement à une altération des vaisseaux sanguins ou des canalicules biliaires interlobulaires. C'est là une hypothèse que je ne fais qu'indiquer pour le moment, et sur laquelle je reviendrai plus amplement lorsque je vous entretiendrai de la cirrhose du foie. Toutefois, je puis annoncer dès aujourd'hui, que quelques faits de pathologie expérimentale rendent cette hypothèse au moins fort vraisemblable. Ainsi, M. Solowieff (1) à la suite de la ligature de la veine porte a vu se développer une hyperplasie de la capsule de Glisson dans les espaces. Wickham Legg (2) a consigné les mêmes résultats après la ligature des conduits biliaires. J'ai répété ces expériences dans mon laboratoire de la Faculté et j'ai

(1) *Virchow's Archiv*, t. XII, fasc. 2, et *Gazette médicale*, 1875, p. 166.
(2) *Bartholomew's Hospital Reports*, t. IX, 1873.

pu noter, en quelque sorte jour par jour, le développement des espaces et des interstices jusqu'à production d'une cirrhose interlobulaire à peu près complète. Voilà, Messieurs, des faits qui pourront être utilisés pour la pathogénie encore si obscure de la cirrhose.

SIXIÈME LEÇON.

Espaces interlobulaires. — Localisations anatomo-pathologiques dans ces espaces (*suite*). — Physiologie pathologique du foie. — De la bile.

Sommaire. — Localisations des lésions hépatiques dans les espaces interlobulaires. — Caractère commun : hyperplasie conjonctive interlobulaire. — Cirrhoses consécutives : ligature de la veine porte; résultats expérimentaux. — Nécessité d'une connaissance exacte du mode de distribution des vaisseaux sanguins ou biliaires dans les espaces interlobulaires. — Veine porte, ses branches principales, branches vaginales, canaux portes. — Artère hépatique; rameaux artériels. — Canaux biliaires.
Physiologie pathologique du foie. — Opinion des anciens. — De la bile : caractères physiques, chimiques ; — sels, matières colorantes. — Analyse de la bile.
De la cholestérine : ses caractères; son origine; sa nature. — Action sur l'organisme de la cholestérine retenue dans le sang. — Travaux de M. Flint fils.

Messieurs,

Je me propose de consacrer la leçon d'aujourd'hui, pour la majeure partie du moins, et aussi quelques-unes de celles qui suivront, à une étude, faite à notre point de vue spécial, de la *physiologie du foie* et de la constitution de son produit de sécrétion — la *bile*. Mais auparavant, je voudrais ajouter quelques détails complémentaires à l'exposé anatomique que je vous ai présenté dans les séances précédentes.

I

En terminant lundi dernier, je m'efforçais de vous montrer par des exemples l'intérêt qui s'attache aux localisations d'un certain nombre de lésions hépatiques, dans les espaces interlobulaires. Je vous faisais voir en même temps que pour la plupart ces lésions, ainsi localisées et qui presque toutes ont pour trait commun de déterminer une hyperplasie conjonctive interlobulaire aux dépens de la capsule de Glisson, ont leur origine dans les vaisseaux sanguins, artériels ou veineux, dans les lymphatiques ou encore les canalicules biliaires.

C'est de la sorte que se produisent diverses hépatites interstitielles ou cirrhoses évidemment consécutives et l'on peut se demander si, contrairement à l'opinion dominante, la majorité des altérations du foie, désignées sous le nom de cirrhoses et considérées comme affectant primitivement la capsule de Glisson, n'auraient pas ce même caractère de dériver d'une lésion des vaisseaux. C'est là une hypothèse que je vous signale ; j'aurai amplement l'occasion de la discuter à propos de la description spéciale des cirrhoses hépatiques. Toutefois, je désire, dès maintenant, vous montrer que l'existence de ces cirrhoses consécutives est fondée sur quelques preuves expérimentales.

A. M. Solowieff, ainsi que je le disais en terminant (1), a constaté, à la suite de ligatures de la veine porte faites chez les animaux, une hyperplasie de la capsule de Glisson dans les espaces interlobulaires. — M. Wickham Legg (2), opérant, je crois, sur des chiens, a noté des résultats analogues après la ligature des conduits biliaires. — De notre côté, dans le

(1) *Loc. cit.*
(2) *Bartholomew's Hospital Reports*, t. IX, 1873.

laboratoire de la Faculté, nous avons observé le même phénomène chez le cochon d'Inde, qui paraît très-propre à ce genre d'expérience et supporte admirablement cette grande lésion.

De ces expériences, il ressort que, immédiatement au-dessus de l'endroit où la ligature a été pratiquée, tout le long du cours des canaux biliaires, jusque dans les dernières ramifications interlobulaires, on voit : 1° une dilatation remarquable de ces conduits qui, cependant, conservent leur revêtement épithélial, indice d'une végétation considérable des cellules épithéliales ; — 2° une hyperplasie de la capsule de Glisson. Cette hyperplasie, qui s'effectue en conséquence d'une prolifération exubérante de tous les éléments conjonctifs (1), très-accusée au-dessus de la ligature du canal cholédoque, peut être suivie en remontant dans le foie jusque dans les espaces interlobulaires.

Dans un cas où le cochon d'Inde avait survécu douze jours, ces espaces, dans le foie tout entier, étaient considérablement agrandis et réunis par des *fissures* élargies, de telle sorte que le lobule hépatique était absolument enveloppé par une zone conjonctive, en même temps que la substance même du lobule tendait à se rétrécir de plus en plus. Il semble donc que, en pareille circonstance, l'irritation s'était propagée le long de la paroi propre, du revêtement des canaux et de la capsule de Glisson, du point lésé par la ligature jusque dans les espaces interlobulaires. Voilà, Messieurs, un fait susceptible d'être utilisé en temps opportun pour éclairer la pathogénie, si obscure encore, de la cirrhose du foie. (Voyez PLANCHE I, *fig. 1, 2, 3, 4*, et PL. II, *fig. 3.*)

B. L'exposé de ces faits me conduit encore à relever l'intérêt particulier qui s'attache à une connaissance exacte du mode de distribution des vaisseaux sanguins ou biliaires dans les espaces interlobulaires. Mais, pour réaliser ce but, il faut prendre les choses de loin et montrer comment les vaisseaux, après avoir pénétré dans le hile, se répandent dans la subs-

(1) Les cellules plates et les faisceaux fibrillaires composent la capsule de Glisson dans les conditions normales.

tance du foie. Je serai très-bref sur ces détails qui, pour la plupart, vous sont présents à l'esprit.

1° Considérons d'abord le *veine porte*. Dans son trajet intra-hépatique, elle se ramifie suivant le mode dichotomique et arrive, en fin de compte, à fournir, suivant ce mode, des petits vaisseaux qui s'enfoncent dans les espaces interlobulaires.

Les ramifications qui se produisent ainsi portent le nom de *branches principales*. Mais il est d'autres branches, et c'est là une particularité digne d'être relevée, qui, chemin faisant, même sur les gros troncs, se détachent perpendiculairement, se répandent dans la capsule de Glisson et fournissent des rameaux qui s'insinuent entre les lobules, formant de la sorte, selon un deuxième mode, des veines interlobulaires. On appelle *branches vaginales* (Kiernan) les veinules qui partent ainsi à angle droit des ramifications principales de la veine porte.

Pour bien vous faire comprendre cette distribution des branches vaginales, je dois vous dire un mot de la conformation des grands espaces intra-hépatiques qui logent les vaisseaux portes principaux et leurs satellites (artères hépatiques, canaux biliaires). On désigne ces grands espaces sous le nom de *Portal-Canals*, *canaux-portes* (Kiernan), les distinguant de cette manière des espaces interlobulaires qui n'en sont d'ailleurs que l'aboutissant.

Les *canaux portes* sont nécessairement limités de toutes parts par les lobules hépatiques qui en forment la paroi. Mais les lobules se présentent là toujours par une des faces latérales ou par le sommet, jamais par la base. Celle-ci compose seule, au contraire, la paroi des *canaux veineux sub-lobulaires*. Le vaisseau est constamment séparé du lobule par une épaisseur plus ou moins grande de tissu conjonctif (capsule de Glisson) qui pénètre entre les lobules, portant avec lui des *ramifications vaginales* qui, une fois disséminées dans les espaces, prennent la dénomination de *veines interlobulaires*. Afin de bien saisir ces dispositions, il convient de considérer : 1° des coupes longitudinales ; 2° des coupes transversales (1).

Que leur origine soit la division dichotomique ou le système des veines vaginales, les vaisseaux portes interlobulaires se comportent tous dans les espaces absolument de la même façon. Il y a quatre ou cinq rameaux autour de chaque lobule. Ces rameaux envoient des branches qui se distribuent aux lobules voisins. Ces divers rameaux ne s'anastomosent pas entre eux, de telle sorte que les branches de la veine porte doivent être considérées, par rapport aux lobules hépatiques, comme des artères terminales en ce sens que, si la circulation était interceptée dans l'une de ces branches, elle ne pourrait se rétablir que par la voie des capillaires, puisqu'il n'y a pas de voies collatérales. Cette disposition est remarquable quand on se souvient que dans les autres organes à artères terminales, — je compare ici la veine porte à une artère dont elle remplit pour ainsi dire les fonctions, — les infarctus par oblitération artérielle sont chose vulgaire (cerveau, rate, reins), tandis qu'ils sont rares dans le foie. Quoi qu'il en soit, les rameaux qui viennent d'être décrits donnent naissance aux capillaires que nous avons appris à connaître sous le nom de vaisseaux radiés.

2° Ces notions, relativement à la veine porte, me paraissent suffisantes, je vais donc maintenant vous dire un mot de la distribution de l'artère hépatique. C'est le plus petit des trois vaisseaux principaux qu'on voit dans les *canaux portes* et dans les espaces. Il y a souvent deux troncs artériels pour un seul tronc veineux. On distingue trois ordres de rameaux artériels: *a*) les capsulaires que j'omettrai pour le moment ; *b*) les vasculaires destinés aux parois de la veine porte et surtout à celles des canaux biliaires ; la distribution artérielle sur ces dernières est tellement riche que, quand une injection des artères, faite avec une substance rouge, a bien réussi, les parois des canalicules biliaires hépatiques se montrent aussi rouges que celles des vaisseaux artériels. *c*) Le troisième ordre est

(1) Voir les planches du mémoire de Kiernan, Pl. XXI, fig. 5 et Pl. 22, fig. 2.

constitué par des artères interlobulaires très-petites qui arrivent dans les espaces en manière de satellites des veines portes interlobulaires et qui se distribuent en se capillarisant dans la substance du lobule. Ce fait, contesté pendant longtemps, est aujourd'hui indubitable ainsi que j'aurai l'occasion de le prouver dans une autre circonstance.

3º Pour finir, je n'ai plus qu'à vous parler un instant des *canaux biliaires*. Vous connaissez suffisamment, par nos entretiens antérieurs, les particularités de structure qui les concernent et les modifications que celles-ci présentent à mesure que le canal devient plus étroit. Actuellement, je ne veux appeler votre attention que sur le mode de distribution générale de ces canaux. De même que pour la veine porte, il convient de distinguer : *a*) les branches principales qui se forment suivant le mode dichotomique ; *b*) les *branches vaginales* qui se séparent à angle droit des branches principales, même les plus volumineuses ; mais, contrairement à ce qui a lieu pour la veine porte, les rameaux secondaires comme les principaux, fournissent un réseau anastomotique que l'on retrouve jusque dans les espaces et dans les fissures interlobulaires. Ainsi, les dernières branches interlobulaires envoient à la surface du lobule un réseau d'où partent les capillaires biliaires (Kölliker). Il importe de ne pas oublier cette disposition, afin de bien apprécier certaines apparences de l'état pathologique.

Je m'arrête ici en ce qui a trait aux notions anatomiques. Ce serait pourtant l'occasion de vous parler des vaisseaux lymphatiques et des nerfs du foie, mais c'est là une étude que nous pourrons faire dans d'autres circonstances, et j'ai hâte d'en venir à la physiologie du foie et à la bile.

II.

La plupart des auteurs qui, de nos jours, traitent de la *physiologie pathologique* du foie, ont l'habitude d'évoquer à ce propos, en manière de préambule, la physiologie de l'antiquité, et de montrer comment les anciens s'étaient fait, à cet égard, à l'aide de méthodes imparfaites, des opinions qui, cependant, ne s'éloignent pas radicalement de celles qui reposent aujourd'hui même sur la science la plus avancée (1).

C'est ainsi que Galien, pour ne pas remonter plus haut, considérait le foie : 1° comme le foyer de la chaleur animale ; 2° comme le siége de la sanguification. Les veines mésaraïques étaient chargées de conduire le liquide nutritif venant de l'intestin au foie par la veine porte, qu'on appelait tout simplement la *porte*. Et c'est dans le foie que l'on supposait que se passait : *a*) le processus de sanguification ; *b*) le processus de génération de la chaleur animale. Ceci accompli, le sang reconstitué, régénéré, se rendait au cœur droit par les veines hépatiques.

Pendant près de seize siècles, cette physiologie de Galien, que ne dément pas la physiologie moderne, au moins dans ses grands traits, a régné sans conteste et, au XVIIe siècle, Harvey l'admettait encore. Mais la découverte, vers le milieu du XVIIe siècle, des vaisseaux lactés, montrant que le chyle passe en dehors du foie, est venue tout bouleverser un instant. On en conclut alors trop vite que le foie ne sert pas à la sanguification. Il descendit de son rang ; on le crut frappé à mort et l'on fit même son épitaphe. C'est un célèbre médecin danois, Th. Bartholin, qui se chargea de ce soin, dans une lettre à Riolan, médecin français très-érudit, mais ..... *partisan déclaré de la résistance*. Le foie, dit-il, ou à peu près, vit encore pour sécréter la bile ; mais, comme organe sanguificateur, il est mort. Allons à ses obsèques ; il ne reviendra jamais.

..... *Facilis descensus Averni*
Sed revocare gradum, etc .... (2).

Aujourd'hui, par un retour fréquent dans les choses hu-

(1) Voir entre autres : Beau : *L'appareil spléno-hépatiq.* (*Arch. de méd.*, 1851, t. XXV.) — Murchison. *Functionnal derang. of the Liver.* London, 1874.

(2) *Defensio Vasorum lacteorum et Lymphaticorum adversus J. Riolanum.* Hafniæ, 1655, p. 8.

maines, le foie revit avec toutes les fonctions que les Anciens lui avaient attribuées. Il est bien, ainsi que le croyait Galien, un des principaux foyers de la chaleur animale, un des principaux organes de l'hémopoièse et la fonction de sécréter la bile n'est pas la plus importante de celles qui lui appartiennent. C'est ce que vous allez reconnaître dans l'exposé qui va suivre.

III.

Nous commencerons cette seconde partie de nos leçons par l'examen de la *bile* et de la *sécrétion biliaire*. La bile de l'homme, recueillie durant la vie, dans le cas par exemple d'une fistule biliaire, se présente sous l'aspect d'un liquide clair, limpide, d'une couleur jaune d'or, d'une saveur sucrée d'abord, puis amère, d'une odeur musquée quand on la chauffe, d'une réaction neutre, d'un poids spécifique de 1020 à 1032 ; elle ne renferme alors aucun élément figuré appréciable au microscope.

Dans le cas où la bile a séjourné dans les réservoirs naturels, après la mort ou dans certaines conditions pathologiques, c'est un liquide d'un brun sombre, verdâtre quelquefois, de consistance visqueuse (par suite de l'adjonction de la mucine), d'une réaction alcaline, acide même, si la putréfaction s'en est emparée, et au milieu duquel le microscope décèle la présence d'éléments figurés, plus ou moins fortement colorés, des cellules d'épithélium cylindrique, des gouttelettes huileuses, souvent des vibrions. Les cellules hépatiques y feraient toujours défaut (Kölliker).

Le procédé sommaire de l'évaporation fait reconnaître que la bile contient un résidu sec de 9 à 18 sur 100 d'eau. La composition chimique de ce résidu sec a été pendant longtemps l'objet de discussions et de contradictions, les principales difficultés paraissent aplanies depuis les travaux de Strecker (1848).

Les ingrédients qui composent ce résidu sont, pour la majeure partie (55 à 70 pour 100), les suivants : 1° Les sels à acides biliaires, glycocholate et taurocholate de soude, produits vraiment spéciaux de la sécrétion biliaire, doués très-probablement dans la bile du rôle physiologique le plus important et, ce qui nous touche particulièrement dans nos études, exerçant, à dose élevée, sur l'organisme, une action toxique.

2° Après cela, viennent, en proportion beaucoup moindre, des principes qui paraissent plus particulièrement destinés à être éliminés du système ; ce sont : *a*) La matière colorante ou pigment biliaire ; — *b*) la cholestérine ; — *c*) des sels minéraux à savoir surtout : des phosphates de soude, de potasse, de fer, le chlorure de sodium. — 3° Enfin, la bile contient habituellement du cuivre.

Afin de vous faire mieux apprécier la proportion relative de ces divers éléments, je mettrai sous vos yeux l'analyse classique que Frerichs a donnée de la bile d'un homme âgé de 22 ans, mort par accident.

Eau		859, 2.
Résidu solide		140, 8.
Glycocholate / Taurocholate } de soude	91, 4.	
Pigment et mucus	29, 8.	
Graisse	9, 3.	
Cholestérine	2, 6.	
Sels	7, 7.	
	140, 8	

IV.

Examinons en particulier chacun de ces éléments, en commençant par la *cholestérine*. Cette substance nous intéresse spécialement car c'est elle qui forme la presque totalité de la plupart des calculs biliaires, concrétions qui jouent un rôle si prédominant dans la pathologie hépatique. En déterminant, par leur présence, dans les voies biliaires, des *lésions de canalisation* (Cruveilhier), plus ou moins graves ; elles occasionnent, on peut le dire, tout une *iliade* de maux que nous aurons à vous raconter.

1° La cholestérine, telle qu'on l'obtient dans le laboratoire ou telle qu'on la rencontre quelquefois au sein des organes, ayant subi des altérations pathologiques, est une substance nacrée, blanche, sans goût, insoluble dans l'eau, soluble dans l'alcool, fusible et, en masse, brûlant avec une flamme blanche. Elle s'offre à l'œil nu sous forme de paillettes brillantes, micacées, et, au microscope, sous forme de tablettes rhomboïdriques (système du prisme rhomboïdal oblique), dont les angles sont souvent dentelés. Si ces caractères ne suffisaient pas une réaction pourrait être invoquée (1). *a*) L'acide sulfurique produit sur ces paillettes une coloration rouge brun, pourpre, et la paillette se dissout. *b*) Si, après l'acide sulfurique, on ajoute de l'iode, les tablettes prennent une coloration rouge, carmin, jaune, bleue.

La cholestérine est un corps ternaire neutre. La chimie moderne (Berthelot) la rattache au groupe des alcools : ce serait un alcool mono-atomique, analogue à l'esprit-de-vin.

2° Dans la bile, cette substance existe, comme on l'a vu, en faible quantité, à l'état normal ; mais elle y est un produit constant. Sa proportion, dans les conditions morbides, augmente d'une façon absolue ou relative et c'est ainsi que se forment un certain nombre de concrétions biliaires. La cholestérine est tenue en dissolution dans la bile par les acides biliaires et elle s'y concrète lorsque ceux-ci, par suite de la putréfaction, subissent un dédoublement.

A. D'où vient la cholestérine? Un seul auteur, M. Beneke, soutient aujourd'hui qu'elle se fait dans le foie ; ce serait, d'après lui un produit de la sécrétion hépatique qui jouerait un rôle dans la digestion, en contribuant à la résorption des graisses dans l'intestin.

(1) Funke. — *Atlas*. Tabl. VI, fig. 2 et 3.

Tous les autres auteurs pensent qu'elle se forme dans d'autres régions de l'organisme et qu'elle est seulement éliminée par le foie. De la même manière que l'urée est éliminée et non à proprement parler sécrétée par les reins, la cholestérine serait évacuée avec la bile dans l'intestin où elle subirait une transformation (*stercorine*). Ce serait un excrément et non pas un agent actif dans la digestion. Ces notions sont dues surtout aux travaux de Austin Flint fils (1868) (1).

La cholestérine se trouve dans le sang. Mais, sa présence dans le liquide sanguin, depuis longtemps constatée, ne suffit pas pour prouver que le foie n'est pas son foyer de formation. Sa préexistence dans le sang est établie, dans le travail de M. Flint, sur les données suivantes :

Le sang de la veine contient ce principe en telle quantité qu'on l'y trouve parfois sous forme de paillettes. Au contraire, le sang de la veine sus-hépatique en renferme beaucoup moins. Une certaine quantité de cholestérine a donc été séparée par le foie. Des expériences de MM. Pagès, de Feltz et Ritter, expériences à la vérité un peu sommaires, plaident dans le même sens. Ces auteurs ont cherché à détruire le foie en injectant dans le canal cholédoque du sulfate ferreux. Dans un cas, l'animal a vécu trois jours. Le foie était ratatiné et présentait une coloration jaune dans toutes ses parties, sous l'action du sulfate de fer. Or, consécutivement, la cholestérine s'était accumulée dans le sang. Ainsi, tandis que chez un chien, avant l'expérience, le sang contenait 0,8 à 0,9 de cholestérine sur 1000, — après, il en renfermait 3,96 sur 1000.

B. Mais, ce n'est pas dans le sang que prend naissance la cholestérine que le foie élimine. Depuis les recherches de M. Flint, on considère assez généralement cette substance comme un produit de désassimilation normale de la matière nerveuse.

---

(1) *Recherches expérimentales sur une nouvelle fonction du foie*, Paris, 1868. — Voir aussi une communication faite par le même auteur au Congrès de Philadelphie. — New-York, *Medical Record*, 23 septembre 1876.

On sait de longue date que les centres nerveux contiennent normalement une forte proportion de cholestérine. Déjà Vauquelin l'avait extraite du cerveau, sous le nom de stéarine cérébrale. Bibra a montré que un tiers de la masse encéphalique, soluble dans l'éther, est constituée par de la cholestérine. La substance blanche en posséderait plus que la grise.

Pour mieux prouver que la cholestérine provient des centres nerveux, M. Flint a fait une analyse comparative du sang de la carotide d'un chien et du sang de la veine jugulaire du même animal. Or, tandis que pour 1000 le sang de la carotide donnait 0,967 de cholestérine, celui de la jugulaire en fournissait 1,5.

Il y a toute raison de croire, d'après ces chiffres qui paraîtront sans doute un peu trop forts, que la cholestérine est au cerveau ce que l'urée est au sang (Gautier), en supposant que ce soit la désassimilation du sang qui produise l'urée.

Quelle est l'action sur l'organisme de la cholestérine si elle vient à s'accumuler dans le système en conséquence d'une lésion soit organique, soit fonctionnelle du foie ? Dans un cas de cirrhose, où il y avait accumulation de cholestérine dans le sang, M. Flint a été conduit à attribuer les accidents nerveux mortels qui s'en suivirent à l'action même de la cholestérine et, généralisant cette vue, il met encore sur le compte de cette substance les accidents nerveux qui résultent de l'atrophie jaune aiguë du foie.

C'est ici que la majorité des auteurs abandonnent M. Flint, après l'avoir suivi dans la première partie de sa thèse. A défaut d'observations cliniques suffisamment nombreuses, on a procédé par la méthode des injections chez les animaux. Entre les mains de MM. Pagès, Chomjakow, les résultats ont été absolument négatifs. Cependant, M. Koloman Muller (1) a avancé qu'une injection de cholestérine dans le sang provoque des accidents nerveux mortels. Mais, de nouvelles expériences ont contredit celles de M. Muller. Krusenstein (2), Feltz et Ritter assurent n'avoir pas noté de phénomènes nerveux après

(1) *Archives de Naunyn*, t. I.
(2) *Virchow's Archiv*, 1875, 65, Bd.

les injections de cholestérine. Seulement, suivant ces derniers auteurs, si la quantité de cholestérine injectée est excessive, elle devient insoluble, joue le rôle de corps étranger et détermine par le mécanisme de la thrombose ou de l'embolie des accidents dont la gravité et la forme dépendent du siége de la lésion.

En résumé, il semble établi : 1° que la cholestérine est un produit de désassimilation qui est éliminé par le foie et passe dans l'intestin avec la bile ; 2° Que l'accumulation de la cholestérine dans le sang, à la suite de certaines lésions fonctionnelles et organiques du foie, n'est pas la cause des accidents graves qui se manifestent quelquefois dans le cours de ces affections. Voilà, Messieurs, des résultats intéressants par eux-mêmes et que, plus tard, nous aurons besoin de mettre à contribution.

SEPTIÈME LEÇON.

De la bile (*suite*). — Du pigment biliaire.

SOMMAIRE. — Du pigment biliaire. — De la bilirubine ; ses caractères physiques et chimiques. — Réactions qui permettent de la reconnaître : réaction de Gmelin. — La bilirubine provient de la matière colorante du sang ; preuves à l'appui de cette opinion. — Rôle et propriétés de la bilirubine.

Messieurs,

J'ai exposé dans la dernière leçon quelques documents relatifs à l'un des éléments de la bile, la cholestérine. Poursuivant ma tâche, je vais aujourd'hui vous entretenir du *pigment biliaire*. Un coup d'œil jeté sur l'analyse de Frerichs que je place de nouveau sous vos yeux (1), vous montre que ce pigment existe dans la bile en bien plus forte proportion que la cho-

(1)

Eau		859, 2.
Résidu solide		140, 8.
Glycocholate } Taurocholate } de soude	91, 4.	
Pigment et mucus	29, 8.	
Graisse	9, 3.	
Cholestérine	2, 6.	
Sels	7, 7.	
	140, 8	

lestérine. Son rôle physiologique, d'ailleurs, ne paraît pas être, dans le produit de sécrétion, beaucoup plus important que ne l'est celui de la cholestérine. Mais, de même que cette dernière substance, le pigment entre dans la composition d'un très-grand nombre de calculs biliaires et, à ce point de vue déjà, il nous intéresse d'une façon spéciale. J'ajouterai que le pigment biliaire se rencontre fréquemment sous forme de masses amorphes ou cristallines, au sein des liquides ou des tissus, dans un grand nombre de lésions organiques du foie. A chaque pas, du reste, nous aurons à apprécier le rôle du pigment biliaire dans l'ictère qui accompagne si communément une foule de lésions hépatiques.

A. On parle souvent des *pigments biliaires*. En réalité, à l'état normal, on ne trouve qu'une seule substance méritant ce nom : c'est la *bilirubine*. Les autres pigments connus sous les noms de *biliverdine*, *biliprasine*, *bilifuscine*, etc., paraissent être des dérivés de la bilirubine.

a) La *bilirubine* est un principe azoté, non albuminoïde. Qu'elle soit préparée par le chimiste, déposée dans la bile stagnante, ou extraite de certains kystes hydatiques du foie, elle se présente sous l'aspect : tantôt d'une poudre rouge amorphe, analogue au kermès (soufre doré) ; tantôt de concrétions, d'aiguilles, n'ayant pas une disposition cristalline nettement définie ou bien encore sous la forme de cristaux. On obtient ces derniers par l'action du chloroforme, du sulfure de carbone, de la benzine, des liquides alcalins, qui sont les principaux dissolvants de la bilirubine (1). Ce sont des cristaux rhomboïdriques, d'un rouge rubis ou orangé et fort analogues par conséquent aux cristaux d'hématoïdine. L'hématoïdine, vous le savez, est un produit qui prend naissance dans les cas d'épanchement de sang au sein des tissus, c'est à elle, par exemple, qu'est due la coloration jaune des foyers ocreux cérébraux. Quelques auteurs admettent que les deux substances sont identiques, morphologiquement et chimique-

(1) Frerichs. — *Atlas*, 2 heft, t. XIV, 1, 2 et 3. Funke, t. IX, fig. 3.

ment. M. Frey (1) fait remarquer que les faces convexes des prismes de bilirubine sont fortement courbés, ce qui n'aurait pas lieu pour l'hématoïdine.

b) Dans la bile, la bilirubine paraît être tenue en dissolution par les acides biliaires. Il est, Messieurs, une réaction qui permet de reconnaître la bilirubine, même dans les solutions très-étendues, c'est la réaction dite de Gmelin. Si on fait tomber goutte à goutte l'acide nitrique nitreux dans une capsule contenant une solution de bilirubine, on voit la solution présenter successivement les colorations vert, bleu, violet, rouge, jaune et brun. Si on fait, au contraire, tomber quelques gouttes de la solution dans l'acide, il se produit plusieurs couches successives offrant les colorations susdites dans l'ordre indiqué. La réaction de Gmelin est fort belle quand la bilirubine est dissoute dans le chloroforme.

Il est encore d'autres réactions plus ou moins intéressantes et plus ou moins fidèles de la bilirubine ; malgré cela, on en revient toujours à celle de Gmelin. Je dirai seulement un mot de celle de Schwanda qui est propre à la bilirubine, c'est-à-dire n'appartient pas aux autres pigments biliaires. L'acide acétique chauffé avec la bilirubine donne une coloration verte. La réaction de Gmelin est commune, ainsi que l'a fait voir M. Gubler, à la bilirubine et à l'hématoïdine, et ce serait là encore un argument en faveur de l'identité des deux substances (2). Toutefois il y a une petite différence, signalée par M. Gubler lui-même : la coloration verte prédomine et persiste davantage dans le cas de la bilirubine, tandis que c'est la coloration violette qui l'emporte dans le cas de l'hématoïdine.

B. D'où vient la bilirubine ? Nous savons qu'elle existe à l'état normal dans les cellules hépatiques où le microscope et l'analyse chimique (Kühne) en décèlent la présence. Mais y est-elle formée par un acte sécrétoire, ou, préexistant dans le

(1) *Traité d'histologie*, p. 59.

(2) Robin et Verdeil. — *Traité de chimie anatomique*. Atlas, Pl. XVIII fig. 5.

sang, est-elle simplement éliminée comme l'est la cholestérine ?

Le fait est qu'on ne la rencontre pas dans le sang normal, ou tout au moins que la chimie, jusqu'ici, a été impuissante à la découvrir ; de plus, dans les expériences déjà anciennes, d'extirpation du foie, pratiquées chez les animaux inférieurs par Moleschott et Kundé, le pigment biliaire ne s'accumule pas dans le sang.

Néanmoins, il y a tout lieu de croire que la bilirubine prend naissance aux dépens de la matière colorante du sang, des globules rouges, et, par conséquent, en vertu d'une action spéciale du foie. Bien que les arguments sur lesquels s'appuie cette thèse soient tous indirects, ils ont pourtant leur poids, ainsi que vous allez le reconnaître.

1° On fait ressortir d'abord les relations chimiques qui existent entre l'*hématine*, produit de décomposition de la matière colorante du sang ou *hémoglobine* et la *bilirubine*. L'hématine ne diffère de la bilirubine que parce que, dans celle-ci, un atome d'hydrogène remplace un demi atome de fer qui entre dans la composition de la première.

2° On insiste ensuite sur l'identité, admise par quelques auteurs, de la bilirubine et de l'*hématoïdine*, autre produit dérivé de l'hémoglobine. Mais j'ignore si cette identité peut être, aujourd'hui, acceptée sans réserve ; je ne pense pas que l'on soit fixé, quant à présent, sur la composition de l'*hématoïdine* de *provenance hématique*. Les trois grammes de la substance, recueillis dans un kyste du foie et dont l'analyse est présentée comme donnant la composition de l'hématoïdine, étaient très-vraisemblablement de provenance biliaire. En effet, trois grammes d'une pareille substance, s'il s'était agi réellement d'un épanchement sanguin, supposeraient une grande quantité de sang épanché. Or, on sait que les épanchements sanguins de quelque abondance sont très-rares dans les kystes hydatiques en général et dans ceux du foie en particulier et l'on sait, d'un autre côté, que dans les kystes hydatiques du foie, dans ceux-là seulement, ainsi que M. Davaine, moi-même et M. Potain l'avons fait remarquer, on observe, en dehors de toute trace d'hémorrhagie, des amas cristallins ou amorphes rouges, semblables à l'hématoïdine, mais évidemment d'origine biliaire (1).

3° On invoque, en troisième lieu, des preuves d'ordre expérimental. Toutes les substances, qui ont la propriété de détruire les globules rouges et de mettre en liberté l'hémoglobine, lorsqu'elles sont injectées dans le sang, ont pour effet de faire passer la matière colorante de la bile dans l'urine, où les réactifs la mettent en évidence ; tels sont les acides biliaires, le chloroforme, l'eau elle-même. C'est sur cet ordre de faits, comme nous le verrons plus tard, qu'est fondée en grande partie la théorie de l'*ictère hématogène*. Dans ces derniers temps, la valeur de ces expériences a été contestée, il est vrai, par M. Naunyn. Toutefois, suivant cet auteur, si l'hémoglobine dissoute, injectée dans le sang, ne détermine pas — il l'affirme du moins — le passage de la matière colorante biliaire dans les urines, il n'en est plus de même quand l'hémoglobine dissoute est injectée dans l'intestin : l'urine, en pareille circonstance, offre toujours la réaction de Gmelin. Ces faits tendent à montrer, vous le voyez, Messieurs, que le foie aurait le pouvoir de produire la bilirubine aux dépens de l'hémoglobine dissoute.

C. Il faut ajouter en dernier lieu, et cet argument n'est pas le moins intéressant, que, d'après les documents les plus récents, en opposition avec ce qu'avait avancé Lehmann, il s'opère dans le foie, non pas une production, mais au contraire une destruction des globules rouges. Le fait peut être constaté en comparant à ce point de vue le sang de la veine porte à celui de la veine hépatique. La diminution de l'hémoglobine a été démontrée cliniquement par M. Gréhant et la diminution du nombre des globules rouges a été mise hors de doute par

(1) Voir à ce propos la thèse de M. Habran. — *De la bile et de l'hématoïdine dans les kystes hydatiques*. Paris, 1869.

M. Malassez dans sa thèse inaugurale, à l'aide de la méthode de numération qu'il a imaginée.

Quel est le rôle de la bilirubine? Il est très-effacé sans doute; c'est fort probablement un excrément. Il y a des raisons de croire que, dans l'intestin, elle se transforme en partie en une substance qu'on retrouve dans l'urine et qu'on a dénommée *urochrome*. Cette relation entre la bilirubine et l'urochrome permet de comprendre pourquoi les affections du foie se traduisent si fréquemment par une modification plus ou moins prononcée dans la quantité et la qualité des pigments urinaires.

Suivant les expériences de Röhrig, reprises par MM. Feltz et Ritter (1), les solutions de bilirubine, injectées dans le sang, n'occasionneraient chez les animaux aucun phénomène appréciable sur l'organisme.

---

(1) *Journal de l'anatomie et de la physiologie* 1874.

HUITIÈME LEÇON.

Sels biliaires. — Altérations de la bile : La bile incolore.

SOMMAIRE. — Des sels biliaires; leur proportion dans la bile. — Glycocholate et taurocholate de soude ; caractères de ces sels. — Acides glycocholique et taurocholique. — Réaction de Pettenkofer. — Lieu de formation des acides biliaires. — Action dissolvante de ces sels. — Effets toxiques dus à la surabondance des acides biliaires dans le sang. — Ictère grave.

Rôle physiologique de la bile.

Altérations de la bile : Augmentation et diminution absolues ou relatives des principes constitutifs du lobule. — De la bile incolore. — Hydropisie de la vésicule biliaire ; — Hydropisie des voies biliaires.

Messieurs,

Je vais, aujourd'hui, reprendre les choses où nous les avons laissées, lorsque nous nous sommes quittés il y a une douzaine de jours. Vous n'avez pas oublié que, passant en revue les divers principes qui entrent dans la composition de la bile, j'ai commencé à vous exposer, en tant qu'elle nous concerne, l'histoire particulière des principaux d'entre eux.

Ce qui a été fait déjà pour la *cholestérine* et le *pigment biliaire*, je dois le faire à présent pour les *sels biliaires* qui constituent en somme les principes « prédominants, essentiels physiologiquement et caractéristiques de la bile. » (Ch. Robin).

I.

Les *sels biliaires*, ainsi que je vous l'ai fait remarquer en vous communiquant l'analyse de Frerichs, entrent pour une forte part dans le résidu solide obtenu par l'évaporation de la bile. Quand, sur 140 du résidu solide, par exemple, la cholestérine n'est représentée que par 2,6, les sels biliaires atteignent au chiffre de 91,4.

a) Les sels biliaires ne forment pas, à l'instar de la bilirubine et de la cholestérine, des concrétions susceptibles d'être rencontrées par l'anatomo-pathologiste et capables de déterminer des lésions de canalisation plus ou moins graves; mais pénétrant dans le sang, à dose quelque peu concentrée, sous l'influence de certaines lésions du foie ou de ses annexes, elles peuvent, comme nous allons le voir, exercer sur les globules du sang une action dissolvante; elles peuvent aussi, selon toute vraisemblance, produire des accidents d'intoxication se traduisant par des phénomènes nerveux variés. Les sels biliaires, d'après cela, semblent jouer un rôle important dans la physiologie pathologique hépatique et, à cet égard, leur histoire nous intéresse particulièrement.

b) Ces sels sont au nombre de deux : le *glycocholate de soude* et le *taurocholate de soude*. Tous les deux existent, en proportion variable, dans la bile de l'homme. On ne trouve au contraire que le taurocholate de soude chez le chien et que le glycocholate de soude chez le bœuf.

c) Les deux sels sont obtenus, comme produit de laboratoire, sous forme cristalline. Les acides de chacun d'eux peuvent être à leur tour isolés par des procédés appropriés.

L'*acide glycocholique* cristallise ; il offre une saveur sucrée, puis amère. L'*acide taurocholique* ne cristallise pas ; c'est un liquide sirupeux, d'une saveur amère très prononcée. Les sels biliaires constituent, en définitive, l'*amer biliaire* ou *principe amer du fiel*.

d) Les acides glycocholique et taurocholique sont, comme on dit, des acides associés. Ils peuvent se dédoubler par hydratation et donner alors naissance : 1° à un radical commun, l'*acide cholique* ou *cholalique*, corps non azoté ; et 2° à deux *amides* qui sont : α. pour l'acide taurocholique, la *taurine*, corps cristallisable qu'on rencontre à l'état normal dans les fèces et qui contient du soufre ; — β. pour l'acide glycocholique, la *glycocolle* ou *sucre de gélatine*, ou *glycine* de quelques auteurs.

Ce dédoublement ne s'opère pas seulement dans le laboratoire, il s'opère aussi naturellement, physiologiquement, dans l'intestin où l'on retrouve la *taurine* et la *glycocolle*. L'acide cholique ou cholalique se change en acide *choloïdique* et en une substance qu'on appelle le *dyslysine*.

d) Les acides, les sels biliaires et l'acide cholique ont une réaction qui permet de reconnaître leur présence dans les divers liquides de l'organisme : c'est la réaction de Pettenkofer. Ni la taurine, ni le glycocolle n'offrent cette réaction. Voici en quoi elle consiste : On traite la solution concentrée des acides biliaires, par l'acide sulfurique dilué de quatre fois son poids d'eau et une solution concentrée de sucre ordinaire. On ne doit pas chauffer, ou tout au moins au-dessou de 60° ; il se produit, au bout de quelques instants, une belle coloration d'un *violet pourpre*.

Il est possible, mais non, à la vérité, sans quelques difficultés pratiques, d'obtenir cette réaction avec l'urine des ictériques. Dans l'ictère le plus vulgaire, on peut obtenir dans les urines la réaction de Pettenkofer. M. Hoppe Seyler, en 1858, a en effet démontré, contrairement à l'opinion répandue jusqu'alors, que, dans l'ictère le plus simple, les acides biliaires passent dans l'urine en même temps que la matière colorante.

e) Où se forment les acides biliaires? Dans le foie, très-certainement. Jamais on n'a constaté leur présence dans le sang normal et l'on sait, d'ailleurs, par les expériences d'extirpation du foie pratiquées chez les grenouilles (Moleschott, Kunde, Muller) qu'ils ne s'accumulent pas dans le sang après cette extirpation. Aux dépens de quels éléments du sang et suivant quel mécanisme ces acides prennent-ils naissance, c'est ce qu'on ignore quant à présent.

f) Ainsi que je vous l'ai annoncé, les acides biliaires sont capables d'exercer sur divers éléments du sang une action dissolvante et, mêlés au sang, dans un certain degré de concentration, ils peuvent agir à la manière d'un poison violent et occasionner des accidents nerveux graves.

α. Parlons d'abord de l'*action dissolvante* des sels biliaires. V. Dusch, dans un travail publié en 1854, avait prétendu que la bile et les acides biliaires ont la propriété de dissoudre les *cellules hépatiques*, lorsqu'ils restaient en contact avec elles pendant un temps suffisamment prolongé. V. Dusch avait pensé fournir un appui expérimental à une hypothèse émise déjà par Rokitanski pour expliquer la destruction des cellules hépatiques dans les cas d'atrophie jaune aiguë du foie. Il n'a pas été difficile de montrer que les observations de V. Dusch étaient fautives. M. Robin (1), puis M. Kuhne (2), enfin M. Wickham Legg (3) tout récemment ont repris l'expérience et prouvé que la prétendue dissolution n'a pas lieu.

Mais, il n'en est plus de même de l'*action dissolvante de la bile* et des *acides biliaires* sur les *globules du sang* : elle ne fait pas l'ombre d'un doute; c'est l'un des faits micro-chimiques les mieux établis. Mis en contact avec la bile ou avec les acides biliaires en solution à 12 pour 100 (4), les globules rouges de l'homme disparaissent sans laisser de traces. Ceux de la grenouille sont détruits, à l'exception toutefois du noyau. A la

(1) *Société de biologie*, 1857, p. 14.
(2) *Virchow's Archiv*, 1858, Bd. XIV, p. 324.
(3) *Bartholomew's Hospital Reports*, t. IX, p. 180, 1875.
(4) W. Legg, *loc. cit.*

place du globule rouge, on voit se former, sur la plaque de verre, un liquide jaunâtre, susceptible de cristalliser et qui n'est autre, d'ailleurs, que l'hémoglobine. On s'est naturellement empressé de rattacher à cette *action dissolvante* de la bile et des acides biliaires certaines hémorrhagies qui accompagnent quelquefois l'ictère. Nous aurons à rechercher jusqu'à quel point cette interprétation est légitime.

Les *leucocytes* se dissolvent plus rapidement encore que les globules rouges par l'action de la bile ou des acides biliaires. Dans le premier cas, la dissolution peut être effectuée au bout d'un quart d'heure. C'est pourquoi, ainsi que M. Robin l'a fait remarquer (1), une petite quantité de pus, mêlée à la bile, dans les voies biliaires, ne saurait y conserver ses caractères, les leucocytes subissant bientôt une dissolution plus ou moins complète. Nous ne tarderons pas, du reste, à revenir sur ce point.

β. Un mot maintenant, Messieurs, sur les *effets toxiques* qui se produisent en conséquence de la présence dans le sang des *acides biliaires* à un certain degré de concentration.

Vous n'ignorez pas que, dans l'ictère le plus simple, et c'est là une remarque qui appartient à M. Bouillaud (2), le pouls peut tomber très-bas, jusqu'à 50 (Frerichs), 40 (Bouillaud), en même temps qu'on observe d'habitude un abaissement plus ou moins prononcé de la température centrale qui descend à 36°,5.

M. Röhrig (3) et tout dernièrement M. Feltz et Ritter (4) ont fait voir que les mêmes effets s'obtiennent expérimentalement chez les animaux par les injections de bile dans le sang.

M. Röhrig a montré de plus, par une sorte d'analyse expérimentale, que tous les principes de la bile ne sont pas aptes indifféremment à produire ce double effet. La *cholestérine* et la *bilirubine*, entre autres, ne le produisent pas. La *taurine* et la *glycocolle* sont à cet égard absolument inertes. Cette action

(1) *Traité des humeurs*, p. 653.
(2) *Clinique médicale*, 1837.
(3) *Archiv der Heilkunde*, 1863.
(4) *Loc. cit.*

spéciale est dévolue aux *acides* et aux *sels biliaires*, au *taurocholate* surtout. L'acide cholique y donne également lieu.

Des expériences du même genre ont démontré en outre à MM. Feltz et Ritter — conformément à ce qu'avaient déjà vu du reste MM. V. Dusch, Leyden et quelques autres — que, injectés dans le sang, à dose concentrée, les acides biliaires déterminent chez les animaux des accidents nerveux plus ou moins graves. Nous aurons à examiner en temps et lieu si cette propriété des acides biliaires est la cause de la production des phénomènes névropathiques qui s'observent dans une catégorie de cas d'ictère désignés depuis longtemps, en raison de ces accidents, sous le nom d'ictère grave.

Je termine ici, Messieurs, cette étude analytique des principaux éléments de la bile. Je remets à une autre occasion, prochaine sans doute, l'exposé de quelques considérations relativement aux *sels minéraux* et aux *matières grasses* qui entrent aussi dans la composition régulière de ce liquide.

Si nous étions astreints à nous conformer rigoureusement à l'ordre, en apparence du moins, le plus logique, le moment serait venu de vous entretenir du *rôle physiologique* du produit de la sécrétion biliaire. Déjà je vous ai prouvé, à propos de la cholestérine et des matières pigmentaires que, pour une part importante, la bile est un liquide excrémentitiel.

On peut assurer à ce sujet que, en sécrétant la bile, le foie exerce une action épuratoire sur le sang qu'il débarrasse de certains produits. Ce dernier rôle, d'après quelques auteurs, serait même le plus important (1).

Il n'est guère douteux, toutefois, que la bile ne joue un rôle efficace dans la digestion, soit en favorisant l'absorption des graisses et des matières albuminoïdes, soit en raison de son action antiputride. La connaissance de ces faits n'est nullement à négliger dans la physiologie d'un bon nombre de lésions hépatiques et, à ce titre, elle nous concerne. Mais cette étude sera mieux placée, je pense, à l'époque où nous traiterons de la

(1) Vulpian. — *Revue des cours scientifiques*, 1867, p. 74.

rétention biliaire telle qu'elle se produit, par exemple, à la suite de l'oblitération du canal cholédoque.

II.

Actuellement, Messieurs, je crois opportun de vous donner quelques renseignements sur les *altérations* que la bile peut présenter dans sa constitution physique ou chimique.

Si l'on en juge par l'importance justement accordée aux altérations de l'urine dans la pathologie rénale, l'étude correspondante de la bile semble devoir offrir un grand intérêt. *A priori*, il ne paraît guère douteux que, de même que les altérations physiques ou chimiques de l'urine traduisent fréquemment l'état anatomique des reins, de même aussi les altérations du foie doivent entraîner des modifications correspondantes dans la constitution physico-chimique du produit de sécrétion biliaire. Mais il ne faut pas oublier que l'examen de ce dernier liquide est entouré de difficultés que le clinicien ne rencontre pas lorsqu'il s'agit de l'urine. On peut se procurer l'urine presque à volonté, pendant la vie des malades; la bile, au contraire, n'est obtenue pendant la vie que dans des conditions tout-à-fait exceptionnelles et, après la mort, il est possible qu'elle ait subi des altérations cadavériques qui en rendent l'étude bien moins intéressante. Le fait est que l'histoire des altérations de la bile est fort peu avancée, en quelque sorte à l'état rudimentaire. Voici sur ce sujet, cependant, quelques données qui, je l'espère, ne vous paraîtront pas dénuées de valeur et suffiront probablement à vous faire reconnaître que ce domaine mériterait d'être exploré avec soin.

A. La bile peut être altérée en premier lieu par suite de l'accroissement absolu ou relatif des divers principes qui entrent dans sa constitution normale. Ces principes peuvent alors cesser d'être tenus en solution et se déposent au sein du liquide sous forme solide.

a) C'est en particulier ce qui arrive pour la cholestérine quand il y a rétention ou stagnation biliaire, dans la vésicule, par exemple. Par suite de la concentration du liquide biliaire et aussi de certaines modifications chimiques qu'il subit, la cholestérine apparaît dans ce cas, ainsi que M. Chevreul l'a fait remarquer dès 1824, sous la forme de paillettes brillantes, ce qui n'a jamais lieu dans l'état normal.

b) Dans ces mêmes circonstances, la bilirubine peut se concréter, elle aussi, sous forme soit d'aiguilles cristallines, soit de masses amorphes, pulvérulentes, s'agrégeant de façon à composer une pâte noirâtre, qu'on trouve quelquefois formant le moule interne des canaux biliaires.

Ces dépôts de cholestérine et de matière colorante de la bile sont, pour ainsi dire, un acheminement vers la formation de calculs biliaires proprement dits. Ceux-ci sont composés, pour la majeure partie, d'un noyau central formé principalement de matière colorante et d'une zône radiée, constituée par de la cholestérine. Je ne m'arrêterai pas davantage sur la pathogénie des calculs biliaires, réservant pour plus tard cette étude.

L'augmentation de la matière colorante a encore été signalée dans l'ictère par Scherer (Gautier); — celle des graisses a été mentionnée chez les tuberculeux où Gorup Besanez aurait découvert des cristaux microscopiques de palmitine (Gautier). Je ne crois pas que, jusqu'ici, on ait noté l'accroissement pathologique du chiffre des sels biliaires.

B. *a*) En opposition à l'accroissement des sels biliaires, leur diminution, en même temps que celle des autres principes fondamentaux, a été reconnue dans la fièvre typhoïde. La bile, en pareille circonstance, est très-ténue, pâle, presque décolorée, et contient très-peu d'acides biliaires ; par contre, la graisse s'y montre en abondance et on y observe quelquefois de la leucine et de la tyrosine.

Une composition plus ou moins analogue de la bile a été observée : 1° dans quelques autres maladies aiguës, entre autres la pneumonie et l'hépatite des pays chauds (1); 2° dans des maladies chroniques, comme la tuberculose, l'altération amyloïde, le cancer du foie (Budd).

b) Ceci me conduit à vous parler de la *bile tout-à-fait incolore*, que contiennent parfois les voies biliaires dans certains *cas pathologiques*. Ici, la matière colorante fait entièrement défaut. Les autres principes, les sels biliaires persistent au moins en quantité suffisante pour s'accuser par leur saveur amère et par leur réaction spéciale. (Réaction de Pettenkofer).

Ce sujet a été étudié avec beaucoup de soin par M. Ritter (2). Dans trois cas où, chez l'homme, il a recueilli à l'autopsie cette *bile incolore*, le foie était envahi par une dégénération graisseuse plus ou moins avancée. Il l'a trouvée encore chez un chien dont le foie était également stéatosé. Il n'est pas rare non plus d'observer cet état de la bile chez les oies grasses.

M. Ritter, au sujet d'un malade qu'il a observé attentivement, relève quelques symptômes qui permettraient de reconnaître pendant la vie cette altération singulière de la bile. Les malades rendraient des excréments blancs, décolorés comme dans l'ictère, mais sans avoir d'ictère. La quantité de graisse qu'ils rejettent par l'intestin serait en quelque sorte normale, contrairement à ce qui se produirait si l'on avait affaire à une rétention biliaire. En semblable occurrence, les matières fécales contiendraient de la taurine, ainsi que cela avait lieu chez le malade de M. Ritter et, de plus, les évacuations artificiellement provoquées fourniraient le moyen de recueillir un liquide dans lequel se trouveraient les acides biliaires et capable par conséquent de donner la réaction de Pettenkofer.

Fort de ces données, très-intéressantes du reste, M. Ritter s'est cru en droit d'admettre que tous les faits relatés de liquide incolore observé dans les voies biliaires, à l'autopsie,

(1) Haspel. — *Maladies de l'Algérie*, t. 1, p. 262.
(2) *Journal de l'anatomie et de la physiologie*, 1874.

sont des exemples de *bile incolore*. Cette opinion est très-certainement trop absolue.

Déjà Prus avait fait remarquer (1), dans un cas d'oblitération prolongée du canal cholédoque, l'existence, dans les voies biliaires, d'un liquide blanc, transparent, *insipide*, légèrement visqueux. Les faits de ce genre ne sont pas rares (2) ; mais il en est un, cité par Frerichs (3), qui est surtout digne d'attention à cause du soin avec lequel le liquide a été examiné. Il s'agit d'une oblitération ancienne du canal cholédoque déterminée par un cancer de la tête du pancréas. Les voies biliaires (vésicule, canaux cholédoque et hépatique) étaient dilatées et renfermaient un liquide transparent, légèrement muqueux, un peu alcalin. L'acide nitrique n'y amenait aucune réaction ; il n'y existait pas trace de pigment biliaire. La réaction de Pettenkofer ne put être obtenue ; il n'y avait donc pas la plus minime quantité de sels biliaires. Au microscope, on découvrit, nageant dans le liquide, un grand nombre de corpuscules muqueux. L'acide acétique fit apparaître dans ce liquide incolore, un précipité gélatineux (réaction de la mucine). Ce liquide n'était donc pas de la bile incolore : il n'en possédait aucun des caractères chimiques, ainsi que Cruveilhier l'avait déjà déclaré (4) en parlant d'un cas d'*hydropisie de la vésicule*. La bile, longtemps retenue, se résorbe et un liquide séro-muqueux, sécrété par les parois, prend sa place. Quand une semblable accumulation s'effectue dans la vésicule, on a coutume de la désigner sous le nom d'*hydropisie de la vésicule* (*hydropisis fellea*). Sous le nom d'*hydropisie des voies biliaires*, on désignerait, d'une façon générale, les cas où ces voies renferment un liquide séro-muqueux pour les distinguer de ceux où, au contraire, elles renferment de la *bile incolore*.

---

(1) Fauconneau-Dufresne. — *La bile et ses maladies*. In *Mém. de l'Acad. de Méd.*, 1847.

(2) Voir entre autres : Moxon. — *Pathological Society*, 1870, t. XXIV, p. 129.

(3) Frerichs, *loc cit.*

(4) *Atlas d'anat. pathologique*, 29e livraison, pl. IV.

NEUVIÈME LEÇON.

Des altérations de la bile (*suite*). — Fonction désassimilatrice du foie. — Relation entre les altérations du foie et les modifications du taux de l'urée.

SOMMAIRE. — Altérations de la bile : sucre, urée, acide urique; — cuivre, plomb, zinc, etc. — Des médicaments qui passent dans la bile ; — du calomel; — albuminocholie. — Altérations dues à la présence de corps figurés : vibrions, cylindres fibrineux et épithéliaux.

Influence des lésions hépatiques sur la production de l'urée. — Fonction désassimilatrice du foie. — Historique : recherches de Prévost et Dumas, Bouchardat, Parkes, Murchison, Meissner, Brouardel, Fouilhoux.

Cas dans lesquels il y a augmentation du chiffre de l'urée.— Cas dans lesquels il y a diminution du taux de l'urée.

I.

Messieurs,

En terminant la dernière leçon, je vous parlais d'un second groupe d'*altérations de la bile*, caractérisées par la présence dans ce liquide de substances qui sont étrangères à sa constitution normale. Les intoxications, les maladies dans lesquelles il y a une altération de la crase du sang, fournissent de nombreux exemples appartenant à cette catégorie. Sur cet ordre de faits, on doit à M. Mosler (1) un travail intéressant, en ce qui concerne surtout les données expérimentales.

1° Le *sucre*, c'est là une particularité digne d'être signalée, qui n'existe pas à l'état normal dans la bile, s'y montre dans les cas où le sang en contient 3 sur 1000 ; pour que le sucre apparaisse dans l'urine, il faut qu'il y en ait dans le sang 4 sur 1000 (Cl. Bernard, Ch. Robin). Suivant Mosler, le sucre de canne passe plus rapidement et plus facilement dans la bile que ne le fait le sucre de raisin.

2° L'*urée* n'entre pas, non plus, dans la composition régulière de la bile. Eh bien, dans le choléra et l'albuminurie on l'y peut trouver, selon M. Picard, en quantité relativement considérable (0 gr., 30 pour 1000).

3° L'*acide urique*, chez les oiseaux (canards), dont on a lié les uretères, se rencontre en forte proportion dans la bile sous la forme d'urate de soude et se dépose même à l'état concret sur les parois de la vésicule du fiel. Ce fait de pathologie expérimentale comparée permet peut-être de comprendre pourquoi l'acide urique figure dans la composition de certains calculs biliaires. Il y aurait lieu aussi de rechercher du même coup si la bile chez les goutteux ne renferme pas d'acide urique (2).

4° On sait qu'un grand nombre de métaux et de métalloïdes, principalement dans les cas d'intoxication chronique, se retrouvent dans le foie et dans la bile. En tête se placent le *cuivre* qui, à la vérité, figure d'habitude, à l'état physiologique dans la bile, puis le *plomb* et le *zinc*. Il est curieux de rappeler que ces métaux, par leur présence dans le foie, n'occasionnent pas ordinairement d'altérations parenchymateuses (3). M. Hirtz, cependant, m'a dit avoir observé à la clinique de Strasbourg un cas où un épileptique, soumis durant longtemps à l'emploi de l'oxyde de zinc, mourut à la suite de phé-

(1) *Arch. f. path. Anatom.* Bd. XIII, p. 19.
(2) Charcot. — Note de la traduction de Garrod, p. 659.
(3) Klebs. — *Path. Anatom.*, p. 406.

nomènes rappelant ceux de l'atrophie jaune aiguë du foie. A l'autopsie, on retira du foie une forte proportion de zinc métallique.

L'*arsenic* et l'*antimoine* qui s'accumulent dans la bile et dans le foie produisent au contraire dans cet organe l'altération granulo-graisseuse d'une façon très-accentuée.

5° C'est ici le moment de nous remémorer que, parmi les médicaments, l'*iodure de potassium*, la *térébenthine* passent dans la bile, tandis que le sulfate de quinine et le calomel (Mosler) n'y passent point. A propos du calomel, il convient de faire remarquer que M. Scott (1) avait déjà reconnu, en opposition à une opinion vulgaire, surtout en Angleterre, que le calomel, loin d'avoir pour effet d'accroître la sécrétion biliaire, la diminuerait au contraire. Et, quant à la couleur verte des fèces, qui avait fait croire à l'abondance de la bile dans l'excrétion, elle serait due tout simplement à la présence, dans les matières fécales, de sulfure de mercure sous forme pulvérulente.

6° On sait de longue date que, dans certains cas pathologiques, la bile contient une proportion plus ou moins élevée d'albumine (Thénard). Cette condition, désignée par Bouisson sous le nom d'*albuminocholie* (2), par comparaison avec l'albuminurie, a été l'objet, dans ces derniers temps, de la part de M. J. C. Lehmann (3) d'une étude spéciale fondée sur l'examen de cent cas. Voici, d'après cet auteur, quelles sont les principales circonstances dans lesquelles la bile contient de l'albumine.

a) Dans les congestions hépatiques consécutives à une gêne de la circulation abdominale, par exemple le *foie muscade* (12 fois sur 18); — *b*) Lorsque le *foie* est *gras* ou *anémique* (6 fois sur 7), ainsi que l'avaient déjà reconnu Thénard,

---

(1) *Beale's Archives*, t. I, p. 209.
(2) Fauconneau-Dufresne, *loc. cit.*, p. 151.
(3) *Centralblatt*, 1867, p. 712.

Bouisson et le chimiste Lehmann; — c) Dans la maladie de Bright (16 fois sur 37).

En revanche, l'albuminocholie fait défaut, au dire de J. C. Lehmann, dans l'hépatite interstitielle, le foie amyloïde, le carcinome et le cancroïde du foie. Il importe de relever, à ce propos, que, suivant Mosler, l'injection d'une notable quantité d'eau dans le sang a pour résultat de faire apparaître l'albumine dans la bile en même temps que dans l'urine : alors, on observe à la fois une *albuminocholie* et une *albuminurie*.

II.

Un dernier groupe d'*altérations biliaires* comprendra celles qui résultent de la présence dans la bile de divers corps figurés. Je ne ferai que mentionner les *vibrions*, parce que je me propose d'en parler plus longuement dans la suite; même dans les conditions vitales, on les trouve dans la bile des animaux chez lesquels on a produit une rétention biliaire en liant le canal cholédoque. Dans les expériences de ce genre, dont je vous ai parlé précédemment, la bile, accumulée dans les voies biliaires, examinée au moment où l'animal venait d'être sacrifié, contenait des vibrions. Nous verrons un peu plus tard l'intérêt qui s'attache à cette particularité.

Je signalerai aussi l'existence de *cylindres* dits *fibrineux* et de *cylindres épithéliaux*, correspondant aux produits analogues si connus dans la pathologie urinaire et qui peuvent se rencontrer également dans la bile. Les premiers ont été vus par Rokitansky dans les voies biliaires de malades morts du choléra et du typhus. On a observé des masses muqueuses dans les petits conduits biliaires chez des individus qui avaient succombé à l'empoisonnement par le phosphore (O. Wyss et Ebstein) (1) et on s'est appuyé sur leur existence pour expliquer l'apparition de l'ictère dans les cas de ce genre.

(1) Klebs, *loc. cit.*, p. 481.

Les cylindres épithéliaux peuvent se former dans les voies biliaires, s'en détacher et pénétrer jusque dans la vésicule biliaire où ils semblent pouvoir devenir le centre de formation de calculs biliaires. C'est ce que démontre une observation publiée par M. Thudicum dans son *Treatise on Gall-stones* (London, 1863, p. 62) : au centre de plusieurs calculs de la vésicule biliaire, on trouvait un noyau pulpeux qui, lavé, se présentait sous la forme de filaments cylindriques offrant des branches latérales avec des ramifications dichotomiques et représentant par conséquent d'une manière évidente le moule interne de canaux biliaires de dimensions diverses. Il y aurait à rechercher si une pareille altération n'est pas souvent l'origine du développement des altérations biliaires.

III.

J'en ai fini avec ce que je voulais vous dire concernant les altérations de la bile. Actuellement, ainsi que je vous l'ai annoncé, je vais traiter d'un chapitre nouvellement introduit dans la pathologie hépatique. Il n'a pas encore trouvé place, que je sache, dans les traités classiques et pourtant, Messieurs, si je ne me trompe, le fait capital qu'il met en relief est appelé dans un avenir prochain à éclairer d'un jour nouveau plusieurs points de la physiologie pathologique du foie. Je veux parler de l'influence remarquable qu'exercent certaines lésions du foie sur la formation, et consécutivement, sur l'élimination des produits fondamentaux de la désassimilation et de l'excrétion azotée, à savoir l'urée et l'acide urique. En ce qui concerne, par exemple, la première substance, il paraît établi que certaines lésions hépatiques ont pour effet d'accroître, dans des proportions plus ou moins considérables, le taux de la production d'urée dans les 24 heures, tandis que d'autres lésions entraînent au contraire un abaissement plus ou moins accentué de ce chiffre. Et pour répondre immédiatement à une objection qui se présentera nécessairement à votre esprit, c'est bien la lésion hépatique seule qu'il faut incriminer, car les observations invoquées sont de celles où l'on a tenu compte des influences vulgaires capables de modifier la quantité de l'urée : telles sont l'alimentation, les lésions rénales, la fièvre, etc., etc.

Ce fait, évidemment d'une importance majeure pour la théorie et la pratique des maladies du foie, nous a été révélé tout d'abord par l'observation clinique. Les observations dont il s'agit ont conduit naturellement à penser que, dans les conditions normales, le foie exerce par excellence une fonction dont autrefois on ne l'avait pas cru chargé. Cette fonction a pour rôle principal la formation de l'urée et de l'acide urique et, en conséquence, pour plus de commodité, on pourrait la désigner sous le nom de *fonction désassimilatrice*. Quelques physiologistes ont été amenés ensuite à chercher la vérification de cette vue dans les conditions expérimentales. Plusieurs renseignements intéressants ont été obtenus dans cette voie. Les documents sur lesquels je me propose d'appeler votre attention appartiennent donc, d'après cela, à deux catégories distinctes : 1° faits d'ordres clinique et nécroscopique ; 2° faits observés chez les animaux et appartenant plutôt à l'ordre expérimental.

1° Avant d'entrer dans l'exposé des faits cliniques, je crois devoir commencer par un mot d'historique. Ce n'est guère que depuis la publication d'un travail fort instructif (1) de M. G. Meissner, qui a pu mettre à profit les importantes observations de Frerichs sur les altérations de l'urine dans l'atrophie jaune aiguë du foie, qu'on s'est occupé avec un peu de suite de la relation qui existe entre les altérations du foie et les modifications que subit le taux de l'urée. Mais, bien antérieurement à ce travail, en France et en Angleterre, la relation dont il s'agit avait été entrevue. On la trouve déjà mentionnée, par exemple, dans le célèbre mémoire de MM. Prévost et Dumas (2). « Tous les chimistes savent, disent-ils, que l'u-

(1) *Archives de Henle*, 1868.
(2) *Annales de chimie et de physique*, t. XXXIII, p. 100.

rine des malades affligés d'hépatite chronique, contient peu ou point d'urée, ce qui semble prouver que les fonctions du foie sont nécessaires à sa formation. »

Encore en France, dès 1846, M. Bouchardat (1) a affirmé cette relation d'une façon plus nette. A propos d'une observation très-curieuse d'augmentation du chiffre de l'urée, survenue dans le cours d'une affection hépatique, cet auteur émet l'opinion « qu'il existe certainement une relation qu'on trouvera un jour entre les fonctions du foie et la production de l'urée. » En 1867, une observation nouvelle (2) fournit à M. Bouchardat l'occasion de revenir sur cette idée et son travail est plus complet sur un point que ne l'a été ultérieurement celui de M. Meissner. Il reconnaît, en effet, que certaines lésions du foie produisent une augmentation de la production de l'urée, tandis que d'autres lésions du même organe, en déterminent la diminution. M. Meissner, lui, ne paraît connaître que les faits du second groupe.

Quoi qu'il en soit, les auteurs qui, dans ces dernières années ont repris avec activité ce sujet intéressant sont, en Angleterre, M. Parkes et M. Murchison (3); en France, M. Brouardel (documents inédits) et M. Fouilhoux dans une dissertation inaugurale recommandable (1874.)

Le taux de l'urée, dans les affections hépatiques, peut, ainsi que je viens de le dire, être modifié de deux façons tout opposées. Tantôt, en effet, il y a une exagération plus ou moins considérable du chiffre moyen de l'urée rendue en 24 heures; tantôt, au contraire, il y a une diminution ou parfois même une suppression de l'excrétion d'urée. Ceci me conduit à vous rappeler que, d'après les documents français, le chiffre moyen de l'urée pour la France — cela dépend sans doute surtout du mode d'alimentation — oscille entre 23 et 30 (Ch. Robin). Le chiffre 30 et des chiffres supérieurs donnés par beaucoup d'autres étrangers seraient trop élevés pour ce qui nous concerne.

(1) *Annuaire de thérapeutique*, 1846.
(2) *Ibid.*, 1867.
(3) *Functional Derangements of the Liver*, 1874.

A. Les faits du premier groupe sont relatifs à des cas dans lesquels, autant qu'on en peut juger d'après les phénomènes cliniques, le foie n'est pas le siège de lésions organiques graves. Il y a lieu de croire qu'il s'agit là particulièrement d'un simple trouble fonctionnel, d'une hypérémie actuelle, analogue à ce qu'on observe dans un certain nombre de cas de diabète.

Dans deux cas d'*ictère spasmodique*, apparu à la suite d'une cause morale, sans réaction fébrile, M. Bouchardat (1) a observé les chiffres suivants : dans le premier cas, il a trouvé la proportion énorme de 133 gr. 6 d'urée, dans les 24 heures; la quantité s'est maintenue à ce niveau pendant trois ou quatre jours. — Dans le second cas, de même que dans le premier, il y avait absence de fièvre (le pouls était à 56), de l'anorexie, etc.; le chiffre de l'urée a été de 57 gr. 2 dans les 24 heures. — Fourcroy et Vauquelin avaient déjà annoncé (1806) que, dans l'ictère, l'urine peut contenir une forte proportion d'urée.

M. Brouardel s'est attaché depuis longtemps à l'étude de ces questions (2). Dans un Mémoire qu'il a bien voulu me communiquer, il annonce que, dans cinq ou six cas d'ictère spasmodique qu'il a examinés au point de vue que nous envisageons, l'urée des 24 heures a été constamment augmentée durant les premiers jours.

M. Fouilhoux (*loc. cit.*) rapporte sous le nom de congestion hépatique une observation qu'il vaudrait peut-être mieux caractériser du nom d'hépatite et dans laquelle il y avait eu frisson suivi de fièvre, des douleurs vives à la région hypochondriaque, se réveillant par la palpation, et une augmentation de volume de l'organe. Dans ce cas, le chiffre de l'urée s'est élevé pendant plusieurs jours aux chiffres considérables de 43, 45, 47 et 54.

C'est le moment de vous faire remarquer, Messieurs, que suivant toute vraisemblance, certains cas d'azoturie liés au

---

(1) *Annuaire de thérapeutique*, 1846.

(2) Voir un travail récent de M. Brouardel sur la question qui nous occupe, dans les *Archives de physiologie*, 1876.

diabète relèvent peut-être d'une affection congestive et irritative du foie coïncidant avec une suractivité fonctionnelle de l'organe et déterminant du même coup l'exagération de la fonction glycogénique et celle de la fonction désassimilatrice.

B. Les faits du second groupe, ceux dans lesquels il y a une diminution plus ou moins prononcée de la production d'urée sont peut-être plus frappants encore que les précédents. D'après la relation des faits cliniques et surtout d'après les autopsies, il y a lieu de conclure que ces faits se rapportent, en général, à des lésions destructives et plus ou moins profondes du parenchyme hépatique. Ainsi, les lésions qui entraînent le plus communément la diminution du chiffre de l'urée sont : 1° Les lésions diffuses attaquant dans toute son étendue le parenchyme du foie, comme l'atrophie jaune aiguë, la cirrhose vulgaire ou 2° des altérations circonscrites, mais ayant détruit sur un ou plusieurs points, dans une grande étendue, le parenchyme hépatique. Tels sont le cancer du foie, les kystes hydatiques, l'abcès des pays chauds; 3° Nous verrons tout à l'heure qu'une simple lésion fonctionnelle, transitoire du foie, celle qu'il subit dans la colique de plomb, et qui se traduit par une diminution de toutes les dimensions de l'organe, peut amener momentanément une diminution prononcée du chiffre de l'urée.

a) Envisageons en premier lieu le cas où le parenchyme du foie est lésé à peu près uniformément, dans toute l'étendue de l'organe, d'une façon lente et progressive, comme on l'observe, par exemple, dans la cirrhose vulgaire.

Il y a longtemps qu'on a écrit, mais sans preuves bien régulières, que l'urée diminue dans l'urine des malades atteints d'hépatite chronique [Rose, Henri (de Manchester), Berzélius, Prévost et Dumas.] En pareille circonstance, Andral et Frerichs avaient indiqué plutôt une exagération de la proportion d'urée. Mais leurs observations ne sont pas significatives parce qu'ils ont opéré sur de simples échantillons et non sur l'urine des 24 heures.

Aujourd'hui, nous possédons à cet égard des documents

précis et suffisamment nombreux pour permettre d'établir comme une règle que le taux de l'urée des 24 heures est toujours diminué d'une façon très-notable, dans les cas de cirrhose un peu avancée. En outre des observations de M. Murchison, nous pouvons signaler par exemple : 1° Un cas de M. Hirne, consigné dans sa thèse par M. Fouilhoux (1874) : l'urée est descendue à 10 ou 12 gr. et même à 5 ou 6 grammes; 2° un groupe important de six observations recueillies par M. Brouardel et possédant, par conséquent, en ce qui a trait particulièrement à la détermination clinique et nécroscopique, toutes les garanties désirables. Il s'agit, dans tous ces cas, de la cirrhose atrophique, observée dans la période de l'ascite. L'urée des 24 heures, chez les malades, n'a jamais dépassé 9 grammes ; elle n'a atteint ce chiffre qu'une fois. Souvent, elle est descendue à 3 grammes et une fois à 1 gr. 88.

Ainsi que cela pouvait être aisément prévu, le taux de l'urée diminue également dans la cirrhose hypertrophique. C'est ce que démontre une observation relatée dans la thèse de M. Hanot. Dans cette observation qui a été prise dans le service de M. Bucquoy, l'analyse de l'urine a été faite par M. Byasson. Le chiffre de l'urée, dans les 24 heures, a oscillé entre 4 et 9 grammes.

b) Dans une seconde catégorie, je placerai le cas de destruction partielle lente d'une grande partie du parenchyme hépatique. Je citerai une observation de Vogel (1) qui, bien qu'elle soit ancienne, n'en est pas moins intéressante. Le malade était affecté d'un cancer qui avait envahi la presque totalité du foie. Les chiffres de l'urée des 24 heures ont été de 6, 7 et 8 grammes.

Je signalerai encore un cas de kyste du foie ayant fait disparaître la majeure partie du lobe droit et l'ayant réduit à une sorte de coque mince. Cette observation, insérée dans la thèse de M. Fouilhoux, appartient à M. Hirne. Le taux de l'urée a toujours été au-dessous de la normale et quelquefois très-bas.

(1) Citée dans le mémoire de Meissner (*Loc. cit.*).

DIXIÈME LEÇON.

Fonction désassimilatrice du foie. — Relations entre les altérations du foie et les modifications du taux de l'urée (*suite*).

SOMMAIRE. — Destruction du parenchyme hépatique suivant un mode aigu ou subaigu. — Hépatite ; variations du taux de l'urée.

Lésions hépatiques diffuses à évolution rapide ou suraiguë : abaissement du taux de l'urée; — apparition de la leucine et de la tyrosine. — Atrophie jaune aiguë du foie.

Fièvres intermittentes symptomatiques en général ; — fièvre intermittente hépatique : ses causes, ses caractères ; — analogies avec la fièvre intermittente simple ; différences. — Observation de M. Regnard : marche de la température; — oscillations de la courbe de l'urée. — Observation de M. Brouardel. — Interprétation de ces faits. — Recherches de M. Meissner.

Messieurs,

Avant d'aller plus loin, je dois terminer l'inventaire des faits pathologiques propres à mettre en relief l'influence remarquable qu'exercent certaines lésions du foie sur la formation de l'urée. L'autre jour, au moment de nous séparer, je vous citais des exemples de destruction partielle, mais étendue du foie, dans lesquels on avait observé un abaissement remarquable du chiffre d'excrétion de l'urée des 24 heures. Il s'agissait de lésions à évolution essentiellement chronique (cancer, kystes hydatiques). Actuellement, je vais vous parler de faits constituant un groupe à part, une troisième catégorie, et dans lesquels la destruction du parenchyme est également partielle et étendue, mais s'opère suivant un mode aigu ou subaigu. Dans ce cas, l'abaissement du chiffre de l'urée nous paraîtra d'autant plus intéressant que l'affection hépatique qui est en jeu est généralement accompagnée d'un appareil fébrile plus ou moins intense. Or, une des conséquences habituelles de la fièvre, dans les conditions ordinaires, est, vous le savez, d'entraîner une augmentation du taux de l'urée.

Un médecin anglais très-autorisé en pareille matière, M. Parkes, avait, il y a une trentaine d'années déjà, observé dans l'Inde que l'hépatite propre à ces climats s'accompagne tantôt d'une exagération du chiffre de l'urée, tantôt, au contraire, d'une diminution considérable de ce chiffre (1).

La comparaison des faits avait amené M. Parkes à admettre que, dans les cas où l'urée était augmentée, l'hépatite était caractérisée seulement par une hypérémie inflammatoire, tandis que dans ceux où le chiffre de l'urée était diminué le parenchyme du foie avait été envahi par un volumineux abcès. L'auteur avait même formulé son opinion d'une façon très-accentuée en disant que l'abaissement du taux de l'urée était alors « proportionné à l'étendue de la destruction de l'élément sécréteur par l'abcès. »

Tout récemment, M. Parkes a eu l'occasion d'étudier en Angleterre, au même point de vue, un vaste abcès du foie, et il a reconnu que le chiffre de l'urée était très-bas, bien que le malade eut la fièvre et continuât à s'alimenter, deux causes qui, dans toute autre circonstance, eussent amené certainement un accroissement du chiffre de l'excrétion d'urée.

J'en viens, Messieurs, à une quatrième catégorie de cas. Je range sous ce chef les observations de lésions hépatiques diffuses, à évolution rapide ou même suraiguë.

a) Je parlerai en premier lieu de la *colique de plomb*, à la

(1) *The Lancet*, t. I, april 8, 1871.

quelle j'ai déjà fait allusion. Trois fois, durant la période des coliques, — alors que le foie, ainsi que l'a montré M. le professeur Potain, est rétréci dans toutes ses dimensions — M. Brouardel a vu l'urée descendre au chiffre de trois grammes, tandis que, dans les intervalles, ce chiffre s'élevait à 12 ou 13 grammes.

b) Encore d'après M. Brouardel, l'altération du foie (dégénération granulo-graisseuse diffuse), déterminée dans les conditions expérimentales chez l'animal par des injections répétées d'huile phosphorée entraînerait un abaissement du chiffre de l'urée. Je dois vous faire remarquer que ces résultats sont en opposition avec ceux qui ont été obtenus par M. Bauer dans des circonstances analogues (1). C'est donc une question à reprendre; nous y reviendrons d'ailleurs en temps et lieu à propos de la stéatose phosphorée.

c) Mais un fait non douteux, c'est qu'il se produit un abaissement notable du chiffre de l'urée, *malgré la persistance de l'élévation du chiffre thermique*, dans certaines maladies fébriles graves, telles que la variole, la fièvre typhoïde et le typhus, lorsque surviennent les lésions hépatiques de la dégénération granulo-graisseuse diffuse, si souvent observées en pareil cas. 1° Ainsi, chez un malade atteint de variole hémorrhagique, alors que la température se maintenait à 40° ou 40°, 5, M. Brouardel a constaté que le chiffre de l'urée était de 4 gr. 3, et de 2 gr., 8. — 2° M. Murchison dans plusieurs endroits de son important traité : *On continued Fevers of Great Britain* (2) a fait la même remarque au sujet de la fièvre typhoïde et du *typhus fever*. Et il attribue l'abaissement du taux de l'urée dans ces maladies à l'altération dégénérative diffuse du parenchyme hépatique (3). M. Murchison fait remarquer en outre que, dans ce cas, l'urée est suppléée en quelque sorte par la présence de la leucine et de la tyrosine.

d) Mais c'est surtout dans l'*atrophie jaune aiguë* du foie,

(1) *Zeits. für Biologie*, VII, Bd. München, 1871. — (2) London, 1868.
(3) *Fonctional Diseases of the Liver*, p. 63.

comme j'ai eu l'occasion de le signaler précédemment, que la diminution de l'urée est frappante. On sait que la lésion propre à cette maladie consiste en une rapide altération destructive des cellules hépatiques dans toute l'étendue du foie. C'est à Frerichs qu'on doit la connaissance de cette modification remarquable de la sécrétion urinaire, accompagnement nécessaire, suivant lui, de l'atrophie jaune aiguë du foie. Cette modification, d'après Frerichs, se traduit par une diminution très-accentuée de l'urée et de l'acide urique, par une diminution des sulfates et des phosphates, et par l'apparition, dans les urines concentrées, de la leucine et de la tyrosine en forte proportion.

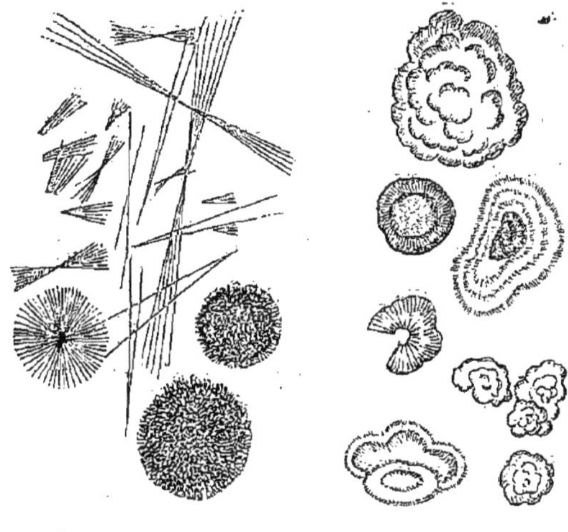

Fig. 17. — Tyrosine. *Fig. 18. — Leucine.*

Bien que l'affection dont il s'agit soit assez rare, les résultats annoncés par Frerichs ont été plusieurs fois confirmés. Je citerai entre autres, à ce propos, les observations de Schmeisser (1), de Bouchard (2), de Habershon (3), enfin une observation intéressante relatée par M. Murchison (4) : Elle montre que dans l'atrophie jaune aiguë du foie, la leucine et la tyrosine peuvent faire défaut dans l'urine recueillie durant la vie et se retrouver cependant après la mort sous forme cristalline, non-seulement dans le foie mais encore dans l'épaisseur du parenchyme du rein.

M. Frerichs, ainsi que je viens de le relever, semble considérer l'état de l'urine qui vient d'être indiqué, comme particulièrement propre à l'atrophie jaune aiguë du foie. C'est évi-

(1) *Archiv. für pharmaceut.*, Bd. 100, p. 11.
(2) *Gazette hebdomadaire*, 1870, p. 55.
(3) *Pathology and Treatment of Diseases of the Liver.* London 1872, p. 20.
(4) *Diseases of the Liver*, p. 231.

demment une erreur. Il me suffira pour le prouver de vous renvoyer aux observations de M. Murchison sur la fièvre typhoïde et le typhus. Je vous rappellerai aussi les observations de M. Harley (*On Jaundice*, London, 1853, p. 80) relatives à un cas de rétention biliaire chronique consécutive à un abcès de la tête du pancréas. Dans ce cas, le foie était de couleur olive et un peu atrophié. On avait remarqué pendant la vie que le chiffre de l'urée avait diminué en même temps que la leucine et la tyrosine apparaissaient dans les urines. On retrouva après la mort ces mêmes substances, dans le parenchyme du foie, sous forme de cristaux.

Nous allons étudier maintenant un cinquième groupe de cas d'affections hépatiques dans lesquels l'urée diminue temporairement dans les urines en même temps que la leucine et la tyrosine y apparaissent ; ces faits cependant n'appartiennent pas plus que les précédents à l'atrophie jaune aiguë du foie.

Il s'agit ici d'une forme particulière de *fièvre intermittente symptomatique*. Vous savez qu'on indique quelquefois sous ce nom les fièvres composées d'accès, à retour plus ou moins régulier, séparés par des intervalles apyrétiques, lorsqu'elles ne relèvent pas de l'intoxication palustre.

On appelle assez communément aujourd'hui la fièvre en question : *fièvre intermittente hépatique*. C'est qu'en effet elle se rattache aux lésions des voies biliaires, avec altérations concomitantes du parenchyme hépatique. Senac et Sœmmering (1) la connaissaient déjà. Monneret l'avait parfaitement reconnue. J'ai eu à la Salpêtrière l'occasion fréquente de l'étudier et de recueillir à son sujet quelques observations nouvelles qui ont été consignées dans la thèse de M. Magnin (2). Je ne veux pas entrer actuellement dans le détail des faits qui doivent un jour nous arrêter longuement ; je relèverai seulement, pour le moment, ce qui suit :

1° Dans la plupart de ces cas, il y a oblitération des voies

---

(1) S. Th. Sœmmering. — *De concrementis biliariis corporis Humani trajecti ad mœnum*, 1795.

(2) *De quelques accidents de la lithiase biliaire*. Paris, 1869.

biliaires, soit par un calcul, soit par toute autre cause (cancer de la tête du pancréas, etc.) et entre autres rétention de la bile. Les canaux hépatiques sont dilatés et en même temps présentent des signes d'irritation inflammatoire prononcée. (*Angiocholite*), Le parenchyme hépatique est, d'une façon concomitante, plus ou moins profondément altéré.

2° Les accès fébriles ne se reproduisent pas avec la régularité presque mathématique qui s'observe dans la *fièvre intermittente vulgaire* ; mais en outre que, comme dans la fièvre intermittente simple, les accès sont séparés par des intervalles apyrétiques, ils sont marqués encore par une élévation brusque et très-prononcée de la température centrale : (*40, 41* degrés), avec algidité extérieure, et accompagnement fréquent de divers symptômes qui rappellent les accès pernicieux.

3° J'ai été amené à penser, et j'essayerai bientôt de justifier cette hypothèse, que cette fièvre intermittente hépatique a son point de départ dans une intoxication spéciale déterminée par le développement dans les voies biliaires remplies par la bile stagnante et profondément altérée d'une substance pyrétogène particulière.

Vous avez pu remarquer tout-à-l'heure les analogies qui existent cliniquement entre la fièvre intermittente simple et l'intermittente hépatique ; je vais vous faire reconnaître maintenant qu'une différence radicale les sépare sur un point.

Je vous rappellerai en premier lieu que la fièvre intermittente vulgaire est, de toutes les maladies fébriles, celle dans laquelle la concordance des *courbes* de la température avec celles de l'excrétion d'*urée* est la plus facile à mettre en relief, en raison de la succession régulière des périodes fébriles et des périodes apyrétiques. Vous n'ignorez pas (1) que pendant toute la durée du paroxysme fébrile, l'urée se montre considérablement augmentée (de un tiers au plus), relativement à la période apyrétique, malgré que pendant celle-ci l'alimentation ait pu être reprise, tandis que la diète au contraire aura été observée pendant toute la durée de la fièvre.

Ce qui vient d'être dit de la fièvre intermittente simple, on

(1) Voy. article *Chaleur* de M. Hirtz : *Dict. de méd. et de chir. pratiq.*

peut le répéter de la fièvre intermittente des tuberculeux (d'après les obs. de Jochmann, Traube et quelques autres). Je ne saurais vous dire s'il en est de même également, relativement à la fièvre intermittente qui accompagne quelques affections des voies urinaires (fièvre intermittente cysto-néphrétique) et qui forme en quelque sorte le pendant de la fièvre hépatique. Nous ne possédons pas malheureusement, quant à présent, que je sache du moins, d'observations *ad hoc*, je parle d'observations régulières.

Quoi qu'il en soit, recherchons maintenant en quoi la fièvre intermittente hépatique se distingue de toutes les autres.

J'invoquerai ici les détails d'une observation remarquable publiée par un interne distingué des hôpitaux, M. Regnard, dans les Mémoires de la *Société de Biologie* (1873). Vous pourrez suivre les principales péripéties de l'observation sur le tableau placé sous vos yeux, et où sont consignées les courbes de la température et celles de l'urée.

Il s'agit d'un homme de 68 ans, qui jamais n'avait éprouvé de coliques hépatiques, et qui souffrait depuis quelque temps d'ictère en même temps que le foie présentait une certaine augmentation de volume. Le trait clinique caractéristique consiste en une fièvre intermittente irrégulière, dont la durée a été de près de trois mois.

A l'autopsie, on a trouvé le foie volumineux, de couleur olive. Le canal cholédoque était obstrué par un gros calcul. La bile cependant avait continué de passer dans l'intestin.

Les accès, souvent très-violents et accompagnés d'une élévation très-marquée de la température 40, 41°, apparaissaient, comme vous le voyez, à peu près tous les cinq ou six jours ; on a compté une trentaine de ces accès. Ils étaient séparés par des intervalles où la température ne s'est jamais élevée beaucoup au-dessus de 37°.

Voici maintenant le point sur lequel je veux appeler spécialement votre attention. Examinez les oscillations de la courbe de l'urée, et comparez-les avec celles que dessine la courbe thermique. Vous remarquerez que la première s'abaisse précisément les jours où la seconde s'élève ; c'est-à-dire que les jours où la température s'élève, le taux de l'urée diminue d'une façon correspondante. Or, c'est absolument le contraire de ce qui aurait lieu, s'il s'agissait soit de la fièvre intermittente simple, soit des diverses formes hépatiques de la fièvre intermittente symptomatique, étudiée sous ce rapport.

Ainsi, dans les périodes d'apyrexie, avec une température de 37°,4, vous voyez le chiffre de l'urée des 24 heures osciller entre 14 et 20 gr. Les jours de fièvre vous avez avec une température de 40°, — 7 gr. d'urée ; avec une température de 41°— 8 gr.; avec 40°,8 — 4 gr. Il importe de remarquer que ces jours-là, on a constaté, toutes les fois qu'on l'a cherchée, la présence de la leucine et de la tyrosine dans les urines.

Comment interpréter ce fait ? En me fondant sur tout ce qui précède, je proposerai l'explication suivante, sous toutes réserves, bien entendu. Le foie, source et foyer principal de la production d'urée, dans les conditions normales, exagère momentanément sa fonction dans les conditions de la fièvre, mais sans dévier du type normal, et ainsi se produit une augmentation du chiffre d'urée excrétée. Il en est ainsi toutes les fois que le parenchyme hépatique est anatomiquement sain. Mais s'il présente, au contraire, des altérations plus ou moins profondes, alors la scène change. Sous l'influence de l'excitation déterminée par l'action du poison pyrétogène, le processus de désassimilation azotée s'exalte comme dans le cas précédent, et, en fait, la température s'élève ; mais les produits de cette désassimilation opérée par un organe altéré sont imparfaits ; l'urée ne se produit qu'en proportion minime et, à sa place, il se forme des substances moins élevées dans la série, à savoir la leucine et la tyrosine, lesquelles passent en dernière analyse dans les urines.

Cette intéressante observation n'est pas isolée. Je trouve, en effet, dans la note qui m'a été remise par M. Brouardel, et à laquelle j'ai fait déjà de si larges emprunts, l'histoire d'un cas qui peut être résumé ainsi qu'il suit : Coliques hépatiques datant de loin, et suivies, depuis cette époque, d'ictère permanent. Il y a trois mois, les coliques qui revenaient de temps à autre ont été remplacées par une série d'accès fébriles intermittents, inaugurés par un frisson. En même temps, le foie a commencé à subir un certain degré d'atrophie. Or, voici ce qu'apprend l'étude de l'excrétion de l'urée. Le chiffre des 24 heures qui, habituellement, est de 11 à 12, décroît régulièrement aux approches des accès, et le jour même il descend à 6 gr. 5, — 4 gr. 50. Vous voyez qu'en somme les choses, dans ce cas, se passent exactement comme elles se sont passées dans l'observation de M. Regnard, en ce qui concerne du moins l'excrétion d'urée. Il n'est pas question de leucine ni de tyrosine dans l'observation de M. Brouardel, mais il est devenu tout-à-fait vraisemblable, par tout ce qui précède, que ces produits eussent été rencontrés dans les urines si on les y eût cherchés.

Je termine ici, Messieurs, l'exposé, malheureusement un peu long, des faits pathologiques propres à mettre en lumière le rôle remarquable que jouent les altérations du foie, dans la production et l'élimination de l'urée. A ces faits on peut, ainsi que je vous l'ai laissé pressentir, en ajouter d'autres, recueillis dans les conditions expérimentales, c'est-à-dire chez les animaux, et qui plaident dans le même sens que les observations pathologiques. Ces faits sont peu nombreux encore, mais tels qu'ils sont, ils ont bien, vous allez le reconnaître, leur signification.

C'est à M. G. Meissner que sont dues les principales de ces observations. Nous les trouvons consignées dans son travail publié en 1866 (1), travail que j'ai déjà cité.

M. Meissner a été conduit à rechercher si le foyer de formation de l'urée n'est pas dans les viscères et en particulier dans le foie ; contrairement à l'opinion vulgaire, il a été conduit à cette idée par des observations antérieures faites sur des oiseaux et qui lui avaient montré que l'acide urique qui, chez ces animaux, est le plus grand produit de désassimilatio- azotée, se trouve en forte proportion dans le foie.

On sait que chez les mammifères l'urée existe à l'état nor-

(1) *Henle's Zeitsch.*, Bd. 31, p. 144.

mal un peu partout, dans les liquides de l'organisme. On l'a trouvée dans le sang, dans la lymphe et le chyle (Wurtz), dans la sueur, la salive, le liquide cérébro-spinal, etc. Mais se forme-t-elle au sein de ces liquides, ou au contraire se produit-elle dans les organes solides, dans les tissus. Le fait est que, suivant les observations de M. Meissner, cette substance ne se trouve ni dans les muscles, ni dans les poumons. Mais on la trouve certainement dans le foie, ainsi que Heynsius et Stockvis l'avaient déjà annoncé, en se fondant, à la vérité, sur des preuves peu convaincantes. Les quantités d'urée trouvées dans le foie par M. Meissner peuvent être remarquables, si l'on tient compte de la grande solubilité de cette substance. Ainsi elle s'élevait à plusieurs centigrammes dans le foie d'un chien, et l'urée recueillie dans ces recherches provenait bien du parenchyme hépatique lui-même et non pas du sang qui l'imbibe, car les animaux mis en expérience avaient été tués par hémorrhagie, et, de plus, on avait eu soin de laver l'organe plusieurs fois à l'aide d'un courant d'eau passant dans les vaisseaux avant de le soumettre à l'analyse.

Le foie par cela même paraît donc être un foyer important, le principal peut-être, de la formation de l'urée chez les mammifères. Du foie, l'urée passe dans le sang ; nous savons qu'on ne la rencontre pas dans la bile, du moins dans les conditions normales (1).

Les résultats obtenus par M. Meissner ont reçu l'appui d'expériences, instituées par M. Cyon. (*Centralblatt*, 1870, p. 580). Le foie d'un animal récemment tué est détaché du corps et rapidement placé, suivant la méthode de Ludwig, dans un milieu dont la température rappelle les conditions vitales. On fait passer par la veine porte le sang de l'animal qui a servi à l'expérience, et l'on recherche par l'analyse si, en traversant le foie, il s'est chargé d'urée.

Voici le résultat de deux expériences :

---

(1) M. Munk a avancé récemment que le sang contient plus d'urée que le foie et qu'il n'y a pas lieu, par conséquent, de considérer cet organe comme un foyer de formation de l'urée. (*Centralblatt*, 1876, n° 5, p. 85).

1re *Expérience.* —	Sang qui n'a pas traversé le foie sur 100 cc.	0, 09 g.
	Sang qui a passé une fois	0, 14
2e *Expérience.* —	Avant de passer	0, 08
	Après avoir passé une fois	0, 14
	Après avoir passé quatre fois.	0,176

L'auteur en conclut qu'il y a production réelle et rapide d'urée dans le passage du sang à travers le foie.

Tel est pour le moment, messieurs, le contingent de l'expérimentation. Isolées, sans doute, ces données ne sauraient avoir une valeur absolue, définitive, mais elles acquièrent incontestablement une réelle importance, lorsqu'on les met en présence des données, très-significatives déjà par elles-mêmes, fournies par l'observation clinique et l'anatomie pathologique combinées.

ONZIÈME LEÇON.

Influence des altérations hépatiques sur la formation et l'élimination de l'acide urique.

Sommaire. — De l'acide urique. — Excrétion normale. — Accumulation de l'acide urique dans le sang des goutteux : lithémie ou uricémie. — Démonstration de la présence de l'acide urique dans le sang à l'état physiologique; — sa production dans le foie. — Dépôts d'urate de soude dans la goutte. — Altérations du foie chez les goutteux. — Influence du foie sur l'uricémie des goutteux. — Goutte consécutive aux lésions du foie. — De l'acide urique dans les urines. — Gravelle urique.

Du glycogène et de la fonction glycogénique du foie.— Caractères du glycogène. — Sa présence dans le foie. — Difficulté de sa constatation. — Rôle du foie à l'égard des substances amyloïdes et du sucre.—Du diabète alimentaire.

I.

Messieurs,

Pour en finir avec les considérations de *physiologie pathologique* dans lesquelles je me suis engagé à propos du foie, je dois entrer dans quelques détails relativement à l'influence que paraissent avoir certaines lésions hépatiques sur la formation et l'élimination de l'acide urique et aussi relativement à ce qu'on appelle la *fonction glycogénique.*

Je commencerai par ce qui concerne l'*acide urique*. Je vous montrais, Messieurs, dans la précédente leçon, comment, à en juger d'après l'ensemble des faits pathologiques et d'après quelques faits de l'ordre expérimental, le foie paraît être le principal laboratoire où s'effectue le travail de désassimilation des matières albuminoïdes. Le grand produit de ce processus complexe, chez les mammifères, c'est l'urée, sub stance éminemment soluble qui, chez l'homme sain, est représentée chaque jour, dans l'excrétion urinaire, par le chiffre de 20 à 30 grammes.

Mais l'urée n'est pas, vous le savez, le seul produit formé dans ce processus de la désassimilation azotée. Il convient de tenir compte de l'*acide urique*, substance qui appartient chimiquement et physiologiquement à la même série que l'urée, moins oxydée que celle-ci et moins soluble.

Vous n'ignorez pas non plus que l'excrétion de l'acide urique, pour les 24 heures, est représentée seulement, chez l'homme bien portant, par le chiffre comparativement minime de 0 gr. 50 environ dans les 24 heures. Toutefois, l'acide urique est appelé dans de certaines circonstances pathologiques — c'est là le point de vue qui nous attache particulièrement, — à jouer un rôle important. Il me suffira, pour fixer votre esprit à cet égard, de citer, à titre d'exemple, la *goutte*, j'entends la goutte véritable, dans laquelle l'acide urique, sous forme d'urate de soude, s'accumule dans le sang et figure, comme élément essentiel, dans toutes les productions pathologiques qui relèvent de cette maladie.

En quoi ce grand facteur de la goutte, l'accumulation de l'acide urique dans le sang, ou, ainsi qu'on l'appelle encore, la *lithémie* ou l'*uricémie* (1) a-t-il rapport au fonctionnement du foie? C'est ce que nous devons rechercher maintenant.

A. La théorie que nous avons soutenue au sujet de la formation de l'urée, nous pouvons la reproduire à propos de la for-

(1) L'appellation très-appropriée d'*uricémie* a été proposée pour la première fois, je crois, par M. le professeur Vulpian.

mation de l'acide urique et l'étayer sur des arguments de même ordre.

En premier lieu, il convient de faire ressortir que l'acide urique de même que l'urée, existe dans le sang des mammifères à l'état normal, bien que en quantité fort minime. L'analyse chimique décèle sa présence dans le foie non plus en proportion minime, mais en proportion notable. C'est là un fait mis en lumière par MM. Cloetta, Scherer Stokvis depuis longtemps et, plus récemment, par M. Meissner dans le travail que je vous ai déjà indiqué. Sans doute, le foie n'est pas le seul viscère où l'acide urique ait été rencontré. Maintes fois, par exemple, on a signalé sa présence dans la rate; mais, c'est dans le foie seul qu'il paraît se trouver en assez forte proportion et d'une façon constante.

C'est principalement chez les animaux comme les oiseaux, où l'excrétion d'acide urique remplace en quelque sorte celle de l'urée, que l'existence normale de cette substance, dans le foie, est le plus facile à démontrer. On doit à M. Meissner, sur cette question, une série de recherches intéressantes. Dans un cas, le chiffre de l'acide urique trouvé chez le poulet a été de 0 gr. 31 pour 500 gr. de foie et, dans un autre, de 0 gr. 14 sur 298 gr. C'est là, vous le voyez, Messieurs, un chiffre élevé, si l'on considère surtout que les autres organes, les muscles en particulier et les poumons, n'ont pas présenté de traces d'acide urique.

α. Dès maintenant, vous constatez que le foie paraît désigné comme l'un des principaux foyers de la production de l'acide urique. Cet acide se trouve là en même temps que l'urée et, j'ajoute ceci en passant, que plusieurs autres produits de la désassimilation azotée, entre autres l'hypoxanthine, la xanthine, la leucine, sans compter l'urée elle-même. Il est remarquable que la créatinine qu'on rencontre dans les muscles (suc musculaire) fasse défaut dans le foie. La tyrosine, contrairement à ce qui a lieu pour la leucine, n'existe pas dans le foie normal. Elle paraît être décidément un produit de désassimilation pathologique ou encore un produit cadavérique (Radjewesky) (1).

β. Mais nous ne devons, quant à présent, nous occuper que de l'acide urique. Recherchons donc ce que nous enseigne la pathologie hépatique en ce qui concerne la formation de cette substance.

J'invoquerai tout d'abord le cas accentué de la goutte que je signalais tout-à-l'heure. L'acide urique, accumulé dans le sang, ainsi que je le rappelais et comme l'ont établi les investigations de M. Garrod, exerce là une action prédominante. C'est pour ainsi dire la matière de la maladie (*materies morbi*). De plus, on le retrouve dans toutes les altérations locales goutteuses, à titre d'élément essentiel. Permettez-moi d'entrer à cette occasion dans quelques développements bien propres à frapper votre esprit.

1° Dans la goutte articulaire, la lésion locale est caractérisée par la présence, sous forme cristalline, de dépôts d'urate de soude dans l'épaisseur des cartilages diarthrodiaux. Cette infiltration uratique des cartilages ne se voit pas seulement dans la goutte chronique, elle existe dans la goutte aiguë, dès le premier accès, suivant la remarque de Garrod. Après le cartilage, les ligaments, le tissu-cellulaire sous-cutané, les gaînes tendineuses, la peau elle-même, subissent les infiltrations d'urate de soude qui se dessinent sous l'aspect de *tophus* et produisent alors les déformations caractéristiques tout-à-fait différentes de celles qui prennent naissance en conséquence de l'arthrite sèche. Le cartilage et la peau de l'oreille externe sont des points où se dépose souvent l'urate de soude qui se présente, en pareille circonstance, sous l'apparence de petites concrétions blanches, particularité qu'on utilise fréquemment pour le diagnostic.

2° L'urate de soude se rencontre encore chez les goutteux sous forme concrète dans les viscères, sur la face interne de

---

(1) *Centralblatt*, 1866, p. 405.

l'aorte, dans l'épaisseur des valvules du cœur, dans l'intérieur du rein, et même dans les feuillets de la dure-mère spinale, ainsi que l'a vu il y a peu de temps M. Ollivier (1).

Je n'insiste pas, c'en est assez pour mettre en évidence le rôle remarquable de l'urate de soude dans la pathologie de la goutte et des accidents goutteux.

γ. Il s'agit maintenant de s'assurer si le foie participe à ce drame morbide et en quoi il y participe. Je ne sache pas qu'on ait, jusqu'ici, décrit des altérations anatomiques du foie particulières chez les goutteux. Mais nous possédons un certain nombre de documents, peu remarqués il est vrai, quant à présent, et mentionnant dans la goutte l'existence de lésions hépatiques fonctionnelles assez accusées.

Ainsi, la plupart des bons auteurs qui ont écrit sur la goutte n'ont pas manqué de citer la présence, à titre d'accident prémonitoire des accès de goutte, d'une tuméfaction passagère du foie, marquée par le développement de l'hypochondre droit et les signes ordinaires révélés par la percussion et la palpation. M. W. Gairdner, dans son *Traité de la goutte* (p. 171), est, sous ce rapport, très-explicite. Scudamore (2), d'ailleurs, avait déjà fait cette observation et il relate un cas dans lequel pendant trois mois l'accès de goutte avait été précédé par une tuméfaction du foie, accompagnée de troubles dyspeptiques très-prononcés. Dans une bonne dissertation sur la goutte (3), M. Galtier Boissière rapporte comment il a maintes fois observé sur lui-même, cet accroissement temporaire du volume du foie qui prélude aux accès.

La répétition fréquente de ces hypérémies périodiques semble pouvoir, à la longue, occasionner une tuméfaction permanente qu'il n'est pas très-rare d'observer chez des sujets atteints de goutte chronique, ainsi que l'ont fait remarquer Scudamore et M. Galtier Boissière.

(1) Communication orale.
(2) *Traité de la goutte et du rhumatisme.* — Paris, 1823, t. I, p. 120.
(3) Paris, 1859, p. 111.

Or, Messieurs, cette tuméfaction, cette lésion fonctionnelle hépatique, prodrôme des accès, coïncide avec un autre phénomène qui lui donne une signification particulière. Je veux parler de l'accroissement de la proportion de l'acide urique dans le sang qui, suivant les recherches de M. Garrod, commence à se produire dans la période qui précède l'apparition des accès de goutte. C'est, remarquez-le bien, seulement dans les cas de goutte invétérée que l'uricémie existe d'une façon permanente. Dans les cas ordinaires, l'accumulation pathologique d'acide urique, cliniquement révélée par le procédé du fil, s'observe pendant la durée de l'accès et s'efface dans les intervalles. Il est vraiment digne d'attention de voir que cette accumulation s'accentue déjà quelques jours ou plusieurs semaines avant l'accès, c'est-à-dire dans le temps même où se produit l'hypérémie hépatique prémonitoire sur laquelle j'insistais il y a un instant. Il n'est pas possible de ne point reconnaître, après tout ce que je viens de dire, l'existence d'une relation entre les deux phénomènes. Selon toute probabilité, c'est en conséquence de la lésion fonctionnelle du foie que l'acide urique, formé là en excès, s'accumule dans le sang et la saturation qui se produit ainsi, à un moment donné, paraît contribuer à provoquer le développement de l'accès.

Cette production exagérée d'acide urique se fait-elle dans la goutte aux dépens de celle de l'urée, c'est ce qu'on ne saurait décider actuellement, faute de recherches positives à cet égard.

Sans méconnaître le rôle du foie dans la production de l'uricémie des goutteux, rôle qui a été très-ingénieusement mis en relief « *gout, like diabetes, is the result of a fonctionnal derangement of the liver* » (*loc. cit.*, p. 71), par M. Murchison dans ses intéressantes leçons sur les lésions fonctionnelles du foie, il faudrait se garder de l'exagérer. Une condition spéciale favorise dans la goutte l'accumulation de l'acide urique dans le sang, c'est l'existence ordinaire, en pareil cas, d'un vice fonctionnel du rein qui, ainsi que l'a établi M. Garrod, a pour effet de maintenir au-dessus de la normale, d'une manière habituelle, le taux de l'acide urique excrété, non seulement dans le cours des accès de goutte, mais encore dans leurs intervalles. Il importe de tenir compte de ces deux facteurs qui, agissant en quelque sorte en sens inverse, concourent cependant vers le même but.

δ. Il est un chapitre appartenant aussi à l'histoire de la goutte où le rôle du foie dans la production de l'uricémie peut encore, ce me semble, être bien mis en relief. Je veux parler de la goutte saturnine. Vous n'ignorez pas que la goutte tophacée la plus accentuée, en dehors de toutes les conditions classiques qui l'engendrent chez les gens aisés, peut survenir chez les saturnins par le fait même de l'intoxication dont ils souffrent. Or, on sait, d'un côté par les travaux de M. Garrod, que l'acide urique s'accumule facilement dans le sang chez les saturnins alors même qu'ils ne sont pas, à proprement parler, atteints de goutte et l'on sait, d'autre part, que chez eux le foie dont le parenchyme est imprégné de plomb fonctionne d'une façon anormale. Ajoutons que, d'après les recherches de M. Garrod, les préparations saturnines auraient pour effet de partager en partie la fonction éliminatrice du rein à l'égard de l'acide urique, et nous aurons énuméré un concours de circonstances bien propres à expliquer le développement relativement fréquent de la goutte chez les saturnins (1).

ε. S'il est vrai, comme cela paraît démontré par les considérations qui précèdent, que certaines lésions fonctionnelles du foie aient pour résultat de produire la lithémie et consécutivement, quelques circonstances aidant, la goutte proprement dite, celle-ci devra survenir, à titre d'affection symptomatique, consécutive à diverses lésions matérielles du parenchyme hépatique qui, sans supprimer le fonctionnement régulier de l'organe, sont capables pourtant de le modifier profondément. La réalité des faits de ce genre ne me paraît guère douteuse ; tou-

(1) Plusieurs observations nouvelles de goutte saturnine ont été insérées par Wilks dans *Guy's Hosp. Reports*, 1875.

tefois elle n'a pas été jusqu'ici relevée comme elle le mérite. Je puis citer cependant deux cas observés dans le service de M. Bucquoy et consignés dans la thèse de M. Hanot (1). L'un de ces cas est relatif à la cirrhose hypertrophique; dans le second, il s'agit d'un ictère chronique dont la nature n'a pas été déterminée. Dans les deux cas, il y avait des dépôts tophacés aux doigts de la main et des concrétions d'urate de soude occupaient les oreilles externes, signes univoques de l'affection goutteuse.

Sans aller jusqu'à la goutte, il est possible que l'uricémie ou, si vous aimez mieux, la lithémie avec ses conséquences variées se montre dans différentes affections où l'existence d'une lésion soit fonctionnelle et superficielle, soit organique et plus ou moins profonde, soit aisément démontrable. La présence fréquente dans les urines de sédiments d'acide urique cristallisé ou d'urates amorphes fortement colorés par le pigment urinaire, ou d'urates amorphes formés peu après l'émission est généralement considérée à juste titre comme une des révélations cliniques de cette espèce d'uricémie. Dans quelques cas, les malades rendent par la miction une gravelle microscopique ou de petits calculs d'acide urique, déjà constitués dans les voies urinaires. Parmi les lésions organiques du foie où elle se rencontre, je me bornerai à mentionner la cirrhose et parmi les lésions fonctionnelles cet état particulier du foie que les Anglais désignent assez communément sous le nom de *torpeur* (*Torpor of the Liver*) et qu'ils considèrent avec raison comme un des phénomènes avant-coureurs de la goutte.

A ce sujet, il n'est peut-être pas hors de propos d'insister sur ce fait, que la formation d'un sédiment plus ou moins abondant d'urates amorphes, ou d'un dépôt d'acide urique cristallin, dans les urines, peu de temps après l'émission, ne saurait prouver que l'excrétion de cet acide est augmentée d'une manière absolue. Des urines chargées de semblables dépôts peuvent, en réalité, ne contenir que des proportions

(1) *Loc. cit.*, p. 55.

d'acide urique relativement faibles ou même très-notablement au-dessous du taux normal. L'oligurie fébrile, un haut degré d'acidité des urines, tel qu'on le rencontre, par exemple, dans certains états dyspeptiques (Prout, Brodie, Budd), sont, entre autres, des conditions qui suffisent fréquemment à déterminer la prompte formation des sédiments dont il s'agit, sans qu'il y ait élévation du chiffre de l'acide urique. D'un autre côté, il est aussi parfaitement établi, par les travaux de Bence Jones et ceux plus récents de Bartels, que des urines qui ont conservé leur transparence, même longtemps après l'émission, renferment quelquefois une forte proportion d'acide urique.

Par conséquent, une analyse méthodique portant sur la totalité des urines, rendues dans les vingt-quatre heures, permettrait seule de décider d'une manière positive si le chiffre de l'acide urique s'est élevé, abaissé, ou enfin s'il s'est maintenu dans les limites de l'état normal. Il importerait même, suivant en cela le précepte de Parkes et de Ranke, de répéter cet examen pendant une série de cinq ou six jours ; car il est démontré que l'excrétion de l'acide urique s'opère, très-communément, d'une manière irrégulièrement intermittente, et diffère très-notablement dans les circonstances les plus variées, non-seulement aux diverses époques de la journée, mais encore d'un jour à l'autre.

Lorsque les dépôts d'acide urique cristallisé ou d'urates amorphes se forment non plus après l'émission, mais bien dans l'urine contenue dans un point quelconque des voies urinaires, et à plus forte raison, lorsque les malades rendent du gravier, on est très-souvent porté à admettre que l'acide urique existe en excès dans l'organisme et est excrété en proportion anormale. Mais ici encore la conclusion n'est certainement pas toujours légitime. Ce résultat peut, en effet, être déterminé par des causes toutes locales et entièrement indépendantes de la diathèse urique, telles, par exemple, qu'une inflammation catarrhale de la vessie, des reins ou des bassinets (Brodie, Rayer). J'ai eu l'occasion d'examiner à plusieurs reprises, sans pouvoir y constater la moindre trace d'acide urique, le sérum du sang et la sérosité de vésicatoires provenant de sujets non goutteux, qui rendaient habituellement, en même temps que l'urine, des petits cristaux ou des concrétions plus ou moins volumineuses d'acide urique. Plusieurs auteurs admettent qu'en pareille circonstance il se développe, au sein même des voies urinaires, une fermentation acide de l'urine analogue à celle que subit ce liquide, dans les conditions normales, un certain temps après l'émission (J. Scherer, Vogel). L'acide libre, ainsi produit, déterminerait, dans les deux cas, la précipitation de la presque totalité de l'acide urique contenu dans les urines.

Quoi qu'il en soit, on ne saurait nier que la gravelle urique puisse se montrer liée quelquefois à l'existence d'un excès d'acide urique dans le sang (Rayer). Mon ami M. le docteur Ball m'a communiqué l'observation d'un homme âgé d'une cinquantaine d'années, et qui rendait fréquemment, à la suite de coliques néphrétiques violentes, de petits calculs d'acide urique. Un vésicatoire ayant été appliqué sur la région épigastrique, la sérosité fut recueillie dans un verre de montre et additionnée de quelques gouttes d'acide chlorhydrique. Il s'y forma rapidement de très-nombreux cristaux rhomboédriques d'acide urique. Cet homme n'avait jamais éprouvé aucun des symptômes de la goutte articulaire ; les urines ne renfermaient pas trace d'albumine. Il faut sans doute rapporter à cette seconde catégorie la plupart des cas où la gravelle urique précède l'apparition de la goutte, et lorsque celle-ci est établie, alterne visiblement — bien que, le plus souvent, à de longs intervalles — avec les manifestations articulaires (1).

---

(1) Consultez : Scudamore, *loc. cit.* — Rayer, *Traité des maladies des reins*. Paris, 1839, t. I, p. 94, 197, 198. — Prout, *On stomach and renal diseases*. London, 1848, p. 194. — J. Scherer, *Untersuch. zur pathologie*. Heidelberg, 1843, § 1, p. 17. — Brodie, *Leçons sur les maladies des organes urinaires*, traduites par J. Patron. Paris, 1845, p. 251, 278. — Parkes, *On urine*. London 1860, p. 218. — Ranke, *Ausscheidung der Harnsäure*. München, 1858. — J. Vogel, in *Virchow's Handbuch der pathologie und Therapie*, IV Bd., 2 Abth., 3 Heft. p. 561. — Bartels, *Harnsäure Ausscheidung in Krankheiten*, in *Deutsch Archiv. für Klinische Medicin*, 1 Bd., 1 Heft., p. 13. Leipzig 1865. — Beale, *De l'urine*, etc. Paris, 1865, p. 121, 171, 197, 406.

II.

Je m'aperçois un peu tard que je me suis laissé entraîner fort loin à propos de l'acide urique et de la goutte, de telle sorte qu'il me reste fort peu de temps pour vous parler du glycogène et de la fonction glycogénique du foie. A tout prendre, il n'y a pas lieu de le regretter : C'est un sujet, en effet que l'enseignement de M. Cl. Bernard, le grand initiateur dans ce domaine, a depuis longtemps rendu classique parmi nous. D'ailleurs, nous aurons l'occasion de le rencontrer de nouveau dans le cours de nos études lorsqu'il s'agira des altérations du foie chez les diabétiques.

Vous savez que le *glycogène*, qu'on appelle encore *zooamyline* ou *hépatine*, est une substance chimiquement analogue à l'amidon et dont l'existence dans le foie a été démontrée en 1856 par M. Cl. Bernard. Elle se présente dans le laboratoire sous forme d'une poudre blanche, légère, amorphe, qui, sous l'influence de la teinture d'iode, se colore en brun acajou; mise en contact avec la salive, la diastase, le tissu du pancréas, elle se transforme : 1° en dextrine, 2° en glycose tout-à-fait semblable au sucre de raisin. Vous n'avez pas oublié que le glycogène occupe dans le foie la cellule hépatique et vous savez aussi sous quelle apparence il s'y révèle à l'examen microscopique.

A ne considérer que l'adulte, c'est surtout dans le foie qu'on trouve le glycogène. Il ne faut pas ignorer toutefois que quelques auteurs en ont signalé dans les muscles. [Observations de Mac Donnell chez les oiseaux, de Nasse et Weiss chez les lapins (1)]. On rencontre le glycogène dans les leucocytes vivants (Hoppe Seyler); dans les cellules en voie de développe-

(1) Voir à ce sujet : Seegen.—*Der Diabetes Mellitus*, p. 12 : Berlin, 1875.

ment [chondromes, épithéliomes (Ranvier)]. Enfin, M. Abeles prétendait tout récemment (1) en avoir trouvé dans la rate, les poumons et les reins chez le chien. Mais toujours est-il que c'est dans le foie que le glycogène existe en abondance et en permanence et c'est à propos du foie seulement qu'il peut être question d'une fonction glycogénique.

La proportion de glycogène dans le foie varie suivant des conditions physiologiques bien connues et sur lesquelles il n'est pas nécessaire d'insister et aussi suivant diverses conditions pathologiques. Il importerait de connaître et de déterminer exactement les variations du dernier genre chez l'homme. Malheureusement, le glycogène est une substance qui, en ce qui concerne l'homme, n'arrive pas jusqu'à l'anatomo-pathologiste. Spontanément, soit au moment de la mort, soit peu après, elle disparaît en se transformant en sucre. En fait de glycogène chez l'homme, on n'a guère de notions que sur celui qu'on a pu recueillir quelquefois chez les suppliciés. Je vous ai montré l'autre jour un échantillon de cette provenance que M. Cl. Bernard, avec la plus grande obligeance, avait bien voulu me confier.

Si les variations du glycogène, dans les maladies, ne peuvent pas être constatées *post mortem*, les modifications que subit la fonction glycogénique, sous l'action de diverses lésions du parenchyme hépatique sont cependant susceptibles de se révéler durant la vie, d'une façon indirecte, en produisant, comme nous le dirons tout-à-l'heure, une forme particulière de glycosurie.

Je ne m'arrêterai pas à envisager la fonction glycogénique dans son ensemble; je me bornerai à y relever un épisode qui nous intéresse particulièrement.

Il est prouvé par les expériences les plus variées que le glycogène prend naissance aux dépens des substances albuminoïdes fournies par la digestion; mais il est aussi parfaitement établi que les matières amylacées, transformées en gly-

---

(1) *Centralblatt*, 1876, p. 84.

cose dans la digestion, augmentent remarquablement la proportion de glycogène contenu dans le foie. Le rôle du foie, d'après M. Cl. Bernard, en ce qui regarde les substances amyloïdes et le sucre, est donc le suivant : « Il retient fixe et modifie le sucre digéré dans l'intestin (1) en l'amenant à l'état de glycogène. » Et encore : « Le foie empêche ou modère l'entrée du sucre alimentaire dans le sang. »

Ce rôle particulier du foie, à l'égard du sucre apporté par le sang de la veine porte, a été depuis longtemps mis en évidence par M. Cl. Bernard dans une expérience très-saisissante. Si l'on injecte une solution de glycose dans la veine jugulaire d'un animal, le sucre passe dans les urines. Si, au contraire, le sucre est injecté par la veine porte, il est arrêté par le foie et n'apparaît pas dans les urines. Ces expériences ont été récemment répétées et confirmées par M. Schöppfer (2).

Dans ces expériences, le foie est supposé normal. Il était à prévoir qu'une altération profonde du parenchyme, en modifiant les conditions anatomo-physiologiques de la cellule aurait pour effet d'annihiler la fonction glycogénique. D'où il résulte que le sucre, provenant de l'alimentation amylacée, n'étant plus fixé dans le foie sous forme de glycogène, devra passer sous forme de sucre à travers la glande hépatique et arrivera dans le torrent circulatoire pour en être éliminé, toujours sous forme de sucre, par les reins.

Les prévisions de la physiologie expérimentale ont eu leur réalisation dans le domaine de la clinique. Un médecin distingué des hôpitaux de Lyon, M. Colrat, a eu l'idée que les sujets, qui sont atteints de lésions diffuses graves du parenchyme hépatique, doivent être, sous le rapport de la digestion des matières sucrées, dans les conditions où se trouve un animal auquel du sucre est injecté dans la veine jugulaire. Il cite, en effet, trois cas de cirrhose, dont deux avec autopsie, et un cas d'oblitération des voies biliaires dans lesquels le sucre en proportion notable apparaissait régulièrement dans les urines pendant la période de digestion des féculents, reproduisant

(1) *Revue des cours scientifiques*, 1872-1873.
(2) *Archiv für Exp. Pathologie*, 1873.

ainsi les conditions de ce que M. Cl. Bernard appelle la *glycosurie alimentaire*, par opposition à la glycosurie résultant de la transformation exagérée du glycose en sucre (1).

A son tour, M. Lépine s'est récemment attaché à provoquer en quelque sorte expérimentalement ce *diabète alimentaire*, chez des sujets qu'on soupçonnait être affectés d'une lésion grave du parenchyme hépatique. L'expérience — il s'agit d'une expérience clinique — a consisté à faire prendre aux malades de 300 à 500 grammes de sucre. Dans trois cas de cirrhose confirmée, le résultat a été de produire, en effet, une glycosurie qui, dans un cas même, s'est prolongée six jours après l'ingestion du sucre (2). On conçoit qu'il y ait là une donnée à utiliser pour le diagnostic. Les maladies abdominales qui n'intéressent pas le foie, ou les altérations du foie qui n'affectent pas gravement le parenchyme, d'une façon diffuse, ne produiront pas le diabète alimentaire.

Dans la prochaine séance, j'entrerai, Messieurs, dans le domaine de l'anatomie et de la physiologie pathologiques spéciales en commençant par l'histoire de la lithiase biliaire.

---

(1) Couturier, Thèse de Paris, 1875.
(2) *Gazette médicale*, n° 11, mars 1876.

DOUZIÈME LEÇON.

De la lithiase biliaire.

SOMMAIRE. — Fréquence de la lithiase biliaire. — Opinions des auteurs sur les accidents qu'elle détermine. — Recherches de M. Wolff. — Considérations générales.
Des calculs biliaires ; définition. — Calculs proprement dits et gravelle biliaire. — Nombre et volume des calculs : Ils sont solitaires ou multiples. — Couleur, densité, structure rayonnée ou striée des calculs.

Messieurs,

Ainsi que je vous l'ai annoncé, nous allons entreprendre aujourd'hui l'histoire de la *lithiase biliaire.* Cette dénomination embrasse non-seulement la description des concrétions formées aux dépens du produit de la sécrétion biliaire, mais encore celle de divers accidents morbides dus à la présence de ces concrétions (1). A notre point de vue, c'est surtout le côté anatomique que nous devons envisager ; toutefois, nous aurons soin de ne pas négliger l'étude du mécanisme, ou autrement dit la physiologie pathologique des accidents morbides très-variés que provoquent les cholélithes.

Pour vous faire pressentir, dès l'origne, l'intérêt qui, pour

(1) Requin. — *Pathologie interne*, t. III, p. 142.

vous, s'attache à l'histoire des concrétions biliaires, je ferai ressortir, en premier lieu, que c'est là une des *lésions les plus vulgaires* qui se puissent rencontrer. « La production des calculs biliaires, dit Cruveilhier, est une des lésions les plus communes de l'espèce humaine » (1). Et il invoque à ce propos le témoignage de tous les médecins qui ont observé à la Salpêtrière, asile consacré, pour une bonne partie, vous le savez, aux femmes âgées. Le fait est que, d'après mes observations, conformes sur ce sujet à celles de Cruveilhier, les calculs biliaires se voient très-vulgairement, dans le quart des autopsies environ, qui se font dans cet hospice.

Cruveilhier ajoute, à la vérité, un peu plus bas la phrase suivante : « Il est rare qu'un calcul urinaire ne se révèle pas pendant la vie par quelques accidents plus ou moins graves, tandis que *dans l'immense majorité des cas les calculs biliaires ne sont reconnus qu'à l'ouverture du cadavre.* » D'après cette assertion, les concrétions biliaires sont donc présentées surtout comme un objet de curiosité anatomique et cette circonstance serait bien propre à atténuer l'intérêt que leur étude pourrait inspirer au praticien. Rostan et Beau qui, eux aussi, avaient observé à la Salpêtrière, ont déposé à peu près dans le même sens que Cruveilhier. Beau, plus particulièrement, s'est efforcé de dépouiller, si l'on peut ainsi parler, la lithiase biliaire de tous ses attributs cliniques, en cherchant à établir entre autres que, dans la plupart des cas, les accidents qu'on rapporte vulgairement, sous le non de coliques hépatiques, à la migration d'un calcul ne sont autre chose qu'une espèce de névralgie qu'il appelle *hépatalgie* et qui se produirait indépendamment de la lithiase biliaire.

Je me vois obligé, Messieurs, de déclarer que l'opinion de mes éminents prédécesseurs à la Salpêtrière est beaucoup trop absolue et qu'elle ne saurait être, tant s'en faut, acceptée sans réserve. Certes, chez les vieillards, la lithiase biliaire demeure fort souvent latente ; la colique hépatique, en particulier, se montre très-rarement chez eux dans son type de parfait déve-

(1) *Traité d'anatomie pathologique*, t. II, p. 167.

loppement ; mais une observation attentive la fait reconnaître fréquemment chez eux à l'état fruste, embryonnaire en quelque sorte et, ainsi que j'ai essayé de le prouver dans le temps, ce n'est pas là un des épisodes les moins intéressants de la pathologie sénile. En ce qui concerne l'adulte, qui oserait soutenir que la colique hépatique, occasionnée par les calculs, est vraiment une affection rare ? Pour démontrer qu'une telle assertion serait erronée, il me suffira de relever en deux mots les résultats de la pratique, assez longue d'ailleurs, d'un médecin qui a exercé dans une petite ville d'Allemagne, le docteur Wolff. En 40 ans, ce médecin a observé 44 cas de lithiase biliaire, avec évacuation d'un ou de plusieurs calculs et la colique hépatique avait existé dans la grande majorité de ces cas.

Du reste, la colique hépatique est loin d'être la seule révélation clinique de la lithiase biliaire. Celle-ci possède un domaine pathologique beaucoup plus étendu, beaucoup plus varié. Elle est capable, vous disais-je, il y a quelques jours, d'engendrer toute une iliade de maux : c'est là une assertion que je voudrais, dès à présent, justifier sommairement. Dans ce but, je puis me borner à énumérer, en dehors de la colique hépatique, quelques-uns des accidents si multipliés que peut déterminer la lithiase biliaire.

Arrêtons-nous au cas très-vulgaire de la migration des calculs développés dans la vésicule du fiel. Cette migration, vous le savez, peut s'opérer par les voies naturelles, c'est-à-dire que le calcul s'insinue dans le canal cystique, puis dans le canal cholédoque. C'est pendant ce temps que se produisent d'ordinaire les désordres nerveux qui constituent la colique hépatique. Lorsque le calcul, ayant franchi l'orifice duodénal est parvenu dans l'intestin, les douleurs cessent, en général, tout-à-coup et, tôt ou tard, sans nouveaux accidents, il est évacué par l'anus. Mais il arrive quelquefois que diverses anomalies surviennent dans cette série, pour ainsi dire naturelle, des événements. Il est possible, en effet, que le calcul s'arrête dans un point quelconque du trajet des voies biliaires et y reste enclavé. Si, par exemple, il s'agit d'une oblitération plus ou moins complète du canal cholédoque, les conséquences les plus graves pourront en résulter. Sans parler de la déchirure avec perforation des parois du canal qui a été plusieurs fois observée, il me suffira de citer *l'ictère chronique permanent par rétention biliaire*, lequel conduit très certainement au marasme au bout de quelques mois, tout au plus d'un ou deux ans ; différentes altérations du foie ou des voies biliaires telle que certaine forme de la cirrhose, l'angiocholite catarrhale ou suppurée, les abcès multiples biliaires, etc.

Dans le cas où le calcul, ayant franchi l'orifice du canal cholédoque, est parvenu dans l'intestin, il peut être encore l'occasion d'accidents redoutables. Les calculs biliaires, en effet, s'enclavent quelquefois dans l'intestin grêle et y occasionnent ainsi des symptômes d'iléus. D'autres fois, ils pénètrent dans l'appendice vermiforme et deviennent là le point de départ d'une typhlite ulcéreuse ou d'une péritonite par perforation à peu près nécessairement mortelle.

Les cholélithes cystiques n'émigrent pas toujours par les voies naturelles. La paroi de la vésicule, enflammée par le contact du calcul, peut contracter des adhérences avec les organes creux qui sont naturellement en rapport avec elle. Ainsi se forment les fistules bi-muqueuses calculeuses *cystico-duodénalès*, *cystico-coliques*, *cystico-gastriques*, lesquelles donnent parfois issue aux calculs.

L'émigration s'effectue encore par les voies urinaires, par l'intermédiaire d'une fistule cutanée abdominale ou enfin, dans les cas les plus malheureux, l'ulcère de la vésicule peut s'ouvrir dans le péritoine.

Ces considérations rapides suffiront amplement, je pense, pour mettre hors de doute que le praticien ne saurait se désintéresser de l'étude des concrétions biliaires et, par là même, se trouvent motivés les détails dans lesquels nous allons entrer.

Nous procéderons de la façon suivante : 1° nous traiterons des caractères physiques et chimiques des cholélithes, de leur mode de formation dans les voies biliaires ; — 2° après cela, nous étudierons anatomiquement et physiologiquement les accidents variés dus à leur présence dans l'organisme.

Il convient tout d'abord de bien déterminer ce qu'on doit appeler un *calcul biliaire*. Partout où la bile naît ou séjourne, les cholélithes peuvent se produire. Cependant, toutes les concrétions que l'on rencontre dans les voies biliaires ne sont pas nécessairement des calculs biliaires. Il faut réserver ce nom aux seules concrétions dont la constitution physico-chimique indique qu'ils ont pris naissance aux dépens des divers éléments qui entrent normalement dans la composition de la bile.

Comme on vient de le dire, les calculs biliaires peuvent se former dans les voies biliaires partout où séjournera la bile : ainsi, dans les ramifications biliaires intra-hépatiques, dans le canal cystique, l'hépatique ou le cholédoque. Mais, ceux que l'on observe dans ces derniers canaux sont généralement des calculs émigrés, provenant de la vésicule du fiel. Celle-ci est, en réalité, le véritable foyer de formation des cholélithes.

Les descriptions qui vont suivre auront donc spécialement pour objet les calculs nés dans la vésicule. Quelques détails complémentaires suffiront ensuite pour faire connaître ce qu'offrent de particulier les cholélithes d'une autre provenance.

Il va sans dire que dans la vésicule, comme dans les autres points des voies biliaires, on distingue les calculs proprement dits, ceux dont le volume égale environ celui d'une lentille, de la gravelle ou sable biliaire qui se présente parfois sous l'aspect d'une poussière fine et sur laquelle nous donnerons plus tard quelques renseignements.

Je passerai rapidement, Messieurs, sur toutes les notions relatives aux dimensions, au nombre, à la configuration, à la couleur, à la densité des calculs biliaires. Vous trouverez, à cet égard, tous les détails les plus circonstanciés dans les auteurs classiques.

Le *nombre* des calculs que l'on trouve dans une vésicule est communément de 5 à 20 ou 30 : il y a des calculs solitaires ; on peut en compter jusqu'à 2,000 (Cruveilhier), jusqu'à 7,000 (Otto, collection de Breslau). Peu importe, d'ailleurs, le chiffre exact. Mais un fait intéressant qu'il est bon de signaler, c'est que, dans la règle, tous les calculs qu'on rencontre dans une même vésicule ont la même composition chimique, la même structure, le même volume, la même couleur, etc. Il y a fort peu d'exceptions à cette règle.

Le *volume* des calculs est nécessairement très-variable. Les cholélithes, gros comme une noisette, sont les plus vulgaires. On cite, à titre de rareté, le calcul de Meckel qui avait quinze centimètres de long sur six centimètres de diamètre, et qui pesait seulement 30 gr.,30.

Les *calculs solitaires* sont arrondis ou ovoïdes. Quand ils atteignent des dimensions exagérées, ils sont piriformes parce qu'ils se moulent en quelque sorte sur la cavité de la vésicule dont ils prennent la forme. — Les *calculs multiples* — et c'est là un point qui ne manque pas d'intérêt pratique — offrent d'ordinaire des facettes planes ou arrondies.

Quelquefois, la forme générale est ovoïde et les facettes évidemment produites par frottement réciproque ne se voient que lorsqu'on les cherche avec quelque attention. D'autres fois, chaque calcul a une forme pyramidale, tétraédrique, etc. Dans ce dernier cas, on rapporte communément l'existence des facettes au frottement réciproque des calculs. M. Klebs fait remarquer avec raison que si ce mécanisme était exact, les couches intérieures qui composent l'écorce devraient être interrompues par places. Or, ceci n'a pas lieu. Les couches lamelleuses sont généralement complètes. Il semble plutôt que les facettes sont produites par une sorte de pression que les calculs, entassés dans la vésicule, exercent les uns sur les autres.

La *couleur* des calculs est très-variable. Ceux qui sont composés de cholestérine presque pure sont blancs dans toute leur étendue et quelquefois transparents. D'autres, également constitués par de la cholestérine, ont une écorce plus ou moins colorée et opaque, tantôt brun jaune, tantôt verdâtre. La coloration dépend surtout de la présence de telle ou telle variété de la matière colorante biliaire.

La *densité* est très-faible, mais plus grande que celle de l'eau et de la bile. C'est donc à tort que Sœmmering et plusieurs autres auteurs avaient avancé que quelques calculs biliaires, plongés dans l'eau et la bile surnageaient. Toujours, ils vont au fond du liquide quand ils sont frais. Quelquefois les calculs desséchés, conservés depuis longtemps dans une collection, surnagent; mais si on les maintient plongés dans le liquide, on voit se dégager des bulles d'air et bientôt le calcul reprenant sa densité ancienne, gagne le fond du vase.

Diverses particularités de structure des calculs méritent de nous arrêter un instant. C'est dans les cholélithes que s'offre dans son type le plus parfait la disposition dite *rayonnée* ou *striée* des calculs. Les calculs de cholestérine pure, en effet, paraissent composés d'aiguilles pyramidales, rayonnant autour d'un centre, la base des pyramides étant dirigée vers la périphérie du calcul.

Mais la structure des calculs biliaires n'est pas constamment aussi simple. En outre de la couche formée par les aiguilles rayonnantes, il convient de distinguer dans les calculs composés et qui sont, en somme, les plus communs, une partie centrale ou noyau et une écorce. Ainsi, on trouve dans la grande majorité des calculs biliaires : 1° un noyau central ; 2° une zone moyenne, en général constituée par plusieurs lamelles concentriques produites par les pyramides rayonnantes; 3° une écorce lamelleuse.

a) Le noyau présente le plus souvent une coloration d'un brun noir ou verdâtre. Il résulte habituellement d'une combinaison particulière du pigment biliaire (biliverdine ou bilirubine) vec la chaux dont il sera question ultérieurement. Le noyau est tantôt plein, tantôt fendillé par dessication et il existe alors au centre du calcul une cavité plus ou moins anfractueuse rappelant, suivant une remarque de Cruveilhier, la disposition des géodes. Quelquefois on rencontre encore, dans le noyau, du mucus concret (Ch. Robin, Frerichs), des cellules épithéliales ratatinées (Frerichs). Enfin, on y a vu, il est vrai très-rarement, des corps étrangers, dont Cruveilhier, à tort, a nié la réalité (1). On cite dans tous les livres le fameux cas que Lobstein a fait représenter dans l'Atlas annexé à son *Traité d'anatomie pathologique*. Il s'agissait d'un ascaride lombricoïde desséché formant le noyau d'un calcul. On trouva, chez le même sujet, trente autres ascarides dans les voies biliaires. L'Atlas de Lobstein est devenu fort rare, heureusement la planche relative à ce cas singulier a été reproduite par M. Bouisson dans son mémoire intitulé : *De la bile*, etc. (Montpellier, 1843, Pl. III, fig. 7, A, B, C). On peut mentionner encore comme exemple de corps étrangers constituant le noyau d'un calcul biliaire :

1° Le cas de Nauche : une aiguille de deux centimètres de long formait le centre d'un calcul biliaire de la grosseur d'une noix ; 2° le cas de M. Bouisson : le centre du noyau était composé d'une petite concrétion sanguine ; 3° un autre cas du même auteur, observé chez le bœuf : le noyau était formé par un *distome hépatique* ; 4° En dernier lieu, je vous rappellerai que M. Thudicum a trouvé, en soumettant au lavage, le noyau d'un certain nombre de calculs biliaires provenant d'une seule vésicule, un certain nombre de filaments rameux figurant évidemment le moule interne des petits conduits biliaires intra-hépatiques et qui paraissent avoir joué le rôle de centre de formation de ces concrétions.

b) Il me reste peu de chose à exposer touchant la structure de la couche moyenne après ce qui en a été dit plus haut. Cette zone est, d'ordinaire, je le répète, composée de cristaux de cholestérine et offre l'aspect radié. Quelquefois, les radiations sont interrompues par des stries ou couches concentriques qui coupent les pyramides cristallines perpendiculai-

---

(1) *Traité d'anatomie pathologique*, t. II, p. 86.

rement à leur grand axe. La couche moyenne est tout-à-fait blanche, transparente, ou, au contraire, plus ou moins colorée. Dans ce dernier cas, le pigment biliaire s'est mélangé en proportions diverses à la cholestérine qui en est exempte dans le premier. Il est rare que la couche moyenne, cependant composée aussi de cholestérine, offre un aspect savonneux, uniforme, sans stries, sans stratification, sans apparence cristalline.

c) L'écorce existe le plus fréquemment. Elle manque pourtant, comme on l'a avancé, dans quelques calculs. En pareille circonstance, les bases des pyramides cristallines se prolongent jusqu'à la surface sous forme de saillies mamelonnées.

Quand il y a une écorce, elle se distingue presque toujours très-nettement de la zone moyenne par sa couleur, son apparence stratifiée et sa consistance. Elle est composée tantôt de cholestérine, disposée en couches minces paraissant séparées, sur une coupe du calcul, par des stries de pigment biliaire. Tantôt l'écorce est due à une combinaison de pigment biliaire et de chaux formant une ou plusieurs couches plus ou moins épaisses, de couleur brune ou verte. Enfin, il est possible que, dans l'écorce, on voie des couches de carbonate de chaux séparées par des dépôts de pigment.

La plupart des variétés de calculs biliaires sont susceptibles d'être ramenées, quant à leur structure, au type fondamental dont nous venons de tracer la description. L'absence simultanée du noyau et de l'écorce, celle de l'écorce seule, celle du noyau seul, tels sont les principaux motifs des distinctions à établir, sous ce rapport, entre les calculs biliaires.

Toutefois, on rencontre, assez rarement d'ailleurs, de petits calculs homogènes, à texture uniforme, constitués par un mélange intime de cholestérine, et de la combinaison déjà signalée du pigment biliaire avec la chaux. Les petits calculs plats dessinés par Frerichs (*Atlas*, Pl. XIV, *fig.* 14), sont des exemples de ce genre.

TREIZIÈME LEÇON.

De la lithiase biliaire (*suite*).

SOMMAIRE. — Constitution chimique des calculs biliaires. — Prédominance de la cholestérine. — Proportion du pigment biliaire; — des acides biliaires; — des sels minéraux; — de la chaux; — des substances inorganiques (fer, cuivre, mercure). — Mucus et épithélium : ils peuvent constituer le noyau d'un calcul.

Des modifications chimiques subies par les calculs dans leur migration. — Théories sur le mode de formation des calculs de la vésicule biliaire.

Messieurs,

Je me propose d'indiquer dans la première partie de cette leçon les faits qu'il nous est indispensable de connaître relativement à la constitution chimique des calculs biliaires. Seule, la connaissance de ces faits nous fournira les caractères propres à établir péremptoirement l'identité des calculs biliaires et nous permettra d'aborder le problème, fort difficile d'ailleurs, et insoluble encore sur la plupart des points, du mode de formation de ces concrétions.

A. Les concrétions biliaires, ainsi que je vous l'ai fait remarquer déjà, sont formées, d'une façon très-générale, aux dépens des éléments de la bile. En réalité, la plupart des éléments qui composent normalement la bile se retrouvent dans un cholélithe du *groupe composé*, dont, en somme, les spécimens sont les plus nombreux, les plus vulgaires. Toutefois, les proportions dans lesquelles se rencontrent ces éléments dans la bile se montrent en quelque sorte renversées dans le cas du calcul biliaire.

Ainsi, dans les calculs biliaires, c'est de beaucoup la *cholestérine* qui domine: elle y est souvent représentée par le chiffre de 70 à 80 pour 100, tandis que, dans la bile, au contraire, vous vous en souvenez, le taux de la cholestérine est comparativement très-minime. Dans cette circonstance, selon la remarque de Frerichs et de M. Ch. Robin, nous avons l'analogue de ce qui se passe dans les calculs urinaires en ce qui concerne l'acide urique. Cette dernière substance, qui existe en très-faible proportion dans l'urine, concourt cependant pour la plus grande part à la formation des calculs qui se concrètent au sein du liquide urinaire.

Après la cholestérine, le *pigment biliaire* occupe la place la plus importante dans la composition des calculs biliaires. Par un contraste frappant, les *acides biliaires*, dont le chiffre est relativement si élevé dans les analyses de la bile, ne figure dans les cholélithes de l'homme que pour une quotité très-minime. Il n'en est plus tout-à-fait de même pour les calculs biliaires des ruminants.

Si l'on compare enfin, en ce qui regarde les *sels minéraux*, la composition des calculs biliaires et celle de la bile, on voit qu'il y a encore, sous ce rapport, une sorte d'interversion des rôles. Ainsi, dans la bile, ce sont les sels de potasse et de soude qui prédominent et cela à un degré considérable ; les sels de chaux ne s'y trouvent qu'en une quantité très-minime. Il faut consulter, à ce propos l'analyse détaillée insérée dans le *Traité des humeurs* de M. Ch. Robin (2e édition, p. 655). On lit dans cette analyse que les sels de soude et de potasse s'élèvent de 5 gr. 12 à 7 gr. 50 et que celui des sels de chaux varie seulement entre 0 gr. 50 et 1 gr. 50.

Par opposition, dans les calculs biliaires, la *chaux*, ainsi que vous allez le constater, prédomine d'une manière notable. Les sels alcalins, eux, ne s'y rencontrent que dans des proportions vraiment insignifiantes. Ce dernier fait est fort intéressant au point de vue de la théorie du mode de formation des calculs biliaires.

Il n'est guère douteux, en effet, que la combinaison de la chaux, soit avec les acides biliaires, soit surtout avec le pigment biliaire, — les produits qui en résultent étant peu solubles — ne joue un rôle important dans les premiers phénomènes de la solidification des éléments de la bile. Il serait donc utile de rechercher d'où vient l'excès de cette base signalé dans les calculs. S'agit-il d'un vice dans la composition de la bile par excès absolu ou relatif des sels de chaux, ou, au contraire, ces sels sont-ils un produit de sécrétion de la muqueuse de la vésicule? Nous verrons que l'une des théories, émises sur la formation des calculs, s'appuie sur la première hypothèse, lorsque d'autres théories invoquent la seconde.

Nous n'avons tenu compte, dans cette énumération, que des substances qui font partie de la bile normale ou des dérivés de ces substances. Dans la constitution des calculs biliaires, il peut entrer des principes absolument étrangers à la composition de la bile. C'est là, d'ailleurs, une intervention assez rare et, en somme, assez accessoire.

Quoi qu'il en soit, vous connaissez maintenant, Messieurs, les caractères les plus généraux de la constitution chimique des calculs biliaires. Mais, nous ne saurions nous arrêter à cet aperçu sommaire; nous devons entrer, à ce sujet, dans quelques détails circonstanciés.

B. Nous commencerons par l'examen de la part qui revient aux acides biliaires. On les rencontre dans presque tous les calculs biliaires, mais toujours, je le répète, en assez faible proportion. Jamais ils n'y prennent une place considérable. En revanche, chez le bœuf, ils se montrent souvent en assez forte proportion tandis que, parfois, la cholestérine fait le plus souvent complétement défaut.

Dans les calculs biliaires, les acides biliaires se présentent tantôt combinés aux alcalins et solubles dans l'eau, tantôt sous forme de sels calcaires difficilement solubles dans l'eau, mais, au contraire, solubles dans l'alcool. On les obtient par la solution alcoolique, sous l'aspect de conglomérats brillants, rappelant ceux de la leucine ; tel est le cas du glyco-cholate de chaux ; ou bien sous l'aspect de cristaux. Le cholate de chaux, par exemple, qui se montre quelquefois en quantité relativement considérable (surtout chez les ruminants), forme des couches blanchâtres, paraissant en dehors de toute préparation, composées de petites aiguilles à deux pointes, longues et fréquemment plus ou moins recourbées vers le milieu (1). Dans les solutions alcooliques, ce sel s'offre sous l'apparence de petits cristaux bacillaires.

Tout récemment, dans la bile d'un brun foncé que contenait la vésicule biliaire d'une femme de la Salpétrière, nous avons observé, à l'aide du microscope, de très-nombreuses aiguilles à deux pointes, longues et recourbées par le milieu, répondant à la description de Frerichs. Cette bile renfermait, en outre, une énorme quantité de tablettes de cholestérine. Un calcul, du volume d'une petite noix, logé dans cette vésicule, était composé ainsi qu'il suit : un noyau semblant constitué principalement par de la matière colorante ; une zone moyenne composée de cholestérine disposée en pyramides radiées et légèrement colorées en jaune : une écorce noirâtre, épaisse de plusieurs millimètres, qui a paru formée d'une agglomération de masses pigmentaires, de cristaux rhomboédriques de cholestérine, et, pour une assez forte part, de ces cristaux en aiguille de cholate de chaux que nous avions vu flottants dans la bile.

C. Dans les calculs biliaires de l'homme, la cholestérine est bien rarement absente, tandis qu'elle peut manquer dans les calculs du bœuf. Elle entre même, et cette assertion est vraie dans la règle, pour la proportion la plus forte dans la composition des cholélithes humains. Ce fait est nettement mis en relief par les analyses de M. Ritter. Ce chimiste a analysé 958 calculs biliaires, provenant de l'homme. Dans trois d'entre eux seulement, on note qu'il n'y avait que des traces de

(1) Frerichs, *loc. cit*, p. 802, pl. CXLVIII, édition française.

cholestérine ou que celle-ci n'existait pas. Cette substance, dans les 954 autres calculs, s'élevait à 64-98 pour cent.

La cholestérine, dans les calculs biliaires, se montre d'ordinaire sous la forme cristalline. C'est à cette circonstance en définitive, que les calculs biliaires doivent la structure radiée ou striée qui les caractérisent physiquement. La cholestérine se reconnait sans peine au microscope à la forme des petits fragments qu'on détache de la zone radiée du calcul. Elle se reconnaît aussi, quand cela devient nécessaire, par les réactions diverses qui lui sont propres et que je vous ai indiquées ailleurs. Si la cholestérine est pure, les pyramides cristallines sont blanches, transparentes et miroitantes. Elles ont quelquefois une coloration jaune qui tient à l'interposition de granules de couleur orangée qui recouvrent çà et là la surface des tablettes cristallines; l'examen microscopique décèle bien cette particularité (Ch. Robin).

Il y a des calculs sans noyau et sans écorce qui sont, pour ainsi dire, exclusivement composés de cholestérine cristallisée, par exemple certains calculs solitaires des vieillards. Mais le plus communément la cholestérine cristalline constitue la zone radiée moyenne. Il existe un noyau et une écorce, composée par de la matière pigmentaire libre ou le plus souvent combinée à la chaux.

La cholestérine amorphe, plus ou moins mélangée avec la matière colorante pigmentaire, forme quelquefois des calculs entiers ou plus fréquemment certaines couches de l'écorce de quelques calculs.

D. La matière colorante de la bile entre dans la constitution de la majorité des calculs. Toutefois, il est rare, qu'elle en forme la plus grande partie. En général, c'est dans le noyau et dans l'écorce qu'on la trouve en quantité assez notable. Là elle se présente : 1° sous la forme de bilirubine pure, soluble dans le chloroforme et pouvant se déposer en cristaux par l'évaporation ; 2° le plus souvent, la matière pigmentaire se combine avec la chaux. Le produit s'observe alors sous l'aspect d'une poudre jaunâtre, rouge-brun, insoluble dans le chloroforme, mais soluble dans les solutions alcalines faibles, portées à l'ébullition. Il vaut mieux, suivant la remarque de Frerichs, employer comme dissolvant un mélange d'acide chlorhydrique et le chloroforme. L'acide s'empare de la chaux et le chloroforme dissout la bilirubine (Frerichs). Dans cette combinaison calcaire, qui a été pour la première fois constatée par Bramsen, la bilirubine paraît se comporter comme un acide faible. Si on mélange une solution ammoniacale de bilirubine avec le chlorure de calcium, on observe un véritable sel calcaire (1). C'est vraisemblablement ce sel qui existe dans les calculs biliaires. On a trouvé aussi, dans certains calculs, une combinaison de biliverdine avec la chaux assimilable à celle que forme la bilirubine avec cette base.

Les calculs, assez rares du reste, où prédomine partout la bilirubine combinée à la chaux offrent à la coupe une coloration brun-rouge, plus ou moins uniformément répandue. Ils ont une coloration verte s'il s'agit d'une combinaison calcaire de biliverdine. Les calculs de ce genre sont petits, cassants, lamelleux ; la couleur jaune ou verte y est souvent interrompue par des zones blanchâtres de cholestérine. En général, la couleur brune ou verte, due à la présence du pigment biliaire, est particulière à l'écorce et au noyau des calculs.

E. Je ne dirai rien des *acides gras libres*, et du *margarate* de *chaux* qui, chez l'homme, n'entrent qu'en assez faible proportion dans la composition des calculs biliaires ; mais, je crois devoir donner quelques renseignements sur les substances inorganiques que ceux-ci renferment.

a) Certains métaux, comme le fer et le cuivre qui figurent dans la composition normale de la bile, se retrouvent aussi, en règle générale, dans les calculs biliaires. Il est remarquable, par contre, que certains métaux ou métalloïdes qui, dans les conditions pathologiques, parviennent dans la bile, comme l'antimoine, l'arsenic, le plomb n'aient jamais figuré dans les

(1) Gautier, *loc. cit.*, t. II, p. 109.

éléments d'une concrétion biliaire. Le mercure, à l'état métallique, a été rencontré par Frerichs dans un calcul biliaire. Beigel a fait, en 1858, une observation analogue. Dans ces cas, on n'aurait eu aucun renseignement sur les sujets d'où provenaient les calculs. Il n'en a pas été de même dans le cas de Lacarterie (1). Le malade avait été soumis à l'usage des frictions mercurielles. Par la fusion du noyau d'un calcul, on obtint un globule de mercure.

b.) Ainsi que nous l'avons fait remarquer en commençant, les sels de potasse et de soude existent dans les calculs en proportion insignifiante, tandis que les sels de chaux s'y trouvent en assez forte proportion, d'une façon presque constante. La chaux se rencontre dans les cholélithes à l'état de carbonate surtout ou combiné soit avec les acides biliaires, soit avec les acides gras, ou enfin avec le pigment. C'est une question de savoir, nous l'avons déjà dit, d'où vient cette chaux. Il paraît évident que, dans certains cas, au moins, elle est un produit de sécrétion de la muqueuse de la vésicule. Le mucus, principalement dans les cas d'irritation, semble contenir de fortes proportions de sels calcaires. Cruveilhier, depuis longtemps, a insisté sur ce fait que, dans certaines conditions, la cavité de la vésicule est remplie de sels de chaux (2). En pareille circonstance, la cavité de la vésicule, par suite de l'oblitération du canal cystique, est séparé du reste des voies biliaires. Le calcul étudié par Bally et Henry doit être considéré, lui aussi, comme un produit de la sécrétion de la muqueuse et non, à proprement parler, comme une concrétion biliaire (3).

F. La chaux qui, d'après ce qui précède, entre dans la composition normale des calculs biliaires est en quelque sorte un élément étranger à la bile. Il en est de même du mucus et

---

(1) *Gazette méd. de Paris*, 1827.
(2) *Traité d'anatomie pathologique*, t. II, p. 190.
(3) Ch. Robin, *loc. cit.*, p. 560. Voici l'analyse de ce calcul : carbonate de chaux, 70,72 ; phosphate de chaux, 13,51 ; oxyde de fer, 2,98 ; mucus et traces de matières colorantes biliaires, 10,81.

de l'épithélium qui, fréquemment, se trouvent aussi dans les calculs biliaires. Il n'est pas exceptionnel, par exemple, de trouver dans le noyau, après la séparation des matières solubles, des cellules épithéliales ratatinées.

Il est vraisemblable que les amas épithéliaux et les grumeaux de mucus concret jouent quelquefois le rôle de centre de formation des calculs biliaires. Et l'on comprend par là que le catarrhe des voies biliaires, et en particulier celui de la vésicule, puisse contribuer d'une façon plus ou moins directe au développement de la lithiase biliaire.

G. Ces considérations sur la composition en quelque sorte normale des cholélithes suffiront, je pense, pour vous édifier. Je vais maintenant vous dire un mot des modifications chimiques les plus intéressantes que ces concrétions subissent lorsque leur migration s'effectuant par des voies non naturelles, elles séjournent plus ou moins longtemps dans diverses cavités de l'organisme étrangères à l'appareil biliaire.

a) L'acide urique a été trouvé par Frerichs et par Stockard dans des calculs biliaires de provenance douteuse. Il est démontré aujourd'hui qu'un calcul biliaire qui a séjourné dans les voies urinaires, ainsi qu'il en existe des exemples, peut contenir de l'acide urique. C'est ce que met hors de doute le fait publié récemment par M. Gutterbock (1). Il s'agit, dans ce cas, de plusieurs calculs ou fragments de calculs, qu'une femme de 56 ans a rendus par l'urèthre. Ces calculs avaient la disposition radiée, cristalline, propre aux concrétions biliaires. D'ailleurs, l'analyse pratiquée successivement par Schultze et par Liebreich y avait fait reconnaître la présence de la cholestérine, de sels calcaires et de matière colorante de la bile ; mais, de plus, ces calculs étaient, à la surface, encroûtés d'acide urique. Je n'insiste pas, pour le moment, sur les diverses questions que soulève la présence des calculs de cholestérine dans les voies urinaires ; c'est là un sujet que nous devrons examiner plus tard.

---

(1) *Gallenstein concremente in der Harnblase.* In *Virchow's Archiv*, 1876.

b) Lorsqu'un calcul biliaire a séjourné dans l'intestin, il peut, ainsi que l'a montré, en 1808, Rubini de Vérone (1), se recouvrir de substances étrangères à sa composition primitive, à savoir de phosphate de chaux et de magnésie et de carbonate de chaux. Il est probable qu'un séjour prolongé du calcul dans l'intestin est nécessaire pour qu'une couche de ces substances puisse se déposer à sa périphérie.

Voici une concrétion biliaire dont le volume, égal à celui d'une très grosse amande, est tel qu'elle a dû sortir de la vésicule par une communication fistuleuse, cystico-colique vraisemblablement, et demeurer quelque temps dans l'intestin. L'écorce du calcul — qui m'a été confié par M. Lécorché — malgré quelques apparences contraires, est exclusivement composée de cholestérine pure, sans traces de substances calcaires. J'aurai l'occasion de vous parler de nouveau de ce calcul et de l'intéressante observation qui le concerne, à propos de l'issue des concrétions biliaires par la voie des fistules bi-muqueuses.

c) Il me reste à vous entretenir des théories qui ont été proposées pour expliquer le mode de formation des concrétions biliaires dans la vésicule. Après les détails que je vous ai donnés, chemin faisant, sur ce côté de l'histoire de la lithiase biliaire, de longs développements sont, je crois, devenus inutiles. Vous trouverez, du reste, un exposé critique très-réussi de ces théories dans l'article *Voies biliaires* du *Dictionnaire encyclopédique des sciences médicales*, signé Barth et Besnier. Le court mais substantiel paragraphe que Frerichs consacre à l'étude de cette question mérite surtout d'être consulté. La théorie à laquelle cet auteur semble se rattacher me paraît plus que les autres s'appliquer sans trop de difficulté à l'interprétation des cas ordinaires. Voici, très-sommairement, en quoi elle consiste.

Le ralentissement du cours de la bile dans la vésicule semble être une condition indispensable à la formation des con-

(1) Thudicum, *loc. cit.*, p. 199.

crétions cystiques. Elle a pour résultat une altération dans la constitution chimique de la bile. Celle-ci devient acide, en même temps qu'elle prend une coloration verdâtre suivant la remarque ancienne de H. Meckel.

Pourquoi cette acidité? Frerichs ne se prononce pas à ce sujet. Il admet seulement avec Meckel, que cette modification est favorisée singulièrement par l'existence d'une inflammation catarrhale de la muqueuse cystique. Meckel croit même cette condition nécessaire. Il se produirait une espèce de fermentation acide en présence du mucus sécrété dans des conditions pathologiques. L'acidité de la bile, d'après Gerup Besanez et Thudicum est un des premiers phénomènes qui s'observent dans la putréfaction de ce liquide.

L'acidité de la bile a pour conséquence le dédoublement des sels biliaires. Or, ces sels tiennent en dissolution la cholestérine et la bilirubine; ces substances, après la destruction des sels biliaires, doivent donc se précipiter.

La cholestérine se dépose sous forme cristalline; la bilirubine soit sous forme cristalline, soit combinée à la chaux. Cette dernière combinaison qui joue un rôle important dans la formation des concrétions, est favorisée par cette circonstance que la chaux existe en grande abondance dans le produit des sécrétions de la membrane muqueuse enflammée de la vésicule du fiel. On comprend facilement qu'un excès de chaux dans la bile puisse conduire au même résultat.

Quant aux produits de la décomposition des sels biliaires, ils se déposent en grande partie sous forme de sels de chaux (glycocholate et cholate de chaux).

Les combinaisons de chaux et de pigment sont peu solubles et elles pourront constituer le noyau d'une concrétion surtout s'il y a des plaques épithéliales ou des grumeaux de mucus capables de jouer le rôle de centre d'attraction. La cholestérine se déposera ensuite autour du noyau de matière pigmentaire. Les dépôts de cholestérine seront d'autant plus abondants que cette substance existera en plus forte proportion dans la bile — c'est ce qui peut survenir chez les vieillards, par exemple, qui, d'après quelques auteurs, auraient un excès de cholestérine dans le sang.

On trouve les concrétions, pour ainsi dire, à l'état embryonnaire, en voie de formation, dans certains cas où la bile a été longtemps retenue dans la vésicule. En pareil cas, on découvre dans la bile acide, épaisse et verdâtre, des grumeaux de mucus pigmenté, le pigment biliaire lui-même déposé sous forme cristalline ou en masses amorphes, des cristaux de cholestérine, quelquefois agglomérés déjà autour des concrétions muqueuses, des gouttelettes transparentes de résine biliaire ou des aiguilles recourbées de cholate de chaux, enfin, du carbonate de chaux en cristaux bacillaires.

Ces produits se rencontrent surtout dans la bile que renferme la vésicule lorsqu'elle contient déjà des concrétions biliaires. On conçoit aisément que ces concrétions rudimentaires ne pourront devenir de véritables calculs que si la bile n'étant pas trop souvent renouvelée, elles trouvent dans la vésicule des conditions de stabilité nécessaires. D'un côté, elles ne doivent pas être entraînées prématurément vers l'intestin par un courant trop rapide s'effectuant de la vésicule vers l'orifice cholédoque. Mais, d'un autre côté, la stase biliaire ne doit pas non plus être absolue, parce qu'il faut que la bile, se renouvelant de temps à autre, apporte de nouveaux matériaux nécessaires à la formation de couches successives. Des modifications, survenant à différents moments dans la composition du produit de sécrétion biliaire, pourraient expliquer les diversités de constitution que présentent les couches successives d'un même calcul.

Je ne veux pas m'étendre plus longuement, Messieurs, sur un sujet dans lequel l'hypothèse se dresse à chaque pas et dont la portée pratique n'est pas encore bien manifeste. Dans la prochaine séance, nous étudierons les diverses phases de la migration des concrétions biliaires cystiques par les voies naturelles, puis les accidents qui les signalent. J'insisterai plus spécialement sur la physiologie pathologique de la colique hépatique.

QUATORZIÈME LEÇON.

De la lithiase biliaire (*suite*). — Anatomie et physiologie de l'appareil excréteur de la bile.

SOMMAIRE. — Elimination des calculs biliaires par les voies naturelles. — Considérations relatives à l'anatomie et à la physiologie de l'appareil excréteur de la bile : composition de cet appareil; — dimensions des parties qui le constituent. — Gravelle biliaire; — Accidents qu'elle occasionne. — Dilatation des canaux cystique et cholédoque. — Structure des parois de la vésicule du fiel et des canaux biliaires excréteurs : différences individuelles dans la constitution anatomique des parois biliaires. — Propriétés physiologiques : contractilité et sensibilité des conduits biliaires. — Migration latente des calculs. — Influence de l'âge sur les symptômes de la colique hépatique.

Messieurs,

Suivant le programme que nous nous sommes tracé, nous allons aujourd'hui commencer l'histoire de la migration, ou si vous l'aimez mieux, de l'élimination par les voies naturelles des concrétions formées dans la vésicule du fiel.

Dans les conditions pour ainsi dire normales, au milieu de symptômes plus ou moins accentués, le calcul ou les calculs, après s'être engagés dans le canal cystique, parviennent dans la cavité du canal cholédoque qu'ils parcourent dans toute sa longueur; puis, franchissant l'orifice duodénal des voies biliaires, ils tombent dans l'intestin et sont expulsés enfin avec les garde-robes. Telle est, en quelque sorte, la marche ordinaire des choses. C'est elle que nous devrons étudier tout d'abord.

Mais dans cette migration des calculs biliaires, divers accidents, diverses anomalies peuvent survenir et en modifier le cours régulier ; ainsi, il est possible que le calcul biliaire engagé s'arrête en chemin, soit dans le canal cystique lui-même, soit plus bas dans le cholédoque et s'y enclave, s'y établisse d'une façon définitive. De là, des lésions de canalisation permanentes, dont les conséquences peuvent être plus ou moins graves. Comme exemple, je vous citerai la rétention biliaire absolue, suivie d'ictère chronique, s'il s'agissait de l'enclavement dans le canal cholédoque. En outre, des lésions inflammatoires se produisent quelquefois dans les parois des conduits biliaires au contact des corps étrangers. Et ces lésions déterminent soit des ulcérations, soit même des perforations, des ruptures qui, ayant pour effet de faire pénétrer la bile dans la cavité péritonéale, aboutissent rapidement à une issue funeste. Ces anomalies dans la migration des calculs par les voies naturelles, dont je me borne pour le moment à vous indiquer les traits les plus accentués, sera l'objet d'un second chapitre.

L'histoire de la migration des calculs biliaires par les voies naturelles forme un ensemble très-étendu et très-complexe. Le temps ne me permettrait pas, quel que soit l'intérêt du sujet de vous la présenter dans tous ses détails. Je devrai me limiter à une esquisse dans laquelle je m'efforcerai de faire ressortir ce qu'il nous importe le plus de connaître. Cette histoire, d'ailleurs, a été faite soigneusement, avec tous les développements qu'elle comporte dans un grand nombre de mémoires et de traités. La lecture de ces écrits vous permettra de compléter les notions sommaires qui vont vous être présentées. En plus des mémoires fondamentaux de MM. Fauconneau-Dufresne, Durand-Fardel, Willemin, Sénac, je vous recommande particulièrement sur cette question l'excellent exposé que MM. Barth et Besnier ont rédigé pour le *Dictionnaire encyclopédique des sciences médicales* (1).

(1) Art. *Voies biliaires*.

I.

Avant d'entrer dans le cœur du sujet, je crois devoir vous rappeler quelques particularités concernant différents points de l'anatomie et de la physiologie de l'appareil excréteur de la bile. C'est là une précaution à peu près indispensable, vous allez vous en convaincre incessamment.

Vous savez comment un canal court et étroit, le canal cystique, fait communiquer la cavité de la vésicule du fiel avec celle du conduit cholédoque. Ce dernier qui, d'autre part, reçoit le canal hépatique, déverse dans l'intestin, par l'orifice duodénal, la totalité du produit de la sécrétion biliaire.

Un mot d'abord sur les dimensions respectives, dans les conditions normales, de ces étroits canaux que les calculs biliaires doivent parcourir avant de pénétrer dans la cavité de l'intestin. Tandis que le *canal hépatique* — j'emprunte la plupart de ces détails à l'ouvrage de M. le professeur Sappey — est long de deux à trois centimètres et large de trois à quatre millimètres, le *canal cystique* offre trois centimètres de longueur et trois millimètres seulement de diamètre. Le *canal cholédoque* est de tous le plus long et le moins étroit. Il mesure en longeur sept ou huit centimètres, et en largeur six millimètres environ (Henle). Au niveau de son abouchement avec le duodénum, ce dernier canal offre, il ne faut pas l'oublier, une disposition particulière. D'ordinaire, après avoir pénétré dans l'épaisseur de la paroi du duodénum, ce canal se réunit à angle aigu avec le conduit pancréatique. Il résulte de cette fusion un conduit unique, très-court, dilaté sous forme d'ampoule et qu'on désigne communément sous le nom d'ampoule de Vater (*Diverticulum Vateri*). Un orifice, en général très-étroit, placé au sommet d'une espèce de renflement papillaire, fait communiquer la cavité de l'ampoule de Vater avec celle de l'intestin.

a) C'est par le canal cystique, le plus étroit de tous, que les calculs cystiques doivent tout d'abord s'engager. Il semble, d'après ce que nous savons du diamètre de ce conduit que la gravelle biliaire ou tout au plus de très-petits calculs pourront seuls y pénétrer. L'observation journalière démontre qu'il n'en est pas ainsi : le canal cystique, comme tous les conduits de l'appareil biliaire excréteur, peut subir des dilatations relativement considérables et recevoir des concrétions volumineuses. Toutefois, à cet égard, il y a des limites. On admet assez généralement que les calculs atteignant le volume d'une olive sont incapables de jamais franchir les voies biliaires. Cela n'est pas tout-à-fait exact. Sans parler des concrétions biliaires du volume d'une olive ou plus, qu'on rencontre parfois dans les selles à la suite des accidents d'une colique hépatique régulière, il existe un grand nombre d'observations qui montrent des calculs de cette dimension, évidemment de provenance cystique, enclavés soit dans le canal cystique, soit dans divers points du canal cholédoque. M. Barth, entre autres, rapporte le cas d'une femme de 80 ans, morte d'apoplexie, chez laquelle il trouva engagé dans l'orifice duodénal et faisant dans l'intestin une saillie de 7 à 8 millimètres, un calcul de la grosseur d'une olive.

Voici, Messieurs, un calcul volumineux qui m'a été confié par M. Ollivier, agrégé de la Faculté. Il offre, vous le voyez, à peu près le volume d'une noix de moyennes dimensions. Ce calcul était enclavé dans la partie supérieure du canal cholédoque, au point de réunion des conduits cystique et hépatique.

Les faits de ce genre sont loin d'être rares. Mais, il faut reconnaître que, d'habitude, les calculs biliaires qui sortent par les voies naturelles ne dépassent guère le volume d'une noisette, d'un haricot, ainsi que le font remarquer Pujol (1) et M. Willemin. Les 45 observations de colique hépatique avec issue des calculs par les garde-robes, rassemblées par le Dr Wolff, sont intéressantes à ce point de vue. Le plus souvent, les concrétions que ce médecin a recueillies avaient environ

(1) *Mémoire sur la colique hépatique*, etc., p. 565.

le volume d'un pois; elles étaient en général nombreuses. Quand elles étaient en petit nombre, deux ou trois, elles atteignaient les dimensions d'une noisette.

Il n'est pas sans intérêt de faire remarquer, à ce propos, que la gravelle biliaire et les calculs de petite dimension passent fréquemment dans l'intestin sans que leur migration ait été annoncée par quelques symptômes. C'est là un fait relevé depuis longtemps par Joseph Franck et sur lequel Cruveilhier, Trousseau et la plupart des médecins qui ont pratiqué soit à Vichy, soit à Carlsbad, n'ont pas manqué d'insister.

Ce n'est pas pourtant que la gravelle biliaire et les calculs de petit volume ne déterminent parfois, dans leur passage à travers les voies biliaires, des phénomènes plus ou moins douloureux. Il est très-certain au contraire, suivant la remarque faite par M. Sénac, qu'il n'y a aucun rapport régulier entre les dimensions des concrétions et l'intensité des symptômes douloureux qui en révèlent la présence. Cela tient, en effet, ainsi que nous le dirons plus loin, à ce qu'il y a un élément autre que la dimension des calculs dont il faut tenir compte dans l'interprétation des phénomènes de la colique hépatique.

Quoi qu'il en soit, il est bien évident que la dilatation des conduits biliaires est un phénomène nécessaire au passage des concrétions d'un certain calibre. Cette dilatation est souvent considérable. Le canal cholédoque peut acquérir 2 ou 3 centimètres de largeur. Cette dilatation est souvent durable, permanente, bien que le calcul ait été éliminé : il est facile de s'assurer de la vérité de ce fait à l'autopsie des sujets ayant souffert autrefois de coliques hépatiques. On a pu quelquefois la constater au moment même de sa formation, ainsi qu'en fait foi un cas relaté par M. Habershon (1) : le malade avait succombé peu de temps après un accès de coliques hépatiques. A l'autopsie, on vit que le canal cystique admettait, dans son tiers supérieur, le petit doigt. Le calcul était retombé dans la vésicule.

---

(1) *Diseases of the Liver*. Lettson. Lect., p. 70.

b) Un autre point, qu'il nous faut considérer maintenant, est relatif à la structure des parois des conduits biliaires et aux propriétés physiologiques qui s'y rattachent. Ces parois sont-elles douées de contractilité ? sont-elles douées de sensibilité ? Voilà deux questions qu'il serait intéressant de résoudre. Interrogeons dans ce but, tour-à-tour, l'anatomie et l'expérimentation.

Toutefois, il me paraît utile de dire un mot de la structure des parois de la vésicule du fiel. On distingue dans ces parois deux tuniques : l'une à la fois muqueuse et musculeuse, l'autre celluleuse. La surface interne de la tunique muqueuse est remarquable par l'existence de prolongements villeux (villosités lamelliformes de Sappey) qui donnent à la cavité de la vésicule son aspect à la fois tomenteux et réticulé. Elle est recouverte d'un épithélium cylindrique, en tout comparable à celui qui tapisse l'intestin. Mais, ce qu'il convient de relever surtout, c'est l'existence dans l'épaisseur de la membrane muqueuse, de très-nombreux faisceaux de fibres musculaires de la vie organique, entrecroisées dans tous les sens et formant par leur réunion une véritable tunique musculeuse. L'épaisseur de cette couche varie selon les sujets ; néanmoins, elle est en général toujours très-bien dessinée. C'est elle qui constitue, nous le verrons, l'agent principal de la propulsion des calculs biliaires. Dans certaines conditions pathologiques, cette tunique s'hypertrophie et acquiert des dimensions considérables. Cette lésion a été signalée par MM. Barth, Deville et Broca, dans diverses communications faites à la *Société anatomique*, en 1850 (1).

La seconde couche, ou couche conjonctive, ne doit pas nous arrêter. Je noterai seulement la présence dans son épaisseur de quelques glandes en grappes, décrites par M. Luschka et d'un riche réseau veineux décrit par M. Beale. Les nerfs de la vie organique y sont très-nombreux. D'après Gerlach (2), qui en a tracé récemment la description, fondée sur des études faites

---

(1) *Bulletin de la Société anatomique*, 1850, p. 87, etc.
(2) *Centralblatt*, 1875, p. 563.

chez le cochon d'Inde, on rencontre des ganglions au milieu des plexus nerveux. La vésicule du fiel, au dire de cet auteur, serait douée d'ailleurs de mouvements péristaltiques comme l'intestin.

e) On peut avancer, d'une façon très générale, que, à part certaines modifications plus ou moins importantes, les *canaux biliaires excréteurs*, en ce qui concerne la structure de leurs parois, sont faits sur le même modèle que la vésicule du fiel. On y observe deux couches de tissu fibroïde, composées principalement de faisceaux de tissu conjonctif et de fibres élastiques. Dans l'épaisseur de ces parois, surtout dans celles du canal cystique, existent des glandes en beaucoup plus grand nombre que dans les parois de la vésicule. Les nerfs de la vie organique s'y voient en abondance (Henle). Mais voici le point qui nous touche particulièrement. Le plan musculaire si développé de la vésicule du fiel, est-il représenté dans la paroi des conduits biliaires ? Des anatomistes consommés, parmi lesquels Henle, Eberth, Frey, nient absolument l'existence de fibres musculaires dans les parois des conduits biliaires. D'autres, au contraire, comme M. le professeur Sappey, admettent qu'elles y existent en assez grand nombre. D'autres enfin, comme Kölliker, accordent l'existence de quelques faisceaux de fibres-cellules musculaires ; mais ces faisceaux seraient très clair-semés et partant on ne saurait trouver là, à proprement parler, une tunique musculeuse. Il y aurait d'ailleurs, à cet égard, de très grandes variétés suivant les sujets. Les faisceaux musculaires peuvent faire complétement défaut : ce qui explique, dit M. Kölliker, comment Henle et Eberth ne les ont pas rencontrés. Dans ces derniers temps, MM. Legros, Grancher et Renaut ont étudié de nouveau cette question et l'opinion à laquelle leurs recherches les ont conduit est en quelque sorte intermédiaire à celle de M. Sappey et de M. Kölliker.

Chez le bœuf, les conduits biliaires sont doués d'une forte musculature; chez le chien, la présence des faisceaux musculaires dans les parois de ces canaux est incontestable : mais, en ce qui a trait à l'homme, ces faits ne nous apprennent rien.

Nous avons voulu, M. Pitres et moi, savoir à quoi nous en tenir à cet égard, et nous avons, à cet effet, examiné la structure des parois des canaux biliaires excréteurs chez une dizaine de sujets d'âges divers. Chez plusieurs vieillards, il nous a été impossible de mettre en évidence l'existence de faisceaux de fibres musculaires. En revanche, ces faisceaux étaient très apparents, et même assez multipliés et assez puissants parfois chez les sujets adultes : Par exemple, chez une femme aliénée de 32 ans et chez un homme de 30 ans. Il en était de même chez un enfant de 10 ans. Ces faisceaux qui occupent la partie la plus profonde de la tunique interne ont leur grand axe dirigé suivant la longueur du canal, et se présentent par conséquent sur les coupes longitudinales, sous la forme de longues bandelettes. Sur les coupes transversales, la surface de section de ces faisceaux apparait sous la forme d'espaces arrondis.

Il n'existe pas, ainsi que M. Renaut l'avait déjà signalé, de faisceaux dirigés en travers. La disposition que nous venons d'indiquer est commune aux trois canaux hépatique, cholédoque et cystique.

En résumé, de tout ce qui précède, il semble résulter que des faisceaux de fibres musculaires existent normalement dans les parois des conduits biliaires, mais qu'il y a lieu de noter sous ce rapport de très-grandes variations suivant les sujets. On est porté à croire que, chez les vieillards surtout, ces faisceaux sont habituellement très-peu prononcés ou même font parfois complétement défaut. Nous devons ajouter que, d'après MM. Bouisson, Barth, Deville et Broca, les faisceaux musculaires des conduits biliaires sont susceptibles d'acquérir, dans certaines conditions pathologiques, un très-grand développement.

g) A ces différences individuelles dans la constitution anatomique des parois biliaires paraissent correspondre des différences dans les propriétés physiologiques.

Chez les animaux, tandis que Magendie assure n'être jamais parvenu à faire entrer en contraction les parois de la vésicule, Leuret et Lassaigne, au contraire, et M. Colin, affirment que, chez le cheval et le bœuf au moins, la propriété contractile des conduits biliaires est très-manifeste sinon très-énergique.

La question en litige a été étudiée avec soin dans ces derniers temps par M. Laborde (1). Ses expériences, faites sur des chiens, l'ont conduit à reconnaître que, sous l'influence des excitations électriques (courants induits), la vésicule biliaire subit une contraction lente, soutenue, principalement dans le sens de la longueur. Sous l'action des mêmes excitations, et de l'introduction de corps étrangers dans sa cavité, le canal cholédoque se raccourcit et se rétrécit très-manifestement. Le même phénomène se produit pour les canaux cystique et hépatique. Il suit de là que la vésicule et les canaux biliaires sont doués, chez le chien tout au moins, de contractilité s'exerçant à la façon des muscles lisses de la vie organique.

Quelques-unes des expériences de M. Laborde méritent d'être relevées, en raison de l'application qu'on peut faire des résultats obtenus à la théorie de la colique hépatique. De petits corps étrangers, introduits par l'orifice duodénal, dans le canal cholédoque, se sont rapidement déplacés et ont progressé les uns vers la vésicule, les autres vers l'intestin. Cette progression s'est opérée vraisemblablement sous l'influence surtout des contractions des parois des conduits biliaires.

Un dernier fait mis en relief par ces mêmes expériences est la sensibilité extrême que paraît posséder la membrane muqueuse des conduits biliaires. L'introduction de quelques gouttes d'acide acétique dans la cavité de la vésicule, de corps étrangers dans celle du canal cholédoque, fait pousser aux animaux des cris déchirants.

h) Tel est l'état des choses chez les animaux. L'occasion d'étudier expérimentalement l'influence des excitations sur les voies biliaires de l'homme a été plusieurs fois saisie dans des cas de mort violente. Les résultats obtenus tendent à éta-

---

(1) *Bulletin de thérapeutique*, 1874, 2e série, 8e livraison.

blir que, ici encore, il y a lieu de tenir compte des différences individuelles.

En irritant les parois de la vésicule et des conduits excréteurs, chez un supplicié, à l'aide de courants indirects, Henle n'a observé aucun résultat (1). Expérimentant dans les mêmes circonstances, Dittrich, Gerlach et Hertz (2) ont au contraire réussi à déterminer des contractions.

i) Si je ne me trompe, Messieurs, ces notions anatomiques et physiologiques sont applicables à l'interprétation de l'un des phénomènes en apparence les plus singuliers dans l'histoire de la lithiase biliaire. C'est un fait bien établi que, chez certains sujets, l'expulsion définitive de calculs même relativement volumineux, ou encore leur enclavement dans un des canaux, peuvent s'effectuer sans s'être révélés autrement que par des symptômes à peine appréciables. Quelquefois même, dans ces cas, la migration des calculs reste tout-à-fait latente. Par opposition, chez d'autres sujets, le passage de calculs très-petits est marqué par des douleurs extrêmement vives. Si l'on en croit M. Sénac, dont l'opinion est fondée sur l'analyse de plus de 100 observations, la colique hépatique ne révèle guère le passage des calculs que chez les sujets âgés de 25 à 35 ans ; après 60 ans, la lithiase biliaire est plus fréquente peut-être qu'à toute autre époque de la vie, mais l'émigration des calculs ainsi que, d'ancienne date, tous les auteurs l'ont noté, s'effectue sans réaction, sans douleur, de manière à passer le plus souvent inaperçue. Il semble naturel de rattacher ces différences à ces variétés même dans la constitution anatomique et dans les propriétés physiologiques des conduits biliaires que nous nous appliquions à faire ressortir tout à l'heure.

---

(1) *Handbuch der Anatomie*, 2e Bd., p. 226.
(2) *Prag. Viertelj.*, 1851, t. III, p. 650.

QUINZIÈME LEÇON.

De l'élimination des calculs cystiques par les voies naturelles. — Colique hépatique.

SOMMAIRE. — De la migration des calculs cystiques par les voies naturelles. — Symptômes dus à l'irritation des nerfs (colique hépatique); — à l'irritation hypérémique ou inflammatoire des conduits biliaires. — Lésions de canalisation.

De la colique hépatique. — Causes : calculs, ascarides lombricoïdes, hydatides. — Opinion de Beau et de Chomel. — Examen des garde-robes. — Usure par frottement et fragmentation des calculs. — Distension de la vésicule biliaire. — Spasmes des parois des conduits biliaires. — Contraction des parois abdominales. — Douleur; ses caractères; points cystique, épigastrique, scapulaire. — Pouls et température. — Lypothymies et syncopes; mort rapide. — Introduction du calcul dans le canal cholédoque : ictère. — Passage du calcul dans l'intestin : diarrhée bilieuse.

Messieurs,

Les préliminaires dans lesquels nous sommes entrés précédemment, nous mettront à même d'envisager aujourd'hui, par le côté anatomique et physiologique, quelques-uns des principaux phénomènes qui marquent habituellement l'émigration des cholélithes cystiques par les voies naturelles.

Les phénomènes en question peuvent toujours être ramenés aux trois catégories suivantes : 1° tantôt ils se rattachent à l'irritation des nerfs des conduits biliaires, déterminée par le contact du corps étranger ; l'expression symptomatique qui traduit vulgairement cette irritation des nerfs est, vous le savez, l'ensemble connu sous le nom de *colique hépatique* ; — 2° tantôt il s'agit de l'irritation hypérémique ou décidément inflammatoire des conduits dans lesquels les concrétions calculeuses séjournent ou cheminent ; — 3° tantôt enfin, la présence du corps étranger détermine une lésion de canalisation par obstruction plus ou moins complète et plus ou moins durable de la cavité même de l'organe.

Commençons par l'étude des phénomènes d'ordre nerveux ou, en d'autres termes, par la *colique hépatique calculeuse.*

C'est, je le répète, la révélation clinique, pour ainsi dire vulgaire, du passage dans les voies naturelles des concrétions biliaires. Mais, il va de soi que des corps étrangers, autres que les cholélithes, peuvent occasionner la réunion des symptômes qui la constituent. Tels sont, par exemple, d'après Frerichs, les ascarides lombricoïdes et d'après mes observations, les hydatides. On admet encore, bien que cela ne soit pas régulièrement démontré, que ces symptômes peuvent quelquefois se montrer, à titre de phénomène purement nerveux, en dehors de toute intervention d'un corps étranger quelconque.

Vous n'ignorez pas, sans doute, que Beau avait même soutenu, avec la vivacité dialectique qui lui était propre, que, en règle générale, les choses se passaient conformément à la dernière opinion que je viens de citer. La colique hépatique d'origine calculeuse devait être, suivant lui, reléguée au second plan, comme un accident rare, exceptionnel.

Beau, pour soutenir cette thèse singulière, se fondait sur quelques observations personnelles, d'ailleurs fort peu probantes ; il se fondait aussi sur les assertions de Chomel qui prétendait que, sur 30 ou 40 cas de colique hépatique, il est à peine possible d'en compter un dans lequel l'examen des selles permette de reconnaître la présence de concrétions biliaires.

Or, Messieurs, l'opinion de Chomel est en contradiction formelle avec celle de la plupart des auteurs qui ont étudié d'un peu près la question. Ainsi, selon Frerichs, dans la colique hépatique, l'expulsion des calculs par les garde-robes ne fait défaut que par exception. Trousseau a émis à peu près le même avis. Vingt-cinq fois M. Willemin a recueilli les calculs expulsés sur un total de 150 cas de colique hépatique qu'il a observés et il avoue que la recherche des concrétions n'a pas été toujours suffisamment scrupuleuse. Wolff, dans les 45 faits, de colique hépatique qu'il a rassemblés, a pu constamment, dans tous les cas, retrouver les calculs dans les garde-robes. La plupart des auteurs qui ont récemment écrit sur les maladies du foie, M. Murchison entre autres, déposent absolument dans le même sens. Enfin, et ce n'est pas là un des moindres arguments, peut-être, à opposer à la doctrine de Beau, je tiens de source certaine que dans deux cas où ce médecin avait, en 1862, dans son service de la Charité, établi le diagnostic *hépatalgie non calculeuse*, un examen attentif des garde-robes, pratiqué pendant plusieurs jours, par un assistant peu convaincu, a permis dans les deux cas de découvrir le corps du délit. La thèse soutenue par Beau est d'ailleurs une thèse ancienne contre laquelle plusieurs médecins avaient déjà protesté avec énergie. Pujol s'est distingué particulièrement sous ce rapport et je vous engage à lire dans son *Mémoire sur la colique hépatique* (1), — mémoire digne d'être consulté à tous égards — le passage où il se passionne contre les *matadors* de l'art qui, de son temps, soutenaient que la colique hépatique est une affection surtout spasmodique et ne reconnaissant que très-exceptionnellement pour cause le passage des concrétions dans les voies biliaires.

A ce propos, Messieurs, je dois appeler votre attention sur la nécessité d'un examen attentif, et prolongé souvent durant plusieurs jours ou même plusieurs semaines, des garde-robes, lorsqu'on veut y rechercher, après la cessation de la colique, les concrétions biliaires. Il faut éviter dans cette recherche de suivre l'avis de Prout, qui conseillait tout simplement de jeter les matières fécales dans l'eau pensant que les calculs devaient surnager et se mettre ainsi facilement en évidence. Or, vous savez par nos études antérieures que les calculs, à

(1) Tome IV, p. 376.

l'état frais, ne sont jamais plus légers que l'eau. Il faut donc de toute nécessité que les garde-robes soient passées à travers un linge ou mieux un tamis. C'est ici le lieu de rappeler enfin qu'un calcul qui, engagé dans le canal cystique, a pu provoquer les symptômes de la colique hépatique la plus intense, peut rentrer dans la vésicule et, par conséquent, ne pas apparaître dans les selles.

En se fondant sur ces considérations et sur bien d'autres arguments encore que nous ne pouvons développer, il est possible d'établir que, dans l'immense majorité des cas, le syndrome *colique hépatique* se rattache au passage des calculs biliaires par les voies naturelles.

A. Arrêtons-nous tout d'abord sur quelques phénomènes qui se produisent dans la vésicule antérieurement à l'apparition de la colique. Vous savez que les calculs d'un certain volume ne sauraient s'introduire dans l'étroit conduit qu'on désigne sous le nom de canal cystique ; mais, ils peuvent subir certaines modifications qui rendent possible cette intromission. Ainsi, par suite du frottement réciproque auquel ils sont soumis, les calculs volumineux, multiples, sont susceptiples de s'amoindrir. C'est là le phénomène de l'usure par frottement réciproque.

Frerichs admet, en outre, l'existence d'une sorte de corrosion, grâce à laquelle les couches externes des concrétions peuvent disparaître en conséquence d'une action chimique exercée, sur la cholestérine et le pigment biliaire, par la bile devenue riche en alcalis et en sels biliaires. Enfin, les calculs peuvent encore éprouver dans la vésicule une véritable *fragmentation*. En effet, et je vous ai montré au cours pratique un bel exemple du genre, on trouve assez souvent, dans la vésicule, dans les voies biliaires et même dans les garde-robes, des fragments de structure radiée (*Fig. 19*), des segments, à l'aide desquels il est facile de reconstituer une pierre sphérique (1). Au dire de

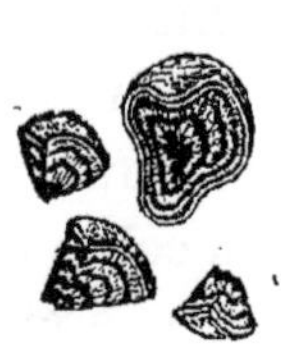

Fig. 19.

(1) Frerichs, *loc. cit.*, Obs. CXLIX ; — Gubler, cité par Besnier, *loc. cit.*, p. 388.

Meckel (1), il s'agirait là d'un phénomène de métamorphisme analogue à celui qui se produit dans certaines formations géologiques et en vertu duquel ces formations se délitent et se fragmentent. Il n'est guère douteux cependant que, quelquefois au moins, la contraction musculaire ne joue ici un rôle. Je puis citer à l'appui un cas observé par M. Gerhardt (2). Chez un sujet qui avait succombé, dans le cours d'une colique hépatique, à la suite de convulsions, ce médecin a découvert une grosse concrétion biliaire, fortement engagée dans le canal cystique ; des fragments, provenant de l'extrémité antérieure de ce calcul, avaient pénétré dans l'épaisseur de la membrane muqueuse du conduit.

B. Ce n'est pas ici le lieu de relever les symptômes qui, dans certains cas, sont capables de révéler la présence des pierres biliaires dans la vésicule. C'est là un côté de la question que nous traiterons ailleurs. Pour le moment, je veux faire remarquer qu'une distension plus ou moins prononcée de la vésicule du fiel, reconnue par la palpation ou la percussion est, ainsi que l'a fait remarquer M. Willemin, un symptôme qui, parfois, précède de quelques jours ou de quelques semaines, le développement de la colique. Quelle est la raison de cette distension qui paraît constituer un phénomène prodromique et préparatoire ? MM. Barth et Besnier supposent que le calcul, introduit déjà dans l'orifice cystique, peut jouer le rôle d'une soupape qui permet l'entrée de la bile et ne la laisse pas sortir. Par suite de la distension même des parois de la vésicule et peut-être sous l'influence d'une action réflexe, le plan musculaire entre en contraction et pousse la concrétion dans la cavité du canal cystique. Voilà donc le calcul engagé dans cet étroit conduit. Il y progresse surtout grâce à la pression exercée par la tunique musculeuse, souvent hypertrophiée de la vésicule. Comme agents accessoires, on est autorisé à compter la contraction de parois abdominales et

---

(1) *Mikrogeologie*, p. 80.
(2) *Klinische Vortræge*, p. 109.

probablement aussi la contraction spasmodique des faisceaux musculaires des parois du conduit lui-même.

Mais, il convient de noter que ces deux agents, la contraction des parois abdominales et le spasme des parois du canal, peuvent opérer en sens inverse de la progression du calcul qui, fréquemment, ainsi que l'a montré l'autopsie, abandonne le canal cystique déjà dilaté et retombe dans la vésicule.

Quoi qu'il en soit, à peu près tous les symptômes de la colique hépatique, moins l'ictère toutefois, peuvent se produire par le seul fait du passage d'un calcul dans le conduit cystique.

Au premier rang, parmi ces symptômes, il importe de signaler la douleur qui se manifeste tout à coup, par l'intervention d'une cause occasionnelle, telle qu'un effort, une émotion morale, — ou encore sans cause extérieure appréciable, en général trois ou quatre heures après le repas, au moment où, sous l'influence du passage du chyme dans le duodénum, la bile afflue dans l'intestin.

Je n'entrerai pas dans le détail descriptif de cette douleur. Je me bornerai à rappeler qu'elle est très-intense et que répandue d'une façon diffuse, un peu partout, dans la région sus-ombilicale, les hypochondres, particulièrement le droit, elle se montre pourtant plus accentuée d'habitude sur certains points. C'est ainsi qu'on distingue un *point cystique* indiqué par Flemming, et qui occuperait la région de la vésicule. L'existence de ce point n'est pas habituelle; c'est plutôt peut-être une conception théorique. Il n'en est pas de même du *point épigastrique*, reconnu par la plupart des auteurs anciens et modernes [Pemberton, Sénac (de Vichy), etc.], et du *point scapulaire*. Ce point, sur lequel Budd a insisté avec beaucoup de raison, occupe l'extrémité inférieure de l'omoplate droite.

Ces points douloureux répondent à peu près au siége même des organes mis en cause, et tout porte à croire que la douleur traduit ici directement, en grande partie, l'irritation des voies biliaires, peut-être aussi leur contraction spasmodique, irritation et contraction qui sont déterminées par le contact du corps étranger où encore par la distension de ces canaux, résultant de l'accumulation de la bile.

Mais il faut prendre en sérieuse considération, dans l'espèce, ces phénomènes de sensibilité réflexe, car c'est par eux seulement qu'il est possible d'expliquer les irradiations douloureuses qui se font fréquemment dans l'épaule et le bras droits, dans la hanche et le membre inférieur du même côté, etc. De ces irradiations douloureuses, il convient de rapprocher celles qui s'opèrent dans la sphère motrice et qui se traduisent par des convulsions tantôt générales et tantôt partielles. Ces dernières ont été l'objet d'une étude approfondie de la part de M. Duparcque qui les a décrites dans un mémoire spécial (1). Ce sont des *convulsions épileptiformes* qui affectent d'abord les muscles de la région abdominale antérieure du côté droit, puis se répandent successivement dans le membre inférieur, dans le membre supérieur et, enfin, quelquefois même dans la moitié de la face du même côté. Les contractions localisées des muscles de l'abdomen que nous avons mentionnées semblent être en quelque sorte le rudiment de ces convulsions plus ou moins généralisées.

Les *vomissements*, composés au début de matières alimentaires, puis d'un liquide muqueux, rarement biliaire, qui accompagnent si souvent la colique hépatique doivent aussi être rangés parmi les phénomènes réflexes.

Il n'est pas sans intérêt d'examiner maintenant quel est l'état du *pouls* dans la colique hépatique régulière. L'opinion commune, et elle est parfaitement fondée, c'est que la colique hépatique est une affection apyrétique. Sauf le cas particulier dont il sera bientôt parlé, à la vérité, on ne possède pas, à cet égard, que je sache, de renseignements thermométriques précis. Toujours est-il que le pouls n'est pas généralement accéléré dans la colique hépatique. Bien plus, s'il faut en

(1) Requin. — *Pathologie interne*, § 1336, p. 146.

croire M. Wolff qui se fonde, comme vous le savez, sur l'étude de 45 cas, le pouls, dans la colique régulière, serait constamment ralenti, observation faite autrefois déjà par Coe et plus récemment par Budd. Ainsi, dans les 45 cas qu'il a recueillis, même en l'absence de toute trace d'ictère, M. Wolff aurait compté, par minute, pendant la durée de la colique, 5 à 10 pulsations de moins que dans l'état sain.

En tenant l'assertion de M. Wolff pour trop absolue, on est conduit pourtant à reconnaître que le ralentissement du pouls est un phénomène au moins fréquent dans la colique hépatique.

J'ai voulu insister sur ce symptôme, parce que je crois y voir pour ainsi dire le germe de quelques phénomènes qui se produisent de temps à autre dans le cours de la colique hépatique : je fais allusion aux *lypothymies* et aux *syncopes*. Ces accidents sont attribués d'ordinaire à l'intensité des douleurs, bien à tort certainement, car ils surviennent dans des cas où la douleur n'offre rien d'exceptionnel ou même est relativement peu accentuée.

Physiologiquement, on peut, il me semble, expliquer leur développement en se reportant aux résultats de certaines expériences instituées par M. Brown-Séquard et qui consistent à déterminer, à des degrés divers, l'irritation des ganglions semi-lunaires, lesquels, vous le savez, concourent à l'innervation des voies biliaires. De cette irritation résulte une action réflexe qui, passant par la moelle épinière et le bulbe, retentit sur les nerfs pneumo-gastriques et occasionne finalement, si l'irritation est intense, un arrêt du cœur en diastole, c'est-à-dire une syncope. Portée moins loin, l'irritation pourra déterminer une diminution plus ou moins durable de la force du cœur et ainsi se produira l'état lypothymique.

Suivant toute vraisemblance, c'est surtout par ce mécanisme que surviennent les morts rapides, observées dans un certain nombre de cas de colique hépatique calculeuse, par le seul fait de l'irritation nerveuse, causée par la présence du corps étranger, et sans l'intervention de quelque lésion organique grave, telle, par exemple, que l'ulcération suivie de perforation des conduits biliaires. Ces cas de mort subite ou rapide, au milieu de phénomènes lypothymiques ne sont pas absolument rares. Plusieurs d'entre eux ont été observés par Portal. Ils se voient aussi bien dans les cas où le calcul est arrêté dans le canal cystique que dans ceux où il est parvenu dans le canal cholédoque. M. Durand-Fardel a publié un cas du dernier genre (1). Le fait, déjà signalé, de M. Gehrardt est un exemple de mort rapide, consécutivement à l'intromission d'un calcul dans le canal cystique. Une autre observation, publiée dans *The medical Times and Gazette* (2), appartient à la même catégorie. Elle concerne une femme, âgée de 33 ans, qui avait eu plusieurs coliques et des syncopes. La mort eut lieu seize jours après le début des accidents. A l'autopsie, on constata que la vésicule renfermait un gros calcul et que, dans l'étendue de quelques centimètres, le canal cystique était assez large pour admettre le bout du doigt; au-dessous de cette dilatation, il avait son diamètre normal.

Tels sont, Messieurs, les principaux phénomènes de la colique hépatique quand elle se lie à la présence de calculs dans le canal cystique. Les agents de la progression des calculs, qui ont pénétré dans ce conduit, sont principalement, ai-je dit, la contraction du plan musculaire de la vésicule, la contraction des muscles abdominaux, et enfin le spasme des voies biliaires.

Quand le calcul est parvenu dans le canal cholédoque, il faut y ajouter la pression exercée par la bile constamment sécrétée par le foie. En général, lorsque le calcul a pénétré, sous cette nouvelle influence, dans le canal cholédoque, les accidents précipitent leur cours. De plus, un soulagement momentané se montre fort souvent, le calcul passant avec plus de facilité dans un canal plus large; mais, de nouveau, une exaspération de la douleur survient au moment où le calcul va franchir l'orifice duodénal.

Une fois ce dernier obstacle vaincu, les douleurs cessent

(1) *Union médicale*, mars 1870.
(2) 1867, mars, p. 249.

tout-à-coup, comme par enchantement; le calcul tombe dans l'intestin et il est tôt ou tard expulsé par les garde-robes, à la suite de quelques coliques, accompagnées dans certains cas d'une diarrhée bilieuse.

Il faut que j'arrête un instant votre attention sur l'*ictère* que l'on considère généralement comme un symptôme annonçant de toute nécessité le passage d'un calcul dans le canal cholédoque. La réalité est que l'ictère est commun en pareille circonstance. Il se produit même très-rapidement dans ce cas particulier de l'occlusion des voies biliaires : Ainsi, de 6 à 12 heures après le début d'une colique, l'ictère peut être très-prononcé, alors que, dans l'oblitération catarrhale de ce conduit, il faut d'ordinaire trois jours pour que l'ictère soit constitué. La pression à laquelle est soumise la bile dans les conduits biliaires, en cas de colique hépatique, est probablement la cause de cette différence.

Mais, je le répète, l'ictère n'est pas, dans l'espèce, un phénomène constant, lors même que le calcul est volumineux et qu'il séjourne longtemps dans le canal cholédoque. Ce fait est nettement établi par les 45 observations de M. Wolff. Dans tous les cas, appartenant à cet auteur, vous vous en souvenez, le calcul a dû traverser le canal cholédoque, puisque, toujours, il est parvenu dans les garde-robes. Or, 25 fois, on a noté l'absence d'ictère, c'est-à-dire dans plus de la moitié des cas. Souvent, les calculs dont le passage n'avait pas amené d'ictère atteignaient le volume d'une noisette.

La forme anguleuse des calculs ne peut pas être invoquée non plus que leur petit volume pour expliquer l'absence d'ictère, car, parmi les calculs rendus par les selles sans qu'il y ait eu jaunisse, il en est un certain nombre qui offraient la forme tétraédrique.

Il est donc nécessaire de faire intervenir ici d'autres influences que celles qui sont relatives à la dimension du canal cholédoque et à celle des concrétions. C'est ici le lieu de supposer, peut-être, que le spasme du canal cholédoque exerce une certaine action en occasionnant l'occlusion complète, absolue de ce canal. Nous savons que la réalité du spasme du canal cholédoque est rendue vraisemblable par la présence de faisceaux musculaires dans les parois de ce conduit au moins chez certains sujets, et aussi par les résultats des expériences faites sur l'animal vivant par quelques physiologistes, et, entre autres, par M. Laborde.

Pour en finir avec les considérations que j'ai voulu vous présenter sur la colique hépatique, il me reste à vous entretenir du frisson violent et accompagné d'une élévation plus ou moins considérable de la température qui, parfois, se surajoute aux phénomènes ordinaires de l'accès ou encore s'y substitue. C'est par là que je commencerai la prochaine leçon.

SEIZIÈME LEÇON.

De la lithiase biliaire (*suite*). — De l'occlusion permanente du canal cholédoque.

SOMMAIRE. — Des accès fébriles dans certains cas de colique hépatique.— Élévation de la température. — Complications de la migration des calculs. — Perforation des canaux biliaires (péritonite). — Ulcération du canal cholédoque et du duodénum : fistules duodéno-cholédoques. — Ouverture de l'ulcération dans la veine porte (thromboses, phlébite suppurative). — Dilatation permanente, rétrécissements fibreux du canal cholédoque. — Enclavement définitif du calcul : Explication de l'absence d'ictère ; — Hydropisie de la vésicule du fiel ; — Distension du canal cholédoque, s'étendant ensuite aux conduits intra-hépatiques ; — Congestion biliaire ou ictère du foie ; ses caractères anatomiques ; apoplexies biliaires. — Les altérations consécutives à l'obstruction calculeuse du canal cholédoque sont les mêmes que celles qui succèdent à la ligature de ce canal. — Atrophie consécutive du foie.

I.

Messieurs,

Je vous faisais remarquer, en terminant la dernière leçon, que la colique hépatique peut être accompagnée, dans certains cas, contrairement à la règle, d'un état fébrile transitoire, caractérisé par une élévation plus ou moins prononcée de la température centrale et dont le début est marqué, en général, par un frisson bien accentué, de manière à reproduire le tableau d'un accès de fièvre intermittente palustre. Avant de passer outre, je vais revenir en quelques mots sur ce point, que je ne crois pas avoir suffisamment mis en relief.

L'existence de ces accès fébriles, liés au passage de concrétions dans les voies biliaires, a été depuis longtemps reconnue. Elle est indiquée par Pemberton (1), par Budd et enfin par Frerichs. Budd compare même ces accès fébriles à ceux qui se produisent parfois en conséquence de l'introduction d'un cathéter dans le canal de l'urèthre.

Il est des malades chez lesquels les accidents fébriles se développent toutes les fois que survient un accès de colique hépatique. Le plus souvent, le frisson commence à se dessiner seulement quand la douleur hépatalgique a déjà paru. L'intensité du mouvement fébrile n'est pas d'ailleurs, tant s'en faut, nécessairement en rapport avec l'intensité de la douleur. Dans quelques cas où celle-ci était à peine prononcée, l'accès fébrile était cependant très-intense ; dans d'autres, c'est une relation inverse qni a été observée. D'après mes recherches personnelles, on peut voir, chez un même malade, le passage des calculs être marqué par des coliques sans frissons, des coliques avec frisson, et enfin des accès fébriles sans accompagnement de douleur. Cela est arrivé dans l'observation dont vous pouvez suivre les principaux détails sur le tableau que je vous présente, observation qui n'embrasse pas moins de trois années.

Vous comprenez que, en clinique, si l'on n'était pas prévenu de ces aspects si divers que revêt parfois la symptomatologie

---

(1) C. R. Pemberton. — « The jaundice from gallstones, may be known by a sudden acute pain at the pit of the stomach attended with nausea, and retchings. Sometimes there are shiverings, and sometimes not. When these shiverings occur, it may be observed that they come on *after* the pain has continued some time, and do not precede the pain, as is the case with those shiverings which attend inflammation. » (*A practical treatise on various diseases of the abdominal viscera,* p. 49, 50. London, 1820).

de la lithiase biliaire, il serait à peu près impossible de rapporter les accès fébriles dont il s'agit et qui, quelquefois, par leurs caractères extérieurs rappellent les accès pernicieux palustres, il serait difficile, dis-je, de les rapporter à leur véritable origine.

L'observation CXLIX de Frerichs (*loc. cit.*, p. 839) offre un très-bel exemple d'accès fébriles liés au passage d'un calcul dans les voies biliaires. La température centrale, notée dans deux de ces cas, s'est élevée à 40°,5 dans l'un, à 39°,5 dans l'autre ; tandis que durant les jours apyrétiques ou le matin même des accès qui avaient lieu le soir, elle ne dépassait pas 37°,5. Quelques jours après le dernier accès, la malade rendit par les selles des fragments de calculs, à structure radiée, appartenant à une concrétion sphérique.

Ces accès fébriles, satellites en quelque sorte de la colique hépatique, et en rapport évidemment avec le passage dans les voies biliaires des cholélithes ne doivent pas être confondus avec les accès de fièvre, revenant à courte échéance, suivant un type plus ou moins régulier, de manière à simuler la fièvre intermittente palustre et qui se montrent *en dehors de la colique hépatique*, dans certaines maladies des voies biliaires, dans les cas, par exemple, d'occlusion du canal cholédoque quelle qu'en soit la cause : cancer de la tête du pancréas, enclavement d'un calcul, avec ou sans angiocholite concomitante. Je vous ai déjà entretenu de cette forme de *fièvre intermittente symptomatique, hépatique ou biliaire* ; je me propose d'y revenir encore dans une autre occasion.

Il est possible que cette fièvre à retours réguliers et les accès fébriles satellites de l'hépatalgie calculeuse aient, au point de vue pathogénique, un lien commun, ainsi que nous essaierons de le prouver par la suite. Toujours est-il qu'ils doivent être l'objet d'une distinction par ce fait même qu'ils n'ont pas exactement la même signification clinique.

II.

Les détails dans lesquels je suis entré, relativement à la migration des cholélithes par les voies biliaires, considérée dans sa forme régulière, me semblent suffisants ; aussi, vais-je appeler maintenant votre attention sur quelques-uns des principaux incidents qui viennent parfois adultérer plus ou moins profondément la marche ordinaire des évènements.

Vous avez vu, Messieurs, que la plupart des phénomènes de la migration régulière des concrétions sont d'ordre nerveux. Nous allons rencontrer surtout dans la nouvelle catégorie que nous devons envisager des lésions inflammatoires ou ulcéreuses, des perforations, des ruptures, des lésions de canalisation plus ou moins durables et permanentes.

Les perforations, les ruptures, les déchirures des canaux biliaires par le fait de la présence d'un cholélithe ne sont pas des accidents très-rares. Ils surviennent dans la majorité des cas consécutivement à un travail d'ulcération développé sur les points mêmes du canal qui sont en contact avec le corps étranger. Quelques faits tendent pourtant à établir que la lésion inflammatoire préalable n'est pas absolument nécessaire.

Ainsi la perforation survient quelquefois dans le cours d'une colique hépatique. A titre d'exemple de ce genre, je citerai un cas communiqué par M. Richardson à M. Thudicum (*Loc. cit.*, p. 195): l'autopsie fit découvrir un calcul tétraédrique engagé dans le canal cholédoque au niveau du point où il joint le canal cystique. Un des angles du calcul avait déchiré la paroi postérieure du canal et fait issue à travers une sorte de boutonnière longitudinale. Il semble qu'il se soit agi là d'une véritable déchirure traumatique, sans ulcération préparatoire. Il est digne de remarque que, dans ce cas, il n'avait pas existé de jaunisse.

Je mentionnerai encore un fait consigné dans la *Clinique* de Trousseau (1). Dans ce cas, les coliques hépatiques s'étaient prolongées pendant cinq ou six jours lorsque survinrent des symptômes de péritonite. La malade mourut au bout de 24 heures. On trouva dans la cavité péritonéale un calcul gros comme une noisette et, sur le trajet du canal cholédoque, une perforation à travers laquelle le calcul et une certaine quantité de bile avait passé.

Une autre combinaison, moins fâcheuse, quant au résultat, a lieu lorsque l'ulcération du canal cholédoque fait communiquer la cavité de ce conduit avec celle du duodénum. Frerichs (Obs. CLIII) rapporte quelques spécimens de ces *fistules duodéno-cholédoques*, ayant donné passage à des concrétions volumineuses, lesquelles n'auraient certainement pas pu traverser l'orifice très-étroit par lequel les voies biliaires s'ouvrent dans la cavité de l'intestin.

Il est des cas où l'ulcération s'ouvre dans le tronc de la vein porte ou dans les branches qui lui donnent naissance. Cette combinaison naturellement moins heureuse que la précédente, n'est pas très-rare néanmoins, en raison des rapports qui existent entre ces vaisseaux et les voies biliaires. Plusieurs cas de ce genre ont été rapportés par Dance, Robert (2) et Bristowe (3).

Les conséquences de cet accident ne sont pas toujours les mêmes : tantôt le résultat est la production d'une thrombose de la veine porte, qui, à son tour, produit l'ascite, l'hémorrhagie intestinale, l'hypertrophie splénique, etc.; d'autres fois, il s'agit d'une phlébite suppurative, suivie à peu près nécessairement d'infection purulente.

C'est ici le lieu de parler de certaines lésions que les cholélithes, qui ont accompli leur émigration par les voies naturelles et sont parvenus jusque dans l'intestin, laissent après eux dans les voies biliaires. En pareil cas, la *dilatation per-*

(1) Voyez : Besnier, *loc. cit.*, p. 368.
(2) Cité par Besnier, *loc. cit.*, p. 352.
(3) Cité par Murchison, *loc. cit.*, p. 519.

manente des voies qui servent à l'excrétion de la bile (canaux cholédoque et cystique, vésicule du fiel) n'est pas un fait exceptionnel. On peut en dire autant de certains *rétrécissements fibreux* dont les conséquences bien entendu, sont graves surtout quand ces rétrécissements occupent le canal cholédoque (1). Il est indubitable qu'un bon nombre de ces rétrécissements fibreux, décrits par les auteurs, sont d'origine calculeuse et résultent de l'ulcération qui s'est effectuée au contact des concrétions. Mais il n'est pas certain que telle soit la cause unique des rétrécissements fibreux des voies biliaires. C'est ce que M. Hoffmann cherche à établir dans un travail récent (2).

De tous les accidents qui peuvent marquer la migration des concrétions par les voies biliaires l'*enclavement définitif* de ces concrétions est, sans conteste, le plus vulgaire, celui qu'il importe surtout d'étudier.

Les conséquences de cet accident varient du tout au tout suivant le lieu où se fait l'enclavement. C'est ainsi que, dans le cas où l'oblitération porte sur le canal cystique, le résultat est généralement l'*hydropisie de la vésicule du fiel*, lésion qui, pendant la vie, ne se révèle souvent par aucun symptôme appréciable tandis que l'enclavement dans le canal cholédoque est à peu près fatalement l'origine de toute une série de lésions secondaires qui se traduisent par des désordres très-accentués et d'ordinaire aboutissent tôt ou tard, soit directement, soit indirectement à une issue funeste.

Pour ne parler que du canal cholédoque, il n'est peut-être pas sans intérêt de vous faire remarquer tout d'abord, Messieurs, que l'obstruction de ce conduit, alors même qu'elle est due à une concrétion volumineuse, n'est pas nécessairement suivie de rétention biliaire, d'ictère. C'est là un fait dé-

(1) Cas de Fritz (*Centralblatt,* 1868), de Lebert (*Atlas,* t. II, p. 721). de Moxon. *Path. Society.*, p. 129, 1873 t. XXIV. Voir aussi : Murchison, *loc. cit.*, p. 334.

(2) *Virchow's Archiv*, t. XXXIX, 1867, p. 195-206. — Dans les trois cas rapportés par l'auteur, le rétrécissement fibreux serait résulté de la propagation aux voies biliaires d'un catarrhe gastro-intestinal.

montré par un certain nombre d'observations et dont j'ai été moi-même témoin plusieurs fois. Ainsi, il est possible que l'enclavement d'une concrétion dans le canal cholédoque après s'être opéré, sans être précédé par les phénomènes de l'hépatalgie, persiste sans s'accompagner de jaunisse (1). Le plus remarquable de tous ces faits est celui que Cruveilhier a consigné dans son *Atlas* en y ajoutant une très-belle planche. Dans ce cas, de nombreux calculs étaient venus s'accumuler sur toute la longueur du canal cholédoque dilaté. L'amas calculeux remontait d'un côté jusque dans le canal cystique et de l'autre côté dans le canal hépatique et ses principales branches. Malgré cela, la bile, suivant un trajet, à la vérité tortueux et étroit, pénétrait dans l'intestin, puisque, en définitive, il n'y avait pas d'ictère.

Quoi qu'il en soit, ces cas sont certainement exceptionnels et, dans l'immense majorité, l'obstruction du canal cholédoque par un calcul entraîne, comme nous l'avons dit, des lésions fonctionnelles et organiques qu'il nous faut maintenant passer en revue.

Un des premiers effets de l'oblitération, pour peu que l'obstacle siége au-dessous de la bifurcation, est la distension du canal cholédoque et de la vésicule du fiel. Cette distension, en ce qui concerne ce dernier organe, peut être poussée fort loin. C'est alors que la vésicule peut devenir assez volumineuse pour descendre, fait très-rare à la vérité, jusqu'à l'ombilic et même jusque dans la fosse iliaque. Bientôt, la distension gagne les conduits intra-hépatiques et il se produit alors une altération particulière du foie qu'on désigne quelquefois sous le nom d'*ictère du foie*, de *congestion biliaire du foie*. Je vous rappellerai en quelques mots les caractères de cette lésion dont incidemment il a été déjà question à diverses reprises. Le foie, dans les premières phases, est volumineux ; dans quelques cas, il descend jusqu'à l'ombilic (Bright). Les bords

(1) Voyez : Durand-Fardel. — *Traité clinique et pratique des maladies des vieillards*, p. 785 ; — Budd, *loc. cit.*, p. 361 ; — Frerichs, *loc. cit.*, p. 827.

restent tranchants ; ils ne s'arrondissent pas (Budd) comme dans le foie amyloïde, par exemple. La distension de la vésicule est constamment présente dans cette forme d'*hépato-macrosie* et c'est là, vous le comprenez, une circonstance qui peut être utilisée dans la clinique pour le diagnostic. La surface du foie est lisse, jamais granuleuse. Sa coloration est jaune, vert foncé, ou mieux olivâtre. Les lobules sont distincts et, en les examinant sur des coupes, on reconnaît que la coloration foncée est principalement marquée dans leur partie centrale. (Voir la figure de l'Atlas de Frerichs). Quand on pratique des sections dans ce foie, on reconnaît la dilatation des conduits biliaires d'un certain calibre et l'on voit en même temps s'écouler de la surface de section une grande quantité de bile. (*Congestion biliaire, apoplexie biliaire*). D'après Rokitansky, les conduits peuvent se rompre dans l'intimité du parenchyme hépatique et, par ce mécanisme, il se fait de véritables apoplexies biliaires. Ces ruptures se produisent quelquefois à la surface du foie, accident redoutable auquel succède à peu près nécessairement une péritonite mortelle.

Je n'aurai pas à m'arrêter longuement sur les modifications de texture particulière à cette altération du foie. Les expériences, instituées chez les animaux, et dont je vous ai déjà parlé, pouvaient faire prévoir en quoi elles consistent. Vous n'avez pas oublié qu'une hyperplasie conjonctive, répandue dans toute la glande, le long des conduits biliaires, d'abord marquée dans les espaces, puis s'étendant plus ou moins aux fissures, de manière à circonscrire parfois le lobule dans toute son étendue, paraît être la conséquence nécessaire et rapidement produite de la ligature du canal cholédoque. Tel est, au moins, ce qui ressort des expériences de M. W. Legg et de celles qui nous sont propres. Or, nous nous sommes assuré, dans plusieurs cas d'oblitération du canal cholédoque par des calculs chez l'homme, que les choses, à cet égard, se passent comme chez les animaux auxquels on a pratiqué la ligature. Je relèverai seulement que cette forme de cirrhose, qui a pour effet de rétrécir progressivement le domaine du parenchyme hépatique, n'aboutit pourtant jamais, comme la cirrhose vulgaire, à la formation de granulations hépatiques.

C'est là une différence dont la raison me paraît assez difficile à donner, mais qu'il importait de signaler.

L'infiltration pigmentaire des cellules hépatiques, les infarctus pigmentaires qui remplissent les capillaires biliaires (O. Wyss. — *Virchow's Archiv*. 553, 1866. Bd. 35) ou les dernières ramifications des conduits hépatiques sont des altérations qu'il suffira de mentionner pour compléter le tableau.

Notons en passant que, dès cette première période, chez l'animal au moins, les altérations dont il s'agit suffisent pour entraîner des lésions fonctionnelles sérieuses, pour entraver, par exemple, la fonction glycogénique. Ainsi, d'après les recherches de M. W. Legg, le glycogène fait défaut dans le foie des animaux mis en expériences et tués peu de temps après la ligature. De plus, d'après le même auteur, il serait impossible, en provoquant des lésions bulbaires chez les animaux ayant subi depuis quelque temps la ligature du cholédoque de déterminer l'apparition du sucre dans les urines (1).

Par suite de la persistance de l'obstacle au cours de la bile et sous l'influence combinée de la dilatation progressive des conduits biliaires intra-hépatiques et de l'extension également progressive des tractus conjonctifs péri-lobulaires, le champ du parenchyme hépatique se rétrécit de plus en plus. En conséquence de ces conditions, le foie reprend d'abord son volume normal, pour devenir ensuite petit.

Cette atrophie du foie, consécutive à l'enclavement des calculs biliaires, peut se montrer déjà quelques mois à peine après le moment où l'oblitération est survenue (Budd). Il est possible qu'elle s'accomplisse sans que les cellules hépatiques, qui persistent, éprouvent des altérations nouvelles et différentes de celles que nous avons indiquées à propos de la première période.

Quelquefois néanmoins, à un moment donné, ces cellules subissent soit dans une partie du foie, c'est-à-dire sous forme de foyer, soit dans toute son étendue, une destruction complète,

---

(1) Voir V. Wittich. — *Glycogengehalt der Leber nach unterbinding des choledocus*. In *Centralblatt*, n° 19, 1875.

avec fonte granulo-graisseuse, comparable à celle qu'on observe dans l'atrophie jaune aiguë du foie. Le fait a été reconnu pour la première par T. Williams (1); puis, il a été constaté de nouveau par Budd (2) et Frerichs qui admet, lui aussi, dans certains cas, cette destruction totale des cellules hépatiques.

Un cas rapporté par Virchow (3) semble établir que la destruction commence, en pareille circonstance par le centre du lobule. Ce cas est relatif à une obstruction calculeuse du canal cholédoque datant de cinq semaines.

Le foie n'avait pas encore diminué de volume. A l'autopsie, on trouva des cristaux de leucine et de tyrosine sur les points où l'altération des cellules était le plus profonde. Vous n'avez pas oublié peut-être que dans un cas du même genre, Hardy avait, pendant la vie, rencontré ces mêmes substances dans les urines.

Une observation de M. Hayem, présentée récemment à la Société anatomique par M. Dreyfus (juin 1876), constate en outre, comme on devait s'y attendre que, dans ce genre de lésions hépatiques, la formation d'urée est en défaut.

Il est impossible de ne pas rapprocher les altérations profondes du parenchyme hépatique qui viennent d'être relevées de celles qui se montrent d'une façon constante dans l'atrophie jaune aiguë du foie. Il y aura lieu de rechercher s'il faut établir encore un nouveau rapprochement entre ces deux ordres d'affections hépatiques au point de vue clinique.

---

(1) T. Williams. — *On the pathology of cells.* — *Guy's Hosp. Reports*, oct. 1874.

(2) Budd, 2e édit., p. 213, 214. — Gluge. Liv. XII. Taf. II. — Aran. *Gaz. des Hôpit.*, 1860.

(3) Virchow. — *Ueber die Luecin und Tyrosin abscheidüngen.* — *Virchow's Archiv*, t. VIII, p. 355.

DIX-SEPTIÈME LEÇON.

Oblitération du canal cholédoque. — Lésions et symptômes.

Sommaire. — Dilatation des voies biliaires intra-hépatiques : Modifications de la bile ; — Sable biliaire. — Angiocholite suppurative. — Péri-angiocholite : Abcès solitaires ; — Abcès miliaires ; pathogénie de ces abcès. — Phlébite porte consécutive à la péri-angiocholite. — Gravelle biliaire. — Calculs biliaires intra-hépatiques ; caractères qui les distinguent des calculs de la vésicule biliaire.

Symptômes dus à l'oblitération calculeuse des canaux biliaires : Ictère chronique. — Marasme. — Troubles digestifs. — Stéatorrhée.

I.

Messieurs,

Je me propose d'entrer aujourd'hui dans quelques détails destinés à compléter l'histoire des altérations qui se produisent soit dans le foie, soit dans les voies biliaires, sous l'influence de l'oblitération des canaux cholédoque ou hépatique et de vous présenter ensuite un aperçu des symptômes qui se rattachent à ces altérations et peuvent cliniquement en révéler l'existence.

En premier lieu, je m'arrêterai un instant sur la *dilata-*

tion des voies biliaires intra-hépatiques que je n'ai fait qu'indiquer très-sommairement et qui s'accompagne d'ailleurs d'un certain nombre d'altérations des parois et du contenu de ces canaux qu'il nous faut connaître.

Il s'agit là d'une dilatation tantôt cylindrique, tantôt ampullaire, qui se trouve bien représentée dans les figures 25 (p. 144) et 39 (p. 120) de l'ouvrage de Frerichs. A l'autopsie, il est facile, dans certains cas, de suivre, par l'incision, les conduits dilatés jusqu'à la surface du foie, sous la capsule. On s'assure alors que le conduit, après avoir subi un degré variable de renflement, se termine tout à coup en cul-de-sac. (Frerichs, *loc. cit.*, fig. 45.)

La dilatation paraît affecter surtout les canaux de calibre, ceux qui, logés dans les canaux portes, au milieu d'une gaîne conjonctive relativement lâche, sont susceptibles de s'étendre, sans rencontrer tout d'abord la résistance offerte par le parenchyme du foie. Les canaux interlobulaires ne subissent, au contraire, qu'une dilatation comparativement peu considérable. Rien n'est plus aisé que la vérification de ce fait sur des coupes du foie durcies et examinées à un faible grossissement. A ce propos, je vous ferai remarquer que la figure 40, insérée par Frerichs à la page 120 de son livre, est fautive à quelques égards. Elle ne montre pas, en particulier, la différence qui vient d'être signalée entre les conduits des canaux portes et ceux des espaces interlobulaires : elle ne montre pas non plus l'hyperplasie conjonctive qui envahit toujours la capsule de Glisson, soit dans les espaces, soit dans les canaux portes, en conséquence de l'oblitération du canal cholédoque; enfin, elle ne figure pas les vaisseaux artériel et veineux, satellites obligatoires des conduits biliaires.

La dilatation des conduits biliaires ne manque jamais d'être suivie tôt ou tard d'une altération plus ou moins profonde des parois de ces canaux et aussi de leur contenu. (*Angiocholite.*)

Nous avons vu que, quand on pratique l'occlusion expérimentale du canal cholédoque chez les animaux, si l'on sacrifie ceux-ci 12 ou 15 jours après l'opération, on trouve la paroi des conduits dilatés tapissée uniformément par un épithélium cylindrique très-régulier. La bile, renfermée dans ces conduits n'offre, à cette époque, aucune altération bien manifeste, si ce n'est un certain degré de viscosité et, comme nous l'avons vu plusieurs fois, chez les cochons d'Inde, l'existence de vibrions.

Chez l'homme, les conditions ne sont pas absolument les mêmes, la mort ne survenant en général qu'à la suite d'altérations datant de fort loin. Dans les voies biliaires principales, l'épithélium cylindrique a le plus souvent complétement disparu. On en retrouve çà et là des lambeaux au sein de la matière semi-liquide qui remplit la cavité. Suivant Frerichs, il serait quelquefois remplacé par un épithélium plat. Au contraire, dans les canalicules interlobulaires l'épithélium cylindrique est conservé. Seulement, au lieu d'un revêtement régulièrement disposé, on voit parfois des cellules entassées de façon à oblitérer la lumière du conduit. D'autres fois, l'oblitération est occasionnée par un magma qui paraît composé de muco-pus et de pigment biliaire. D'ailleurs, la paroi fibreuse des conduits biliaires, petits ou volumineux, est toujours notablement épaissie.

Quoi qu'il en soit, il n'est pas douteux que cette obstruction des petits conduits biliaires a quelquefois pour effet, — et c'est là une remarque qui appartient à M. O. Wyss — de séparer en quelque sorte la partie sécrétante du foie de la partie excrétante. Dans ces circonstances, tandis que les capillaires biliaires dans le lobule sont distendus par de la bile, les grands canaux biliaires sont remplis, comme l'indique une observation de Frerichs, par un liquide muqueux, incolore, dans lequel les réactifs ne décèlent pas la moindre trace de pigment ou d'acides biliaires. (Obs. VI.)

Ce fait, d'ailleurs, est rare. Le plus communément les conduits dilatés contiennent une bile de consistance visqueuse, dans laquelle nagent des flocons muqueux, des plaques d'épithélium cylindrique et, enfin, souvent aussi du *sable biliaire.*

D'autres fois encore, quoique plus rarement il est vrai, les conduits renferment à proprement parler du muco-pus, aussi peut-on dire en pareille occurrence, qu'on a affaire à une véritable *angiocholite suppurative*.

Voilà, Messieurs, quelles sont les principales altérations que subissent les voies biliaires en conséquence de l'oblitération calculeuse du canal cholédoque. Il n'est pas sans intérêt d'ajouter que toutes ces altérations peuvent se produire, en dehors de la lithiase biliaire, dans tous les cas où les canaux cholédoque ou hépatique sont obstrués quelle qu'en soit la cause (rétrécissement fibreux, cancer de la tête du pancréas). Quelquefois même, en dehors de ces conditions, on les rencontre bien qu'il n'existe pas actuellement de calculs dans les voies biliaires. Mais, le plus ordinairement, il y a lieu de supposer que ces calculs y ont séjourné pendant quelque temps et ont laissé après eux des traces indélébiles de leur passage. Ainsi, deux fois Frerichs a observé toutes les altérations qui viennent d'être décrites, dans un cas de fistule duodéno-cholédoque. M. Barth les a rencontrées chez un sujet qui, peu de temps avant la mort, avait présenté tous les symptômes d'une colique hépatique intense.

Les lésions inflammatoires, résultant de la distension des voies biliaires ne se limitent pas aux parois même des conduits; elles s'étendent aux parties voisines, à la capsule de Glisson (*péri-angiocholite*); d'ordinaire, c'est une inflammation hyperplasique qui se développe. Mais souvent en outre, il se produit çà et là, dans les mêmes régions, de véritables foyers de suppuration.

La suppuration qui succède à la péri-angiocholite se présente sous deux formes principales : 1° Tantôt, on voit survenir au voisinage d'un canal biliaire ulcéré, un abcès volumineux, solitaire, dont le point de départ, par exemple, est un calcul enclavé dans un conduit intra-hépatique. Au dire de M. Niemeyer la majorité des grands abcès du foie de notre pays auraient cette origine ; — 2° Tantôt, il s'agit de petits abcès multiples disséminés dans toute la substance du foie et à sa surface. En raison de leurs dimensions, on les désigne d'habitude sous le nom d'*abcès miliaires pisiformes*, *lenticulaires*. Ils sont quelquefois un peu plus considérables que ne l'indiquent ces dénominations, mais ils dépassent rarement le volume d'un haricot. On les a encore appelés *abcès biliaires*, parce que leur contenu paraît souvent constitué par un mélange intime de pus et de bile. Outre ces petits abcès, visibles à l'œil nu et qui sont fréquemment au nombre de 30 à 40 ou plus, il existe d'autres petits foyers qui ne peuvent être vus qu'au microscope. Il est facile de constater, même par un examen superficiel, que les petits abcès en question prennent toujours naissance auprès de la paroi d'un canalicule biliaire auquel ils paraissent comme accolés. Quelques auteurs, Cruveilhier en particulier, ont cru d'après cela qu'il s'agissait réellement d'une dilatation remplie de muco-pus mélangé de bile. La réalité est que ces petits abcès se forment à la périphérie de ceux des conduits biliaires dont le diamètre varie de 200 μ à 30 ou 40 μ. On pouvait suivre avec facilité toutes les phases de l'évolution de ces abcès sur des préparations qui nous ont été communiquées par M. Malassez et sur des pièces disposées par M. Gombault. Ces dernières provenaient d'un sujet qui avait succombé à l'oblitération calculeuse du canal cholédoque.

Eh bien, sur ces préparations voici ce qu'on observe : L'épithélium cylindrique est le plus souvent conservé dans les conduits biliaires. Des cellules embryonnaires ou des leucocytes s'accumulent au voisinage immédiat du conduit. L'amas de petites cellules prédomine en général sur un des côtés du canal. A un degré plus avancé, il se produit de véritables globules de pus, fréquemment chargés de pigment biliaire, au centre des amas de cellules. Les leucocytes en s'agglomérant constituent enfin de véritables abcès qui pénètrent dans la substance des lobules en refoulant les cellules hépatiques qu'ils aplatissent et dissocient. Il est aisé de reconnaître que les cellules hépatiques ne prennent aucune part à la formation des petits abcès. Elles subissent des déformations, des altérations régressives, une sorte d'altération vésiculeuse ; toutefois, jamais on n'y découvre aucune trace de prolifération.

Ces petits abcès multiples, qui ne doivent pas être confondus avec les abcès de l'infection purulente, ont un certain intérêt clinique. Quand ils sont superficiels, ils peuvent être le point de départ d'une péritonite adhésive et même ils peuvent s'ouvrir dans la cavité péritonéale (1), et c'est suivant ce mode pathogénique que se produisent certains abcès enkystés du péritoine.

Les abcès biliaires se produisent quelquefois expérimentalement dans les cas où l'on a pratiqué la ligature du canal cholédoque chez les animaux. (Leyden, Charcot et Gombault.)

L'accollement des branches de la veine porte aux conduits biliaires dans les canaux-portes fait comprendre la possibilité du développement de la phlébite-porte comme conséquence de l'inflammation péri-angiocholique. C'est un phénomène analogue à celui que nous avons vu se présenter à propos de la phlébite du tronc porte, consécutive aux lésions du canal cholédoque.

Il existe plusieurs exemples d'abcès métastatiques dans les viscères, les poumons, la rate, chez des sujets atteints de dilatation sacciforme des voies biliaires, consécutive à l'oblitération du canal cholédoque. J'en ai vu plusieurs pour mon compte. M. Bamberger a signalé d'ailleurs les faits de cet ordre ; M. Contesse en a consigné un dans les *Bulletins de la Société anatomique* (1858). Dans quelques cas, la veine porte a été trouvée saine ; d'autres fois, l'existence de la phlébite porte a été bien constatée (2).

II.

C'est ici, Messieurs, le lieu de parler de la *gravelle* et des *calculs biliaires intra-hépatiques*. La présence de ces concrétions relève de l'occlusion du canal cholédoque et la dilatation des voies biliaires qui en est le résultat se fait de deux façons :

(1) Meckel, *Micrologie*, p. 68.
(2) Lebert. — *Atlas*, t. II. p. 271.

1° Tantôt les calculs qui se sont formés dans la vésicule ne trouvant pas d'issue par le canal cholédoque remontent par le canal hépatique jusque dans le foie où ils s'enclavent dans les ramifications de ce dernier conduit. Ces calculs intra-hépatiques, que l'on pourrait qualifier d'*exotiques*, possèdent tous les caractères physiques et chimiques des concrétions de la vésicule ; — 2° Tantôt, les calculs intra-hépatiques sont au contraire *autochtones*, formés sur place, en conséquence de la dilatation et aussi de l'inflammation des voies biliaires. Déjà, nous avons parlé de la fine gravelle biliaire qui apparaît si souvent quand il y a stase de la bile dans les conduits hépatiques, par suite de l'oblitération du canal cholédoque. D'autres fois, il se produit, dans ces mêmes circonstances, soit une véritable boue biliaire, soit enfin des concrétions véritables plus ou moins consistantes, parfois arborescentes, représentant en quelque sorte, le moule interne des conduits où ils ont pris naissance. Jamais ces concrétions n'ont la structure radiée, les couches concentriques, ni les facettes qui distinguent les calculs nés dans la vésicule.

L'existence de véritables concrétions un peu volumineuses dans les voies biliaires intra-hépatiques est rare. Frerichs ne l'a constatée que trois fois. On ne la rencontrerait, d'après Thudicum, que cinq fois à peine sur cent cas de lithiase biliaire. La fine gravelle est, au contraire, dans ces circonstances, une chose vulgaire.

Les calculs qui succèdent à l'altération des conduits s'enkystent quelquefois ; ou bien encore ils déterminent une véritable hépatite scléreuse « *de voisinage* », la formation d'abcès volumineux, l'angiocholite suppurative, la phlébite.

Ces renseignements, Messieurs, me paraissent amplement suffire sur l'anatomie pathologique de l'occlusion du canal cholédoque. Actuellement, je vais tâcher de vous faire connaître les principaux symptômes qui relèvent des altérations diverses que nous venons de passer en revue.

L'ictère chronique par résorption est la conséquence à peu près inévitable de l'oblitération calculeuse du canal cholédoque ou des conduits hépatiques ; c'est là un accident dont le pronostic est fort grave pour peu qu'il persiste au-delà d'un certain temps. La mort en est l'issue à peu près nécessaire dans un délai qui, en général, ne dépasse pas quelques mois, un an, deux ans au plus. (La limite extrême, selon Frerichs, serait de deux ans et demi). On cite cependant quelques faits exceptionnels qui témoignent que, même dans des conditions aussi graves, il ne faut désespérer de rien.

Ainsi, Frerichs cite le cas d'une dame chez laquelle, à la suite de coliques hépatiques réitérées, un ictère s'établit, dont la durée a été de sept mois. Au bout de ce temps, l'emploi des eaux de Carlsbad a eu pour effet d'amener l'expulsion d'un calcul et la guérison a été complète (*Loc. cit.*, p. 527).

Budd, Graves, Stokes, rapportent des exemples où l'ictère chronique, probablement d'origine calculeuse, s'est prolongé pendant 4 mois, 11 mois, 2 ans, tout en permettant un état de santé relativement satisfaisant.

Telle n'est pas la règle ; l'amaigrissement et le marasme ne tardent pas à survenir par le fait de l'oblitération calculeuse prolongée du canal cholédoque. Cette émaciation qui résulte de conditions complexes, mais en partie au moins des troubles apportés dans la digestion par suite de la rétention du produit de la sécrétion biliaire, rappelle ce qu'on voit se produire dans l'expérimentation physiologique chez les animaux qui survivent à la ligature du canal cholédoque, dans le cas où l'on établit une fistule biliaire. Il y a, à cet égard, dans l'expérimentation elle-même, des variations qui se reproduisent, comme nous venons de le dire, dans des conditions analogues chez l'homme. Ainsi certains animaux, ceux surtout qui continuent à s'alimenter largement, résistent beaucoup plus longtemps que d'autres à l'oblitération du canal cholédoque.

En outre de l'émaciation et du marasme, les troubles digestifs résultant de la non-intervention de la bile dans l'acte de la digestion, se traduisent encore par un certain nombre de symptômes qui doivent être relevés maintenant et qui s'observent aussi dans les cas où l'on a lié expérimentalement le canal cholédoque. Telle est la production de gaz fétides dans l'intestin ; telle est encore l'évacuation par les selles de matières grasses, résultant de la digestion incomplète ou nulle de ces substances. Il paraît certain que la rétention biliaire est capable, à elle seule, de produire ce phénomène, mis en relief pour la première fois par Bright et Lloyd.

M. Bright relate un cas dans lequel la *stéatorrhée* existait bien que le canal pancréatique fut intact. Et sur 18 cas du même genre, Reeves en cite six dans lesquels le pancréas n'était pas en cause.

Mais, les rapports étroits qui unissent le canal cholédoque et le canal de Wirsung font que, le plus souvent, ces deux conduits sont oblitérés du même coup et la *stéatorrhée*, en pareil cas, est en quelque sorte la résultante de cette double oblitération.

Lorsqu'on veut rechercher ces symptômes, il ne faut pas oublier que la graisse apparaît physiologiquement dans les selles chez les individus qui en consomment beaucoup dans leur alimentation, chez ceux qui prennent de l'huile de foie de morue, de l'huile de ricin. Ce sont là, bien entendu, des circonstances dont il faut savoir tenir compte.

DIX-HUITIÈME LEÇON.

De la fièvre hépatique symptomatique. — Comparaison avec la fièvre uroseptique.

SOMMAIRE. — Symptômes de l'oblitération calculeuse du canal cholédoque (*suite*). — Hémorrhagies gastro-intestinales, nasales, etc.; — Affaiblissement du cœur.

Fièvre intermittente hépatique : Frisson ; — élévation de la température ; — périodes apyrétiques ; — diminution du taux de l'urée ; caractère vespéral ; — marche chronique ; — terminaison.

Analogies entre les diverses formes de fièvre hépatique et les accidents de la fièvre dite uréthrale. — Parallèle entre les lésions des voies urinaires qui se compliquent de fièvre uréthrale et les lésions du foie qui se compliquent de fièvre hépatique. — Rôle des altérations de l'urine et de celles de la bile.

Messieurs,

Je vais commencer la leçon de ce jour en vous donnant des renseignements complémentaires sur l'exposé symptomatique que je n'ai pas eu le temps d'achever dans la dernière séance. Il s'agit, vous ne l'avez pas oublié, des phénomènes variés qui se rattachent immédiatement ou médiatement à l'*oblitération calculeuse du canal cholédoque*. Une altération particulière du foie, que nous avons décrite en détail, est, vous le savez, une conséquence en quelque sorte obligatoire de cette altération. Dans les phases les plus avancées de l'altération hépatique

que nous étudions, en raison soit de l'extension de la lésion scléreuse, soit de la compression exercée par les canaux biliaires dilatés, la circulation intra-hépatique est entravée et il se produit consécutivement une stase sanguine dans le système de la veine porte.

Les résultats, d'ailleurs faciles à prévoir, de cette obstruction sont : 1° l'ascite; 2° l'hypertrophie de la rate (1), 3° des hémorrhagies gastriques et intestinales.

Suivant Henoch (2), un certain nombre des hémorrhagies gastro-intestinales qui surviennent dans le cours de l'occlusion des voies biliaires seraient dues à l'existence d'ulcères gastriques qui, chez l'homme, se produiraient à la suite et par le fait de cette occlusion de même qu'ils se produisent chez les animaux, d'après Kölliker et Müller, à la suite de la ligature du canal cholédoque.

D'autres hémorrhagies paraissent relever de l'altération de la crase du sang ou tout au moins de l'altération des vaisseaux sanguins que celle-ci déterminerait à la longue. Telles sont les hémorrhagies nasales, celles qui succèdent à des piqûres de sangsues, ainsi qu'on en trouve un exemple dans une observation de Mettenheimer (3). On ne saurait évidemment invoquer ici un obstacle au cours de la circulation porte, au moins à titre d'influence directe. On serait, au contraire, tenté de faire intervenir, en pareille circonstance, l'action dissolvante des acides biliaires accumulés dans le sang. Malheureusement une simple remarque montre qu'il est difficile d'accepter cette explication ; c'est que, chez l'homme, même dans les conditions les plus défavorables, la quantité des acides biliaires mêlés au sang semble être insuffisante pour engendrer les accidents obtenus dans les expériences chez les animaux avec des doses très élevées ; chez un chien auquel M. Vulpian avait injecté dans le sang jusqu'à 90 grammes de bile de bœuf, il ne s'est produit ni hémorrhagies, ni altération quelconque des globules rouges (4).

---

(1) Leyden. — *Path. der Icterus*, p. 124.
(2) *Unterleibskrankheiten*, 2e édition, p. 65,
(3) Greisenkrankheiten, Leipzig, 1863, p. 121.
(4) *L'Ecole de médecine*, 12 oct. 1874.

L'affaiblissement du cœur a été de longue date signalé parmi les accidents de l'ictère prolongé. Sous son influence, ainsi que l'a vu M. Leyden, des caillots peuvent se former dans l'oreillette droite du cœur et devenir la cause du développement d'infarctus hémoptoïques dans les poumons.

Cette espèce d'asystolie a été rattachée, elle aussi, à l'action des acides biliaires. C'est encore à celle-ci qu'on a fait appel pour rendre compte des accidents nerveux, convulsifs ou comateux qui, quelquefois, terminent brusquement la vie des sujets placés depuis longtemps sous le coup des effets de l'occlusion du canal cholédoque. Mais, pour les deux derniers cas, l'explication est passible des objections formulées tout à l'heure à propos des hémorrhagies. C'est là, du reste, un point que je me contente d'indiquer.

Je terminerai cet exposé symptomatologique par une brève description de cette forme de *fièvre intermittente symptomatique* à laquelle j'ai déjà fait allusion à diverses reprises et qui accompagne quelquefois, sans qu'il y ait trace de colique hépatique actuelle, soit l'oblitération calculeuse du canal cholédoque, soit la lithiase biliaire intra-hépatique.

Cette fièvre, qu'on appelle parfois *fièvre intermittente hépatique*, n'appartient pas tant s'en faut, d'une manière exclusive, à la lithiase biliaire. Elle peut se présenter avec l'ensemble des caractères qui lui sont propres, dans tous les cas où il y a une obstruction durable ou persistante du canal cholédoque, quelle qu'en soit la cause, rétrécissement fibreux, cancer de la tête du pancréas, etc.

La condition anatomique la plus favorable à l'éclosion de cette fièvre paraît être la présence, dans les voies biliaires dilatées, de pus ou de muco-pus mêlé à la bile stagnante. Toutefois, il est certain que l'angiocholite suppurative peut exister sans qu'il y ait fièvre intermittente et que, d'un autre côté, celle-ci est susceptible de se produire alors qu'il n'y a pas, à proprement parler, suppuration des voies biliaires. Il est possible également que les abcès biliaires, décrits dans la dernière séance, fassent tout-à-fait défaut dans le cas où il y a fièvre intermittente. Il convient donc de chercher la raison du développement de cette fièvre en dehors de tous les éléments qui viennent d'être énumérés. Je propose l'hypothèse suivante : La fièvre dont nous nous occupons tiendrait à la présence dans les voies biliaires dilatées et enflammées d'un principe septique, d'un poison morbide pyrétogène, résultant d'une altération du liquide biliaire. Ce principe, bien entendu, est inconnu, quant à présent, de même que les conditions prochaines qui président à sa production.

Quoi qu'il en soit, voici quels sont, d'après l'analyse d'une vingtaine d'observations personnelles ou recueillies dans divers auteurs, les caractères fondamentaux de cette forme de fièvre intermittente. L'*ictère* peut, actuellement, exister ou non. Il manque, par exemple, dans les cas de gravelle ou de calculs intra-hépatiques qui très-souvent — mais non pas exclusivement comme inclinent à le croire quelques auteurs (Thudicum, Leared, Henoch) — s'accompagnent de fièvre intermittente. Il manque encore dans certains cas où les conditions et les lésions de la stase biliaire se manifestent, bien que l'occlusion du canal cholédoque soit incomplète.

La *colique hépatique* peut ouvrir la scène ou s'être montrée quelque temps auparavant ou enfin ne s'être jamais présentée. (Calculs intra-hépatiques.)

1° Tout à coup l'*accès* éclate, débutant par un frisson, et les trois stades se déroulent comme s'il s'agissait d'un accès de fièvre intermittente légitime. Le frisson est quelquefois assez intense pour que le lit du malade en soit ébranlé. La température centrale s'élève à 39°, 40°, 41°. Les sueurs sont parfois profuses jusqu'à mouiller le lit. Dans un nombre variable de cas, l'un des stades, le stade de sueur surtout, peut être absent.

2° Fréquemment les *périodes apyrétiques* sont nettement marquées et les retours des accès sont, en général, assez réguliers pour simuler les types quotidien, tierce ou quarte de la fièvre légitime. A la vérité, on rencontre sous ce rapport de nombreuses exceptions.

3° Un caractère particulier de la fièvre hépatique serait, si nous en jugions d'après l'observation jusqu'ici unique de M. Regnard, la *diminution du taux de l'urée* pendant l'accès à l'opposé de ce qui a lieu dans l'accès de fièvre légitime — et la présence dans l'urine de la leucine et de la tyrosine. Je ferai remarquer toutefois que si la théorie que j'ai proposée pour expliquer l'abaissement de l'urée dans ce cas est juste, ce même abaissement devra survenir toutes les fois que l'état fébrile, quelle qu'en puisse être la cause, surviendra chez un sujet atteint d'une lésion diffuse quelque peu profonde du parenchyme hépatique, suffisante tout au moins pour entraver la fonction désassimilatrice. L'état stationnaire ou l'abaissement du chiffre de l'urée dans la fièvre ne serait donc l'apanage d'aucune fièvre en particulier, pas même de la fièvre intermittente hépatique. Ce phénomène traduirait simplement l'insuffisance des fonctions hépatiques.

4° Ainsi que cela arrive dans les accidents fébriles symptomatiques en général, les accès de fièvre hépatique offrent le *caractère vespéral*, opposé au caractère *matutinal* des accès de fièvre idiopathique.

5° Le plus souvent, la *fièvre hépatique* est en quelque sorte *chronique*; elle peut durer par exemple deux ou trois mois, avec des intervalles de 8, 10, 15 jours, pendant lesquels les accès font momentanément défaut. On a compté jusqu'à 31 accès dans le cas publié par M. Regnard. (Voir PLANCHE IV.)

6° Une issue favorable est chose possible; un fait, rapporté par M. Henoch et que je vais résumer, en fournit la preuve. A la suite de coliques répétées, on vit survenir un ictère intense, avec selles décolorées; le foie, un peu augmenté de volume, était douloureux. Bientôt apparut une fièvre intermittente qui fit croire à l'existence d'abcès du foie et cessa sous l'influence de l'administration du sulfate de quinine. La malade fut envoyée à Carlsbad. Là, les selles redevinrent bilieuses consécutivement à des coliques hépatiques et quatorze calculs à facettes furent expulsés.

Mais il faut reconnaître que la *terminaison fatale* est la plus commune. Elle survient tantôt au milieu de phénomènes graves, rappelant les accidents dits pernicieux des fièvres palustres, tantôt dans le cours d'une fièvre rémittente avec symptômes typhoïdes, à laquelle les accès ont cédé la place.

Je vous ai proposé, Messieurs, de séparer la fièvre hépatique, dont je viens de vous entretenir, de la fièvre qui se produit quelquefois dans le cours de la colique hépatique. Il est incontestable que ces deux espèces de fièvre n'ont pas absolument la même signification clinique; mais il n'est pas douteux qu'elles ne se rattachent l'une à l'autre par un lien commun. C'est ainsi que l'on voit, dans certains cas, un accès développé dans le cours d'une colique hépatique être suivi, cette fois sans nouvelle colique, d'une série d'accès revenant périodiquement. J'incline à croire, d'ailleurs, que la condition pathogénique est la même dans les deux cas. Ainsi la *fièvre hépatalgique*, comme celle de l'*angiocholite*, résulterait de l'introduction dans le sang de l'agent pyrétogène hypothétique provenant de l'altération de la bile. Le passage du calcul dans la colique hépatique jouerait tout simplement le rôle d'une cause occasionnelle. Il aurait pour effet: *a*) de favoriser l'absorption du poison morbide soit en déchirant la muqueuse des conduits biliaires, soit en augmentant la pression dans le système des voies biliaires; — *b*) de déterminer une inflammation suraiguë dont les produits confondus avec le liquide biliaire agiraient à l'instar d'un ferment et occasionneraient de la sorte une très rapide altération de la bile. A l'appui de mon hypothèse, je ferai remarquer: 1° que les frissons hépatalgiques ne se montreraient guère, d'après les observations, que chez les sujets placés depuis longtemps déjà sous le coup d'une lésion inflammatoire des voies biliaires, circonstance propre à favoriser la formation du poison morbide (*a*); — 2° que, et j'ai signalé tout à l'heure ce point, le frisson hépatalgique inaugure quelquefois le développement d'une série d'accès à retours plus ou moins réguliers sans nouvelle apparition des coliques, ce qui justifie la seconde partie de mon hypothèse (*b*). Quant à l'intermittence des accès de fièvre angiocholique, on en ignore totalement la cause.

Je ne saurais trop insister, Messieurs, sur l'intérêt pratique qui s'attache au sujet qui vient d'être exposé. Pour mieux fixer encore votre attention à cet égard, j'estime qu'il est utile de faire ressortir dès maintenant, en quelques mots, les analogies qui existent entre les diverses formes de la *fièvre hépatique* et les accidents du même genre qui compliquent parfois certaines maladies des voies urinaires.

Vous n'ignorez pas que, chez les sujets irritables, l'introduction du cathéter dans l'urèthre est quelquefois suivie d'un frisson plus ou moins intense; mais, il ne s'agit là le plus souvent, selon la remarque de Wunderlich (1), que d'un phénomène purement nerveux, sans élévation de la température centrale. D'autres fois au contraire, dans des circonstances en apparence identiques, on observe un véritable accès fébrile, marqué par la succession des trois stades classiques. Il est à noter pourtant, que, d'après les écrivains les plus autorisés, cette *fièvre uréthrale*, comme on l'appelle quelquefois (2), ne se manifeste guère que chez les sujets qui, déjà, présentent d'une façon plus ou moins accentuée les signes d'une affection des voies urinaires capable d'apporter un obstacle à l'émission de l'urine : rétrécissement uréthral, hypertrophie de la prostate, paralysie de la vessie résultant d'une lésion de la moelle épinière, etc., et chez lesquels les urines sont souvent altérées.

L'accès fébrile, qui, en pareil cas, ne se montre que deux ou trois heures après l'introduction de la sonde est quelquefois unique; d'autres fois, il est suivi, sans nouvelle intervention chirurgicale, d'une série d'accès plus ou moins nombreux, revenant périodiquement, de manière à simuler la fièvre intermittente palustre (3).

Les accès de *fièvre uréthrale* provoquée revêtent dans quelques circonstances le caractère pernicieux [forme algide (Perdrigeon), forme apoplectique (Grisolle) (4)].

---

(1) *Eigenvarme*, p. 166.
(2) Voir Perdrigeon, thèse de Paris, 1853.
(3) Perdrigeon, *loc. cit.*
(4) Bricheteau. — *Archives de méd.*, 1847. t. II, p. 184; Grisolle. — *Traité*

Ces accidents variés peuvent tous survenir spontanément dans les conditions même où ils se produisent sous l'influence des manœuvres chirurgicales ; c'est ce dont témoignent les observations de Rayer (1), de Jacks (2) et de Rosenstein (3).

Ces considérations suffisent, je crois, pour mettre en évidence, au point de vue symptomatologique, l'analogie sur laquelle je voulais fixer votre esprit. D'un autre côté, les altérations des voies urinaires qui accompagnent les différentes formes de la *fièvre uro-septique* méritent d'être mises en parallèles avec celles qui président au développement de la fièvre hépatique.

En raison du rétrécissement uréthral, de l'hypertrophie prostatique, de la paralysie vésicale, l'urine n'est évacuée que d'une façon incomplète ; elle est stagnante dans les voies urinaires profondes, comme la bile est stagnante dans le cas d'oblitération du canal cholédoque, et, en conséquence, les uretères et les bassinets sont habituellement dilatés.

La membrane muqueuse de ces conduits et celle de la vessie offrent les caractères plus ou moins accentués d'une inflammation, variable en degrés, qui rappelle l'angiocholite et dont les produits sont incessamment mêlés à l'urine. Celle-ci est toujours alcaline, d'odeur ammoniacale, fétide et, en somme, cette altération de l'urine paraît être dans l'espèce, un élément constant.

Les reins eux-mêmes offrent d'ordinaire des lésions plus ou moins profondes et plus ou moins caractéristiques que les auteurs anglais désignent quelquefois sous le nom de *rein chirurgical* « *Surgical Kidney* » et que Rayer considérait comme un des éléments de l'affection qu'il a décrite sous la dénomination de *pyélo-néphrite* (4).

---

de Path. int., t. I, p. 174 ; — Giannini. — *De la nature des fièvres*, 1801, p. 207.

(1) Rayer. — *Maladies des reins*, t. I, p. 325, 307, 308, 358.

(2) Jacks. — *Prag. Viertel.* Bd. 2, 5, 47.

(3) Rosenstein. — *Maladies des reins*, p. 291. — Chez les vieilles femmes de la Salpêtrière, M. Charcot a vu plusieurs fois survenir spontanément de violents frissons, avec élévation de la température, suivis quelquefois de sueurs et simulant des accès pernicieux. L'introduction de la sonde dans la vessie donnait issue à de l'urine fétide, ammoniacale.

(4) Voir la belle PLANCHE XII, *fig.* 1 et 2 et la PL. I, *fig.* 3, 4 de l'*Atlas* de Rayer. — Voir aussi l'*Atlas* de Carswell, PL. I, *fig.* 4. Pus.

Un des caractères les plus saillants de cette lésion consiste dans la présence, à la surface du rein, de petits foyers d'infiltration purulente disséminés. Si l'on pratique des coupes perpendiculaires à la surface du rein, au niveau de ces petits abcès, on constate que ces petits foyers, dont la base répond à la périphérie de l'organe, pénètrent, sous forme de coin, dans la substance corticale. Ces abcès, entourés d'une zone violacée, ne sont pas sans analogie, vous le voyez, avec les abcès miliaires hépatiques que je décrivais naguère. L'examen histologique vient à son tour légitimer ce rapprochement. En effet, le pus n'occupe pas la cavité même des tubes urinifères, mais bien le tissu interstitiel (Klebs, Dickinson). C'est plus particulièrement au voisinage des tubes droits, en d'autres termes dans la partie centrale des lobules du rein que l'infiltration se développe tout d'abord; puis, de là, elle s'étend un peu partout. Les tubes en question sont dilatés, mais revêtus encore, dans les premières phases, de leur épithélium, alors que déjà les cellules purulentes infiltrent le tissu interstitiel. Des stries blanches se voient aussi dans les pyramides au niveau des cônes. Cette apparence est due à l'infiltration du tissu interstitiel de ces régions pour une part, mais, de plus, à la présence, dans l'origine dilatée des tubes collecteurs, de globules de pus.

Il n'est pas sans exemple que les petits abcès du « rein chirurgical » déterminent l'inflammation, puis l'ulcération de la capsule du rein et soient ainsi l'occasion du développement de phlegmons périnéphrétiques. Ceci rappelle la péritonite qui, quelquefois, se produit au contact d'abcès miliaires hépatiques superficiels.

Suivant la plupart des auteurs qui ont étudié d'un peu près la question, les abcès de la substance corticale du rein ne prennent pas naissance par extension de proche en proche du processus inflammatoire. Ils apparaîtraient en conséquence d'une sorte d'infection locale, au contact de l'urine altérée qui stagne dans toute l'étendue des voies urinaires. La migration de bactéries jouerait, selon M. Klebs, un rôle important dans la formation de ces abcès (1). Toujours est-il, pour en revenir

(1) M. Charcot a vu récemment les bactéries faire défaut dans un cas de

à la fièvre uréthrale, que l'altération de l'urine, paraît ici, comme l'altération de la bile dans le cas de fièvre hépatique, devoir jouer le rôle fondamental. La fièvre *uro-septique*, en effet, peut exister sans lésions rénales graves, et d'un autre côté les lésions rénales se montrent à l'autopsie de sujets qui n'ont pas été atteints de fièvre uro-septique.

En quoi consiste l'altération de l'urine, cause des accidents fébriles ? On ne le sait pas au juste, mais très-certainement la fétidité de l'urine n'est pas, tant s'en faut, toujours accompagnée de fièvre uro-septique. On peut donc, pour les cas où celle-ci se manifeste, admettre à titre d'hypothèse vraisemblable que, dans des circonstances qui restent à déterminer, il y a dans l'urine altérée formation d'un poison morbide particulier, d'où dépendraient les accidents très-spéciaux de cette forme de *fièvre intermittente.*

---

l'altération en question du rein, développée chez une femme atteinte de cancer du col de l'utérus avec dilatation des uretères.

DIX-NEUVIÈME LEÇON.

Des fistules biliaires.

SOMMAIRE. — Élimination irrégulière des calculs biliaires. — Inflammation suraiguë (cholécystite suppurative). — Inflammation chronique (cholécystique scléreuse; atrophie de la vésicule). — Inflammation ulcéreuse (perforation de la vésicule). — Phlébite des parois de la vésicule.
Rapports de la vésicule. — Fistules biliaires. — Fréquence des diverses variétés de fistules. — Caractères communs. — Caractères particuliers : fistules cystico-duodénales ; — fistules cystico-coliques ; — fistules cystico-gastriques ; — fistules cystico-rénales ; — fistules cystico-vaginales; — fistules pleurales et pulmonaires. — Lésions de l'intestin produites par les calculs : iléus, ulcération et perforation du cœcum, etc. — Fistules biliaires cutanées.
Cholécystite ulcéreuse, phlegmoneuse ou purulente non calculeuse. — Anatomie pathologique des voies biliaires dans l'ictère catarrhal.

Messieurs,

Nous avons terminé la longue histoire des diverses lésions tant organiques que fonctionnelles, déterminées par la migration des concrétions biliaires cystiques par les voies naturelles. Ainsi que je vous l'ai annoncé, l'élimination de ces calculs s'opère quelquefois par un mécanisme tout différent : c'est de ce mécanisme que je désire vous entretenir aujourd'hui.

Vous n'ignorez pas que fort souvent, le plus souvent peut-être, la présence des calculs dans la vésicule du fiel n'occasionne aucun trouble fonctionnel appréciable, aucune lésion organique

Les choses ne se passent pas toujours de cette façon et les accidents inflammatoires dont la vésicule devient le siége au contact des concrétions biliaires constituent un chapitre de pathologie assez complexe.

1° Dans certains cas, — ce sont de beaucoup les plus rares, — la réaction inflammatoire se produit suivant le mode suraigu (*cholécystite suppurative*) et, à l'autopsie, on trouve la vésicule remplie de pus dans lequel baignent les concrétions biliaires (Besnier, *loc. cit.*, p. 315).

2° D'autres fois, au contraire, le processus inflammatoire est absolument chronique. Sous son influence, les parois de la vésicule se transforment en un tissu fibreux dans lequel disparaissent toutes les particularités de la structure normale (fibres musculaires et élastiques, etc.). En même temps, les parois subissant, dans l'ensemble, une sorte de rétraction, il en résulte que la cavité de la vésicule se rétrécissant dans tous les sens, ses parois s'appliquent sur les concrétions biliaires qui, alors, sont pour ainsi dire enkystées. [*Cholécystite scléreuse, atrophie de la vésicule* (1)]. C'est là, en somme, un mode de guérison car les calculs, emprisonnés en quelque sorte dans une membrane inerte, sont mis hors d'état de nuire. La calcification, l'ossification de la vésicule sont des conséquences assez habituelles de l'induration fibreuse de ses parois.

3° Mais, dans la règle, l'irritation que subissent les parois de la vésicule au contact des calculs se traduit par un travail d'ulcération. La membrane muqueuse est d'abord affectée; puis, l'ulcération gagne en profondeur, en même temps que des adhérences s'établissent entre la vésicule et les organes voisins. Le dernier terme de ce processus morbide est la formation d'un trajet fistuleux qui fait communiquer la cavité de la vésicule avec celle d'un organe creux avoisinant ou avec l'extérieur par l'intermédiaire de la paroi abdominale et peut ainsi donner issue aux calculs.

---

(1) Ogle. — *Saint-Georges Hosp. Rep.*, 1868, p. 197.

Voilà, Messieurs, quelle est la série, en quelque sorte normale, des accidents. Mais, il est possible que telle circonstance vienne en arrêter le développement régulier : avant l'établissement des adhérences, la paroi amincie de la vésicule peut se rompre sous l'influence d'une cause traumatique, d'une chute, d'un effort, comme dans la parturition, par exemple et la perforation qui en résulte est en général suivie d'une péritonite rapidement mortelle. L'intervention d'une colique hépatique a été plusieurs fois l'occasion de l'apparition de ces accidents redoutables (1). Dans un cas de Leared (2), les parois de la vésicule étaient sphacélées; un calcul était engagé dans le canal cholédoque.

La plupart des perforations de la vésicule sont ainsi précédées et pour ainsi dire préparées par l'inflammation ulcérative calculeuse de la vésicule. Cependant, sans que ses parois aient été préalablement modifiées par l'inflammation, la vésicule peut se rompre sous l'influence de grands traumatismes. En pareille circonstance, la présence de calculs dans la vésicule paraît en favoriser la rupture. Cela est arrivé, entre autres, dans le cas relaté par le Dr Pepper (3). Un homme, âgé de 60 ans, fut blessé dans un accident de chemin de fer ; la mort survint promptement. A l'autopsie, on découvrit une rupture linéaire de la vésicule, siégeant à un centimètre et demi du fond ; les parois de cette cavité ne présentaient pas traces d'altération. Trois calculs avaient passé par cette ouverture et étaient tombés dans le péritoine, un quatrième était engagé dans le canal cystique.

Un autre accident de la cholécystite calculeuse, non moins grave que le précédent, c'est l'inflammation des veines qui existent en si grand nombre dans les parois de la vésicule (4).

Ce sont là, en somme, des complications rares. L'ulcération calculeuse est loin d'avoir toujours des conséquences aussi

---

(1) Cas de Murchison, *loc. cit.*, p. 106.

(2) *Path. Transact.*, t. x, p. 177.

(3) *Centralblatt*, 1870, p. 79.

(4) Consulter sur ce point : Bright. — *Guy's Hospital Reports*, t. I, 1836, obs. VII, p. 630 ; — Murchison, *loc. cit.*, p. 151 et l'observation XXXV, relative à une ulcération gangréneuse du canal cystique.

redoutables. Il n'est pas rare qu'elle se termine par la guérison; les cas de Barth et de Frerichs (obs. CLII) nous en fournissent la preuve. Quelquefois, d'ailleurs, le travail ulcératif ne va pas au-delà d'une simple abrasion par suite de laquelle les plis et les alvéoles disparaissent çà et là (1).

Quoi qu'il en soit, dans un grand nombre de cas, l'ulcération de la vésicule aboutit à la formation de fistules soit bimuqueuses, soit cutanées, dont nous devons actuellement entreprendre l'étude parce qu'elle forme un des chapitres les plus intéressants de la pathologie des voies biliaires.

Pour bien comprendre le mécanisme suivant lequel se produisent ces fistules, il importe de se remettre en mémoire les rapports de contiguïté qui, dans l'état normal, existent entre la vésicule et les parties voisines. Vous trouverez ce sujet traité avec un grand soin dans l'ouvrage de M. Sappey (2). Je profite de la circonstance pour signaler à votre attention un procédé fort simple et qui met bien en lumière ces rapports: il s'agit de noter, à l'autopsie, les parties qui, par l'action de la transsudation cadavérique du liquide biliaire sont teintées en jaune.

Chez certains individus, le fond de la vésicule est caché sous les fausses côtes; très-fréquemment, il les déborde et est alors en rapport avec la paroi abdominale antérieure, au niveau du bord externe du muscle droit. Sa face inférieure, dans les conditions vulgaires, est en rapport : 1° avec l'extrémité supérieure de la deuxième partie du duodénum et 2° avec la partie correspondante du côlon transverse.

Si la vésicule est portée en dedans de la ligne médiane, et c'est là une position qu'elle prend quelquefois, elle se met en rapport avec la première portion du duodénum et même avec l'extrémité pylorique de l'estomac.

Si, au contraire, elle se porte en dehors, se rapprochant par conséquent du flanc droit, elle entre en contact avec l'extrémité supérieure du côlon ascendant ou le commence-

(1) Ogle. — *Saint-Georges Hosp. Reports*, t. III, 1868, p. 178.
(2) *Traité d'anatomie descriptive*, t. IV, p. 342.

ment du côlon transverse et aussi avec le rein droit. — C'est seulement quand la vésicule descend très-bas qu'elle entre en rapport avec l'extrémité supérieure du jéjunum.

Vous voyez, en somme, que, pour la vésicule, nous avons à signaler des rapports communs, vulgaires, et des rapports exceptionnels. La considération de ces notions d'anatomie normale fait comprendre pourquoi certaines fistules cystiques calculeuses sont en quelque sorte vulgaires, tandis que d'autres figurent parmi les cas rares.

Vous prévoyez d'après cela, Messieurs, que de toutes ces *fistules*, les *duodénales* sont celles qui se rencontrent le plus fréquemment. Les *fistules cystico-coliques* viennent en deuxième ligne.

Cette différence tient sans doute à ce que le colon est beaucoup plus mobile dans l'abdomen que ne l'est le duodénum et se soustrait beaucoup plus facilement aux adhérences. Les *fistules gastriques* ne viennent qu'au troisième rang. Les *fistules externes* sont celles qu'on trouve le plus souvent signalées dans les *casuistiques*. Cette prédominance des fistules externes sur les autres dans les statistiques peut être expliquée, en partie, par ce fait que les fistules de ce genre, contrairement à ce qui a lieu parfois pour celles qui se produisent à l'intérieur, ne sauraient passer inaperçues.

J'emprunte à M. Murchison une statistique — la plus récente et la plus complète de toutes celles qui existent — qui est bien propre à mettre en relief la fréquence des diverses espèces de fistules. M. Murchison a recueilli dans les auteurs ou dans sa pratique personnelle 28 exemples de fistules duodénales : 7 de fistules coliques, 4 de fistules gastriques et 70 de fistules cutanées.

Je dois maintenant vous donner quelques renseignements sur chacune de ces variétés de fistules cystiques calculeuses. Je commencerai par les fistules intestinales, choisissant parmi celles-ci les plus fréquentes de toutes, à savoir les duodénales.

A. Je signalerai au préalable un caractère commun à toutes

ces fistules : tantôt elles sont directes, tantôt elles ne mettent en rapport les deux cavités voisines que par l'intermédiaire d'une espèce de cloaque. Un autre trait commun à mentionner, c'est que, dans la majorité des cas, ces trajets fistuleux se produisent sourdement sans que rien durant la vie n'en annonce la formation ou tout au moins celle-ci ne se décèle-t-elle que par des symptômes très-vagues. Rarement, il y a de la jaunisse, plus rarement encore des douleurs hépatiques, très-rarement enfin de l'hématémèse ou du mélæna (Frerichs).

a) Examinons donc les *fistules cystico-duodénales*. C'est le fond de la vésicule ou une partie voisine qui, dans la règle, se met en communication avec l'organe voisin. Par cette voie, des calculs très-volumineux peuvent être éliminés, et cette élimination s'effectue, en quelque sorte, sans bruit; aussi a-t-on pu dire que les calculs volumineux étaient plus facilement rejetés que les petits.

Presque tous les calculs très volumineux qui sont rendus par les garde-robes ont dû passer par des fistules cystico-intestinales. Nous savons pourtant que des calculs volumineux, après avoir traversé le canal cholédoque et avoir déterminé les symptômes de l'hépatalgie calculeuse peuvent parvenir dans l'intestin par la voie des fistules duodéno-cholédoques.

La formation d'une fistule duodénale étant achevée, la question n'est pas toujours, pour cela, définitivement résolue. Deux circonstances se présentent quelquefois : 1° Le calcul, trop gros pour l'orifice ou les orifices, est retenu dans la vésicule; cette particularité est indiquée dans une observation communiquée à la *Société anatomique* par M. Després (mai 1876) et dont je vous ai montré les pièces à l'un des cours pratiques; 2° d'autres fois, le calcul après être tombé dans l'intestin s'y enclave et détermine les graves accidents de l'*iléus*. L'histoire de cet enclavement intestinal des calculs biliaires mérite d'être tracée à part.

La majorité des cas de fistules cystico-duodénales, observés par M. Murchison, ont occasionné ces accidents ; la mort, tant s'en faut, ne s'en suit pas fatalement; quelques-uns, en effet, se sont terminés par la guérison.

Dans les autopsies, j'ai pu souvent, comme bien d'autres, reconnaître les traces du travail de formation d'une fistule cystico-duodénale, aboutissant à la guérison : la vésicule était atrophiée, ou représentée seulement par une petite cavité contenant quelquefois des calculs enclavés et mise en rapport par une sorte de ligament avec la seconde portion du duodénum ; au niveau de l'insertion de ce ligament, on voyait une dépression de la muqueuse duodénale, dernier vestige de l'orifice de communication.

b) Les *fistules cystico-coliques* sont beaucoup plus rares que les précédentes, les fistules calculeuses au moins, car celles d'origine cancéreuse sont relativement plus communes. L'émigration d'un calcul même volumineux, par cette voie serait comparativement favorable en raison des dimensions du calibre du colon. Des exemples de semblables fistules, guéries depuis longtemps, ont été rapportés dans leur article par MM. Barth et Besnier (*Loc. cit.*, p. 374).

c) Les *fistules calculeuses cystico-gastriques* sont, nous l'avons dit, plus rares encore. Murchison cite onze cas de cette espèce. La plupart des auteurs tendent à admettre que dans tous les cas de calculs biliaires vomis, le corps étranger a dû passer par cette voie. Il n'est pas impossible cependant que des calculs, rendus par les voies biliaires naturelles, remontent jusque dans l'estomac ; mais la réalité est que, dans la majorité des cas, l'ictère et la colique hépatique ont fait défaut, ce qui semble indiquer que l'émigration n'a pas eu lieu par le canal cholédoque.

Toutes les fistules cystico-gastriques ne sont pas d'origine calculeuse. Ce fait est démontré, par exemple, par une observation de M. Ogle (1), dans laquelle un grand ulcère simple de l'estomac avait entamé les parties les plus externes, seulement de la vésicule du fiel.

(1) *Loc. cit.*, cas VIII, p. 192.

Les communications accidentelles de cause calculeuse, que je vais brièvement énumérer, méritent d'être rapprochées des fistules cystico-intestinales.

α. *Fistules cystico-rénales.* — Leur existence n'a pas encore été régulièrement constatée par l'autopsie ; les rapports de la vésicule du fiel avec le bassinet permettent de l'expliquer, et elle est rendue probable par les quelques faits, déjà mentionnés, d'émission de calculs biliaires par l'urèthre.

β. *Fistules cystico-vaginales.* — D'après Fauconneau-Dufresne, il se ferait des adhérences de la vésicule et de l'utérus pendant la grossesse, et les calculs seraient expulsés par le vagin lors de l'accouchement.

δ. *Fistules pleurales et pulmonaires.* — Il ne s'agit plus ici, de fistules cystiques. Les conduits hépatiques dilatés s'ouvrent dans le péritoine ; un cloaque purulent et biliaire sert d'intermédiaire. Le diaphragme s'ulcère et le pus, mélangé de bile, pénètre dans la cavité pleurale. Dans le cas de Cayley, cité par Murchison, on ne découvrit pas le calcul. Dans un cas, recueilli par M. Laboulbène, le malade avait une expectoration verte, composée d'un liquide purulent mêlé de bile, ainsi que les réactions chimiques permirent à M. Méhu de s'en assurer. On entendait des râles muqueux à la partie moyenne du poumon droit, qui disparaissaient après la toux et l'expectoration. Il y a, par conséquent, lieu de penser qu'une communication s'était établie entre les conduits biliaires et les bronches, par des voies plus ou moins indirectes. L'autopsie n'a pas été pratiquée (1).

Je terminerai l'histoire des fistules cystico-intestinales, par l'indication des principaux accidents susceptibles de se produire, quand les calculs sont parvenus dans l'intestin.

1° *Iléus.* — C'est dans le jéjunum ou l'iléon, que les calculs

(1) *Revue des sciences médicales*, t. VII, p. 597.

s'enclavent le plus souvent, pour y donner naissance aux phénomènes de l'iléus. Ces cas, nous l'avons annoncé, ne sont pas très-rares (1). M. Murchison en a rassemblé vingt de ce genre. La terminaison n'est pas toujours mortelle. L'auteur en mentionne plusieurs où la guérison a été observée, bien que des vomissements stercoraux se soient produits.

Il peut y avoir encore un arrêt des gros calculs au niveau du sphincter anal ; mais on triomphe aisément des accidents de ce genre.

En outre de l'iléus, il est encore possible de citer parmi les accidents dus à la présence des concrétions biliaires dans le canal intestinal :

2° Les *ulcérations* et les *perforations* du cœcum ; — 3° celles de l'iléon ; — 4° de l'appendice vermiforme (Budd, Trousseau) ; j'indiquerai un cas, consigné dans le *Medical Times* (1859, t. II, p. 372), et dans lequel un abcès s'étant formé au voisinage de l'appendice, le calcul est sorti par la paroi abdominale.

B. Les *fistules biliaires cutanées*, composent le dernier groupe qui nous reste à examiner. Aux soixante-dix exemples réunis par M. Murchison, il faut en ajouter six autres que j'ai recueillis dans les auteurs (2). Tantôt la fistule s'établit par un travail d'ulcération lente et qui passe à peu près tout-à-fait inaperçu ; tantôt, il survient une cystite suppurative, déterminant des accidents d'une gravité variable; puis, il se fait des adhérences directes entre la vésicule et les parois abdominales, ou bien, il se forme un cloaque. L'ouverture s'opère quelquefois au niveau du fond de la vésicule, fréquemment à la région ombilicale, parfois à la région inguinale. Les calculs rendus par cette voie, peuvent avoir le volume d'un œuf de

(1) Voir un cas de Cohnheim, dans *Virchow's Archiv*, 1866, t. XXXVII, p. 417.

(2) L'ouvrage de M. Murchison date de 1868. Voici les indications des six nouveaux cas : Nesfield. — *Centralblatt*, 1870, p. 543 ; — Philipson, *ibidem*, p. 831 ; — Hirtz, *ibid.*, 1873, p. 459 ; — Westphall, *ibid.*, p. 778 ; — Krumptmann. — *London med. Record*, 1873, april ; — Slocum. — *New York med. Record*, 1873.

poule. Le liquide qui s'écoule par la fistule est tantôt du pus mêlé de bile, de la bile presque pure, dont la quantité s'élève de 240 grammes à deux pintes; — tantôt un liquide glaireux. Si le canal cystique est oblitéré, il ne s'écoule pas de bile par la fistule : c'est la condition la plus favorable.

Après l'ouverture de la fistule, il est possible que le calcul reste encore longtemps enclavé; dès qu'il est expulsé, la fistule guérit rapidement. En général, les fistules biliaires externes se terminent tôt ou tard par la guérison. On les rencontre surtout chez les femmes, et plus particulièrement chez les femmes âgées (1).

J'en ai fini, Messieurs, avec l'exposé des accidents produits par la lithiase biliaire. Vous voyez qu'ils constituent un des chapitres les plus importants de l'histoire pathologique des voies biliaires. Quelques détails suffiront par conséquent pour compléter cette histoire.

Il n'est peut-être aucune des lésions inflammatoires calculeuses qui ne soit capable de se développer spontanément. Mais les lésions inflammatoires, dites spontanées, des voies biliaires, sont, bien entendu, beaucoup plus rares que celles qui reconnaissent une origine calculeuse. Je me bornerai à signaler les faits suivants :

Cholécystite ulcéreuse ou *purulente non calculeuse*. — Elle se montre comme complication de la fièvre typhoïde, affection dans laquelle il y a, selon la remarque de Louis, une sorte de diathèse ulcéreuse. En outre des ulcérations laryngées, trachéales, vésicales, décrites par Louis, on en trouve d'autres dans la vésicule du fiel, ainsi que nous l'avons vu, M. Dechambre et moi (2). D'ailleurs quelques cas avaient déjà été mentionnés par Andral (3) et Archambault (4). Lebert a représenté cette altération dans son *Atlas* (T. II, planche CXXIV). Ces ulcérations aboutissent quelquefois à une perforation.

(1) Voir Murchison, *loc. cit.*
(2) *Gazette hebdom. de méd. et de chir.*, 1859.
(3) *Clinique médicale.*
(4) *Soc. anat.*, 1852, p. 466.

Au lieu d'une cholécystite ulcéreuse, on observe parfois, dans la fièvre typhoïde encore, une cholécystite phlegmoneuse ou purulente (Leudet.)

On a observé aussi des *ulcères simples* de la vésicule en dehors de la fièvre typhoïde (Budd, Cruveilhier) (1).

L'angiocholite des voies biliaires extra ou intra-hépatiques se rencontre parfois à titre d'affection primitive dans le choléra, dans la dysentérie où elle est occasionnée soit par une altération de la bile comme le veut Budd, soit par la propagation de l'inflammation intestinale comme le prétend Klebs.

Je ne reviendrai pas sur l'angiocholite des dernières ramifications hépatiques, cause vraisemblable de l'ictère des intoxications phosphorées et de certaines cirrhoses. Mais, je crois utile d'insister sur une forme d'angiocholite primitive, la plus intéressante peut-être au point de vue clinique et qui a été décrite par M. Virchow (2). Elle constitue le substratum anatomique d'une affection vulgaire, l'ictère catarrhal. Depuis longtemps, on a admis, pour en expliquer la formation, sans démonstration anatomo-pathologique régulière, l'existence d'une cholédocite concomitante de la gastro-duodénite.

On a l'habitude dans les autopsies, pour constater la cause matérielle de cette espèce d'ictère, d'introduire des sondes dans le duodénum ou de presser sur la vésicule. Ces procédés grossiers ne conviennent pas pour faire reconnaître la cause qui met obstacle pendant la vie au cours de la bile. Il faut agir plus délicatement. Il convient d'ailleurs de ne pas oublier que la *turgescence vitale*, déterminée par l'inflammation des muqueuses, disparait après la mort comme disparait celle de l'érysipèle ou de l'érythème.

L'altération dont il s'agit ne siége pas dans la vésicule, non plus que dans le trajet du canal cholédoque, mais à l'extrémité de celui-ci, *dans la partie intestinale* et *aussi* au niveau de l'orifice duodénal.

On constate là un gonflement des parois de cette partie du canal et de l'orifice en même temps que du gonflement et de

(1) Barth et Besnier, *loc. cit.*
(2) *Virchow's Archiv*, 1865.

la rougeur des régions avoisinantes du duodénum. Le canal est rempli en ce point par un bouchon blanc, formé surtout d'un amas de cellules épithéliales, ne dépassant point les dimensions d'un grain de millet et qui n'est pas teint par la bile. Pour le recueillir, il faut presser sur la portion intestinale du conduit, en ayant soin d'éviter de le faire fuir vers la vésicule.

En troisième lieu, on note que la partie intestinale du cholédoque a conservé les dimensions et qu'elle n'est pas colorée par la bile tandis que, au-dessus de l'obstacle, les voies biliaires sont dilatées et les parois imprégnées de bile.

Tels sont les vestiges cadavériques de la lésion qui suffit à retenir le cours de la bile et à produire l'ictère dit catarrhal. Pendant la vie, le bouchon est souvent éliminé et l'obstacle franchi à l'aide de simples pressions exercées sur la vésicule (Gehrardt.—*Volkmann's Vortraege*). Un gargouillement spécial annonce le passage du liquide biliaire dans l'intestin et l'ictère cesse bientôt après. La description de M. Virchow a été confirmée deux fois par des recherches de M. Vulpian faites sur des phthisiques ayant succombé pendant le cours d'un ictère catarrhal (1).

(1) L'*Ecole de médecine, loc. cit.*

VINGTIÈME LEÇON.

Du cancer primitif des voies biliaires. — Considérations générales sur l'anatomie pathologique des cirrhoses.

SOMMAIRE. — Cancer primitif des voies biliaires. — Historique. — Variétés. — Relation entre les calculs et le cancer des voies biliaires. — Cancer du pancréas.

Des inflammations du foie ou hépatites. — Caractères généraux. — Hépatites interstitielles partielles ; — hépatites totales. — Cirrhose hypertrophique avec ictère : Lésions anatomiques ; — résultats de l'examen macroscopique et de l'examen histologique. — Péritonite péri-hépatique.

I.

Messieurs,

Je terminerai l'étude anatomo-pathologique des voies biliaires d'excrétion par un bref exposé des altérations cancéreuses qui, quelquefois, se développent primitivement, sur cette partie de l'appareil hépatique. Ce sujet a été négligé pendant longtemps et pourtant il est loin d'être dénué d'intérêt au point de vue clinique.

A. Les premières études régulières, relativement au *cancer primitif des voies biliaires* sont dues, si je ne me trompe, à M. Durand-Fardel (1838). Elles ont été reprises dans ces dernières années et nous avons à citer, d'une façon spéciale, la thèse de M. Bertrand, faite sous la direction de M. Cornil (1) et un mémoire intéressant de M. Villard (2).

C'est surtout la vésicule du fiel qui, dans les cas de ce genre, est le siége primitif du mal. La lésion y occupe originairement le tissu sous-muqueux. Les parois de l'organe peuvent être affectées dans toute leur étendue ou peu s'en faut. Il est fréquent que, de la vésicule, le cancer s'étende de proche en proche jusqu'au canal cholédoque. Il existe quelques exemples où ce dernier paraît avoir été affecté isolément, sans participation de la vésicule ou de tout autre organe.

Le cancer peut présenter dans cette région toutes ses formes principales : 1° le carcinome avec trois de ses variétés : *a)* le cancer colloïde, — c'est celle-ci qui est la plus commune, — *b)* le cancer encéphaloïde, — *c)* le squirrhe ; 2° On a aussi observé un certain nombre de cas d'*épithélioma cylindrique.*

En somme, il est juste de reconnaître que le cancer primitif des voies biliaires est une affection assez rare. Le mémoire de M. Bertrand, celui de M. Villard, sont fondés tout au plus sur l'analyse d'une vingtaine de cas. L'altération dont il s'agit se rencontre surtout chez les vieillards et plus particulièrement chez les femmes. Il est possible qu'elle soit le point de départ de lésions cancéreuses secondaires qui envahissent le foie soit par contiguïté, soit par métastase. D'un autre côté, les voies biliaires peuvent être intéressées secondairement par propagation directe d'une lésion cancéreuse originellement développée dans le foie ou dans les organes voisins.

Une particularité très-remarquable de l'histoire du cancer primitif des voies biliaires, c'est que, dans la majorité des cas, il coexiste avec les concrétions biliaires. Cette coexistence se trouve signalée dans quatorze des quinze cas consignés dans la thèse de M. Bertrand. Quelle en est la raison ? Le cancer

(1) Thèse de Paris, 1870.
(2) *Etude sur le cancer primitif des voies biliaires*, 1870.

précède-t-il la lithiase ou lui succède-t-il ? Il y a tout lieu de croire qu'il se développe secondairement, au moins d'habitude.

Ainsi, M. Hilton Fagge, qui a rassemblé douze cas de cancer des voies biliaires, accompagnés de gravelle, représentant la totalité des faits de ce genre recueillis à *Guy's Hospital* dans une période de 21 ans (1) fait remarquer que, dans la plupart des cas, l'apparition du cancer paraît avoir été cliniquement précédée de symptômes en rapport avec la gravelle, à savoir : coliques hépatiques répétées, ictère, etc. Il mentionne une observation de M. Moxon qui semble décisive à cet égard. La vésicule contenait des calculs à facettes. Dans le canal cholédoque, il y avait des calculs en tout semblables et évidemment de provenance cystique. Enfin, au-dessus de ces calculs et dans leur voisinage immédiat, il s'était produit un rétrécissement cancéreux du canal cholédoque.

Le cancer des voies biliaires, lorsqu'il atteint le canal cholédoque, peut déterminer toute la série des lésions et des symptômes qui se rattachent à l'obstruction de ce canal par les calculs ou par toute autre cause. C'est là un fait dont le clinicien doit être prévenu et dont il a la faculté de tirer parti pour le diagnostic.

B. C'est ici le lieu de rappeler, Messieurs, que le canal cholédoque peut être obstrué dans les cas où une lésion carcinomateuse occupe la tête du pancréas.

Vous n'ignorez pas les rapports étroits qui, dans une portion de son trajet, existent entre le canal cholédoque et la tête du pancréas. Dans un certain nombre de cas, d'après O. Wyss 15 fois sur 22, ce n'est qu'un simple rapport de contiguïté; mais, d'autres fois, le canal est entouré de tous côtés par les acini de la glande. On conçoit que, suivant les circonstances, le canal cholédoque pourra être seulement repoussé, tandis que, dans d'autres cas, il sera étreint de tous côtés par le fait du développement pathologique de la tête du pancréas. L'ictère se montre rapidement et en quelque sorte à coup sûr dans la seconde catégorie de faits ; dans la première, au contraire,

(1) *Guy's Hospital Reports*, 1875, p. 168.

il pourra ne paraître que d'une façon tardive, ou même manquer complétement.

Quoi qu'il en soit, le *cancer du pancréas* n'est pas, en général une lésion très-rare : on le rencontrerait dans 29 autopsies sur 467 selon Willigk. Et, pour ce qui concerne le cancer de la tête, il est, dans l'espèce, très-fréquent, puisque, d'après Ancelet, sur 200 cas, la lésion occupait toute l'étendue de l'organe, la tête y compris 88 fois, la tête seule, 33 fois. Ces statistiques nous font comprendre que le canal cholédoque devra participer fréquemment à la lésion carcinomateuse du pancréas. Tantôt, il s'agit là d'un simple phénomène de compression ; tantôt les parois du conduit sont envahies par la lésion carcinomateuse. Toujours est-il que, sur 37 cas de cancer de la tête du pancréas, l'ictère se verrait 24 fois, si l'on en croit Da Costa. L'ictère, en pareil cas, coexiste souvent (15 fois) avec l'ascite en raison des relations qui unissent le pancréas et les veines mésaraïques. C'est le squirrhe qui s'observe surtout dans le pancréas (1).

Je viens de signaler une des causes les plus communes de la compression du canal cholédoque. Je me bornerai maintenant à déclarer en passant qu'un grand nombre d'autres lésions ayant pris naissance au voisinage des voies biliaires, sont capables d'amener le même résultat. L'énumération de ces causes diverses d'oblitération du canal cholédoque serait trop longue et peut-être sans beaucoup d'intérêt. Vous en trouverez, du reste, un exposé très-méthodique et présenté au point de vue surtout des applications cliniques dans l'ouvrage de M. Murchison (*Loc. cit.*, p. 340).

II.

Nous en avons fini, Messieurs, avec l'anatomie patholo-

(1) Les documents qui ont servi à l'exposé de cette question sont empruntés à l'ouvrage de Friedreich : *Ziemssen's Handbuch*, 8e Bil., 88 halft., p. 288.

gique des voies d'excrétion biliaire. Actuellement, nous allons procéder à l'étude des altérations qui affectent la glande elle-même; nous commencerons par les *inflammations* ou *hépatites* et, parmi celles-ci, j'envisagerai en premier lieu celles qui, se produisant selon le mode chronique, s'attachent originairement à la gangue conjonctive, ou autrement dit à la capsule de Glisson. Les lésions du parenchyme ne sont, en semblable occurrence, que secondaires, consécutives.

Vous avez reconnu que c'est la *cirrhose* que j'ai en vue. Cette altération du foie appartient à un groupe d'inflammations chroniques dont l'homogénéité ne laisse pas grand chose à désirer; toutes les individualités de ce groupe sont, en effet, formées sur le même modèle ou à peu près. Je crois utile, avant d'exposer le cas spécial qui doit nous occuper particulièrement, de résumer devant vous les traits généraux qui distinguent ce genre d'inflammation.

1° Tout d'abord, ce qui caractérise anatomiquement ces inflammations chroniques c'est la production exagérée du tissu conjonctif ou lamineux s'opérant au sein même de la trame conjonctive, propre à la région, au tissu de l'organe.

2° Cette production s'effectue en quelque sorte d'emblée, sans être accompagnée ou précédée d'une hypérémie très-accentuée. L'exsudation interstitielle ne paraît pas jouer, dans ces conditions, un rôle très-important.

3° Le processus qui préside, ici, à la formation nouvelle du tissu conjonctif, rappelle, dans ses caractères essentiels, celui qui, dans les inflammations aiguës, aboutit à la formation des cicatrices.

a) Ainsi, dans les premières phases de son évolution, la trame conjonctive naturelle semble infiltrée d'éléments embryonnaires qui, par leurs propriétés morphologiques, ne peuvent pas être séparés des leucocytes et sont probablement d'ailleurs, en partie au moins, des leucocytes. Il y a là quelque chose d'analogue au tissu de granulation des plaies.

b) L'évolution ultérieure est celle du tissu conjonctif en voie de formation. Il se produit, en effet, au sein des parties affectées : α. des cellules d'apparence fusiformes qui deviennent des cellules plates ; — β. des faisceaux de fibrilles plus ou moins denses. Consécutivement, les cloisons conjonctives, même celles qui, à l'état normal, sont délicates, se trouvent transformées en une cloison fibroïde épaisse et qui tend sans cesse à s'épaissir.

4° Le tissu conjonctif de formation nouvelle jouit souvent de la propriété de rétraction. En tout cas, il se substitue nécessairement aux éléments spécifiques de la région. Aussi en résulte-t-il que ceux-ci, à savoir les éléments nerveux et musculaires, les cellules glandulaires, etc., sont étouffés, aplatis et semblent en train de disparaître. En définitive, de quelque organe qu'il s'agisse, nerf, muscle, glande, etc., cet organe, au dernier terme du processus, peut être littéralement converti en une masse fibroïde privée nécessairement de ses fonctions naturelles.

5° Les considérations qui précèdent font saisir suffisamment l'opportunité des dénominations appliquées à ce groupe particulier d'inflammations chroniques. Cruveilhier les désigne sous le nom de *métamorphoses fibreuses*. D'autres les appellent *productives*, *néoplasiques*, en spécifiant que c'est d'une formation nouvelle de tissu conjonctif qu'il s'agit. Dans les parenchymes, dans les muscles, elles portent le nom d'*inflammations interstitielles*, quelquefois de *scléroses*, ou encore de *cirrhoses*, par allusion à l'affection hépatique, dite cirrhose, qui est considérée comme un type du genre.

6° Un caractère clinique de ces inflammations qui mérite d'être relevé c'est qu'elles sont à peu près toujours chroniques *primitives* ou *primitives chroniques* : C'est ainsi que, dans la nomenclature employée par Laennec, Landré Beauvais, Poilroux, on qualifie les inflammations qui, d'emblée, sans passer par une période aiguë, se constituent telles qu'elles, à l'état subaigu ou chronique.

Il ne faut pas oublier, toutefois, que dans certains cas, l'inflammation scléreuse procède directement de l'inflammation aiguë. Je vais vous citer, à l'appui, quelques exemples : *a*) Le *rhumatisme noueux* peut prendre origine dans un accès de rhumatisme articulaire aigu; — *b*) La *pneumonie chronique* ou *interstitielle* ou *fibroïde* peut se développer à la suite de la pneumonie aiguë lobaire, douée de tous les attributs caractéristiques. — *c*) Enfin, nous verrons que certaines formes de cirrhoses se constituent quelquefois comme maladie chronique à la suite d'un état aigu. Sans doute, ces cas sont rares, exceptionnels, mais ils suffisent pour établir le lien entre l'état chronique et l'état aigu.

J'ajouterai que les processus inflammatoires que nous étudions sont sujets, si l'on peut ainsi dire, à des exagérations momentanées ou *poussées aiguës*, rappelant ce que M. Paget a désigné sous le nom d'*inflammations récurrentes*. Nous rencontrerons plusieurs fois ces phases marquées anatomiquement et cliniquement par une tendance à l'acuité dans l'histoire de la cirrhose.

7° Le groupe anatomo-pathologique sur lequel j'appelle votre attention est représenté dans la clinique d'une manière assez imposante. Il comprend, en effet, et je ne fais qu'une énumération incomplète, la pneumonie interstitielle, les lésions dites myo-sclérosiques de la paralysie pseudo-hypertrophique, les diverses formes de sclérose des centres nerveux, la néphrite interstitielle (une des formes de la maladie de Bright) ; enfin, au premier rang, l'hépatite interstitielle. Ces deux termes — *hépatite interstitielle* — répondent à peu près à l'ancienne dénomination de cirrhose, mais ils sont plus larges et plus compréhensifs : c'est de la maladie qu'ils désignent dont nous allons maintenant tracer la description.

Il convient de diviser les hépatites interstitielles scléreuses en deux catégories : 1° Celles qui n'affectent qu'une partie de l'organe — *hépatites interstitielles partielles* et qui se produisent, en général, d'une façon consécutive, au voisinage des tumeurs ou des corps étrangers (tubercules, kystes hydatiques, syphilome, etc., etc.) ; 2° les *hépatites scléreuses to-*

tales. Celles-ci envahissent, d'une manière diffuse, à peu près toute l'étendue de la glande ; c'est à elles qu'on a l'habitude de réserver la dénomination de cirrhoses.

Messieurs, ce mot de *cirrhose* était naguère considéré comme désignant une maladie unitaire, ou n'offrant tout au moins que des variétés de second ordre. Aujourd'hui, en France, une révolution tend à s'opérer à cet égard. Plusieurs auteurs s'efforcent de dégager de l'ancienne unité : *cirrhose de Laennec* — un certain nombre d'espèces qui diffèrent, assurent-ils du type vulgaire autant par les caractères anatomiques que par les caractères cliniques. Un changement analogue, dont je vous ai entretenu (1), s'est accompli il y a quelques années à propos de la maladie de Bright. Je dois vous déclarer que je suis grand partisan de ces vues nouvelles aussi bien pour ce qui a trait à la *maladie de Bright* qu'en ce qui concerne l'*hépatite interstitielle diffuse.*

Je vais chercher immédiatement à justifier mon opinion relativement à ce dernier point en vous exposant succinctement le tableau de l'une de ces formes récemment décrites de l'hépatite interstitielle diffuse.

L'affection est désignée quant à présent sous le nom de *cirrhose hypertrophique avec ictère.* J'emprunte cette dénomination à M. Hanot, auquel on doit la première monographie à ce sujet (2). Je me réserve de traiter un peu plus tard la partie historique qui, d'ailleurs, n'est point étendue.

Anatomiquement, cette forme d'hépatite diffère de la cirrhose vulgaire : 1° par l'existence permanente d'une augmentation de volume du foie, en général très-accusée ; 2° par l'existence de certaines lésions des canalicules biliaires qui ne se rencontrent pas dans la cirrhose de Laennec.

Cliniquement, elle s'en distingue : 1° par la présence habituelle, constante peut-être, de l'ictère, lequel est rare dans la cirrhose commune ; 2° par l'absence de l'ascite qui, au con-

(1) *Leçons sur les maladies du rein.* — Voir la seconde partie de ce volume.

(2) Thèse de Paris, 1876.

traire, accompagne généralement et de très-bonne heure cette dernière ; 3° enfin par la longue durée de la maladie.

La monographie de M. Hanot est fondée à peine sur une quinzaine de cas, mais j'espère vous montrer que le nombre des faits pourrait être facilement multiplié.

Ceci dit, entrons dans le détail des lésions anatomiques et voyons de suite ce que nous apprend l'examen macroscopique.

Le foie présente dans la règle une hypertrophie considérable. Le poids normal, cadavérique, étant, d'après M. Sappey, de 1,451 grammes, les poids relevés dans la cirrhose hypertrophique avec ictère ont été de 2,850 gr., 2,920 gr. Il paraît probable que jamais le volume du foie, dans cette forme, ne subit de réduction sensible, car les poids indiqués plus haut sont relatifs à des cas où la maladie avait duré 4 ans, 7 ans même. Il y a cependant, nous le verrons, des réserves à faire à cet égard.

La forme générale de l'organe n'est pas d'ailleurs sensiblement modifiée. Le bord reste tranchant, et parfois la surface est lisse comme dans l'état normal ; cependant, on y voit souvent se dessiner des proéminences, d'ordinaire peu volumineuses, égalant tout au plus les dimensions d'un très-petit pois. Les coupes montrent que cette disposition répond à l'existence, dans la profondeur de l'organe, de granulations qui ont les dimensions et l'aspect d'un grain de chènevis, d'une graine de pavot. Ces granulations sont séparées par des trabécules de tissu fibroïde blanchâtre qui, fréquemment, dépassent de quatre ou cinq fois le diamètre de chaque granulation. Celles-ci ne font qu'une légère saillie, le tissu fibreux qui les entoure ne se rétractant guère ; le foie paraît donc transformé « en un bloc de tissu fibreux, farci de granulations assez espacées. » (Hanot.) — La couleur des surfaces de section est très-variable, tantôt jaune orangé ou jaune chamois, tantôt verdâtre, vert foncé ou vert olive.

Les grandes voies biliaires n'ont pas encore été l'objet d'un examen très-attentif. On les indique comme ne subissant pas de modifications notables. Dans un cas publié par M. Gee

(Samuel) (1), les conduits biliaires et la vésicule étaient vides de bile et remplis par des masses de cellules épithéliales et de globules pyoïdes. En tout cas, il est certain que, contrairement à ce qui a lieu dans le foie ictérique (olive) par rétention biliaire (oblitération calculeuse ou autre), il n'existe aucune trace de dilatation des grandes voies biliaires.

Dans le plus grand nombre des cas, il existe une *péritonite péri-hépatique*, tantôt de date ancienne et marquée par la présence de néo-membranes constituant des adhérences avec les parties voisines, tantôt de date récente, et alors il s'agit de fausses membranes fibrineuses.

Quelques détails histologiques suffiront pour compléter cet exposé anatomique. Voici ce qu'on observe sur les coupes convenablement préparées. Les lobules sont séparés les uns des autres par des travées conjonctives plus ou moins épaisses ; dans la partie qui répond au premier degré de l'altération, la sclérose n'entame pas visiblement la substance du lobule. Cette particularité de structure a été surtout constatée dans les cas où, en opposition à la règle, la mort était survenue au bout de quelques mois (*sclérose périlobulaire*). Mais, en général, la zone la plus externe du lobule est en quelque sorte dissociée. Le tissu conjonctif, de formation nouvelle, y pénètre sous forme de traînées rayonnantes, dans l'intervalle desquelles les cellules hépatiques paraissent aplaties. Ces traînées sont d'ordinaire caractérisées par la présence d'un grand nombre de cellules embryonnaires qui se voient encore sur la partie de la travée conjonctive interlobulaire la plus voisine du lobule. Au centre de la travée, au contraire, les petites cellules n'existent plus. Là, le tissu conjonctif est plus développé, mieux formé, composé de cellules plates et de faisceaux fibrillaires bien dessinés ; il s'ensuit que le lobule est envahi et comme dissocié de la périphérie vers le centre.

Dans les points où la lésion est pour ainsi dire parvenue à son dernier terme, la substance parenchymateuse n'est plus représentée que par quelques cellules hépatiques, souvent déjà

(1) *St-Bartholomew's Hosp. Rep.*, 1868.

profondément altérées, groupées autour de la veine centrale.

Mais, la lésion la plus intéressante, la plus caractéristique dans l'espèce, est celle qui a pour siége les canalicules biliaires. Dans tous les cas, on trouve les espaces interlobulaires sillonnés par un réseau de canalicules biliaires, bien développés, ayant une paroi très-accentuée et remplis de cellules épithéliales cubiques. Les uns ont une disposition régulière de l'épithélium avec lumière centrale; sur les autres, le calibre est comblé en quelque sorte par des cellules irrégulièrement disposées.

D'une façon générale, le réseau des canalicules est beaucoup plus riche que dans les conditions normales. Les conduits sont volumineux, tortueux. Cette disposition se voit dans les parties centrales des espaces interlobulaires. Au voisinage des cellules hépatiques, les canaux qui forment le réseau, deviennent progressivement moins volumineux. Tandis que les troncs d'origine, répondant aux canalicules interlobulaires ont de 20 à 40 μ, les plus petits se rapprochent, par leurs dimensions, des capillaires biliaires (1). Ces derniers, d'après M. Cornil, auquel tous ces détails sont empruntés, ne contiennent que des cellules disposées bout à bout sur une seule rangée. On perd de vue ces petits conduits au moment où ils s'enfoncent dans l'intervalle des cellules hépatiques.

Si, après avoir reconnu ces dispositions des conduits biliaires, on examine de nouveau la gangue conjonctive qui les entoure, on remarque que c'est autour d'eux surtout (2) que sont accumulées les cellules embryonnaires quand il s'agit de la zone la plus voisine du lobule; au lieu de ces cellules, ce sont des faisceaux de tissu conjonctif, de formation nouvelle, qu'on trouve quand il s'agit des canalicules occupant les parties centrales de la travée.

Ces dispositions font déjà pressentir le rôle important que jouent les canalicules biliaires dans la production des

---

(1) Les premiers ont 10 μ — 5 μ, les dimensions normales des capillaires étant de 1 à 2.

(2) Cornil et Ranvier. — *Manuel d'histologie pathologique*, p. 922.

lésions de la forme de cirrhose hypertrophique que nous étudions.

Par contre, les vaisseaux sanguins ne sont pas affectés au même degré. Ils ne sont pas entourés par les cellules embryonnaires ; ils n'ont pas, comme les canalicules biliaires, de gaîne fibreuse spéciale. Seulement, à un degré avancé, les *vaisseaux portes* ont perdu leur paroi et paraissent comme sculptés dans le tissu conjonctif de formation nouvelle.

Dans le cas de M. Gee, bien que les tractus blancs parussent très-accusés à la périphérie des lobules, il n'y avait pas de développement sensible du tissu conjonctif dans les canaux portes. Il semble, d'après cela, que la lésion concentre son action sur les canalicules biliaires de petit calibre, interlobulaires, et n'affecte pas les canaux biliaires gros ou moyens, — ce qui établit une nouvelle délimitation entre la cirrhose hypertrophique biliaire et l'altération du foie consécutive à l'occlusion du canal cholédoque.

J'aurai terminé, Messieurs, l'exposé des lésions anatomiques en vous faisant remarquer que dans la grande majorité des cas, la rate est volumineuse. Dans un cas, elle pesait 950 gr., ce qui dépasse considérablement le poids normal qui est de 195 gr., d'après Sappey.

Je chercherai à vous donner, dans la prochaine leçon, l'interprétation des lésions que je viens de décrire ; puis, je vous ferai connaître l'ensemble des symptômes qui les révèlent pendant la vie. Cette tâche accomplie, j'opposerai à l'histoire de la *cirrhose hypertrophique avec ictère* celle de la *cirrhose vulgaire.*

VINGT-ET-UNIÈME LEÇON.

De la cirrhose hypertrophique avec ictère.

SOMMAIRE. — Lésions anatomiques. — Développement des canalicules biliaires. — Angiocholite et péri-angiocholite. — Des lésions consécutives à l'oblitération du canal cholédoque comparées aux lésions de la cirrhose hypertrophique.

Symptômes : Ictère. — Hypertrophie du foie ou hépato-mégalie ; — caractères qui la distinguent de la tumeur hépatique amyloïde et de l'hypermégalie consécutive à l'oblitération calculeuse du canal cholédoque. — Absence d'ascite.

I.

Messieurs,

A la fin de la dernière séance, j'ai terminé, ou peu s'en faut, l'exposé des lésions anatomiques du foie qui caractérisent la *cirrhose hypertrophique avec ictère*. Il est pourtant, dans ma description, un point sur lequel je n'ai pas suffisamment insisté et qui demande à être mis tout particulièrement en relief, par suite de l'intérêt qui s'y rattache non-seulement pour ce qui concerne le côté nosographique, mais encore pour ce qui a trait à la théorie pathogénique.

Je vous ai fait remarquer qu'un des traits fondamentaux de cette espèce de cirrhose est le développement considérable et la multiplication, au moins apparente, du système des canalicules biliaires les plus ténus; ceux qui occupent normalement les *espaces* et les *fissures*, sont revêtus d'un épithélium cubique et mesurent environ de 20 à 40 μ. Or, ces canalicules, dans la cirrhose hypertrophique, se voient dans les tractus conjonctifs de formation nouvelle, en plus grand nombre qu'à l'état normal et constituant des réseaux semblables à ceux qu'on observe à l'état physiologique sur les préparations injectées bien réussies. Seulement, ils y paraissent beaucoup plus multipliés.

Un examen attentif, dans ces cas pathologiques, fait, ainsi que l'ont montré les observations de MM. Cornil et Hayem, reconnaître ce qui suit :

1° Parmi les canaux, les uns, les plus gros, siégent dans les parties centrales des tractus fibreux de formation nouvelle ; ils dépassent les dimensions normales de 20 à 40 μ ; ils sont plus contournés, plus sinueux, quelquefois moniliformes. Ils paraissent avoir une paroi plus distincte ; ils sont pourvus d'un revêtement épithélial cubique, régulier. Si dans la plupart la lumière est libre, dans quelques-uns cependant elle est oblitérée par des cellules entassées ou par des masses de pigment biliaire.

2° De ces canaux ou des réseaux qu'ils forment partent des canaux plus petits de 10 à 5 μ et qui se rapprochent déjà du calibre des capillaires biliaires : Ceux-ci sont remplis de cellules épithéliales placées bout à bout et n'ont plus de revêtement complet. Ces derniers ont envahi d'habitude l'aire occupée autrefois par les lobules.

Ici se présente une question que j'ai déjà touchée dans l'exposé général des lésions anatomiques du foie, à propos de l'atrophie jaune aiguë où s'observent des altérations du même genre. Y a-t-il en pareil cas création de nouveaux conduits par une espèce de bourgeonnement ou bien n'est-ce qu'une modification des réseaux préexistants ? Je vous ai montré naguère que cette seconde hypothèse, adoptée du reste par M. Cornil, est de toutes la plus plausible. Les petits canaux de 10 à 5 μ seraient les capillaires biliaires dilatés, mais ayant acquis un épithélium distinct. Provient-il des conduits de plus fort calibre ? Les cellules qui le composent pénétreraient-elles dans les capillaires par une sorte de refoulement ? Ou serait-ce l'épithélium décrit par Legros, ayant subi un certain degré de gonflement ? C'est ce qu'on ignore (1).

Un autre fait, sur lequel il y a lieu d'insister, c'est qu'en examinant avec soin les tractus conjonctifs épaissis, on remarque que les indices anatomiques du processus inflammatoire sont surtout prononcés au voisinage immédiat des voies biliaires. Ainsi, c'est autour de ces canaux et non pas au voisinage des vaisseaux artériels et veineux, qu'on rencontre plus particulièrement les cellules embryonnaires ou encore les faisceaux conjonctifs de nouvelle formation et les cellules fusiformes. Les cellules embryonnaires prédominent en particulier autour des conduits biliaires qui confinent aux lobules.

Donc il y a *péri-angiocholite*. Et cette inflammation de voisinage paraît s'étendre progressivement de la périphérie vers le centre du lobule.

Il faut relever encore ce fait à savoir que la lésion — *angiocholite* et *périangiocholite* — est, pour ainsi dire, générale, en ce sens qu'elle se montre la même, à peu près aussi avancée dans toute l'étendue du foie et, de plus, qu'elle paraît affecter systématiquement les voies biliaires *interlobulaires*, n'intéressant pas ou n'intéressant que médiocrement celles de plus fort calibre.

Après avoir constaté cette lésion *systématique* des canalicules biliaires et la péri-angiocholite qui l'accompagne, il convient de reconnaître que c'est là le phénomène fondamental dans la série des lésions de la cirrhose hypertrophique avec ictère, et, suivant toute apparence, le premier en date, celui d'où dérivent tous les autres.

Tout porte à croire que, d'abord, c'est l'angiocholite qui s'établit. Pourquoi cette limitation aux petits canalicules et sous

---

(1) Voir sur cette question : Charcot et Gombault. *Archives de physiologie*, 1876.

quelle influence se produit-elle ? Faut-il invoquer une altération initiale du produit de sécrétion biliaire, entraînant à sa suite une lésion de la paroi des plus fins canaux d'excrétion ? on ne sait. Toujours est-il que la péri-angiocholite est vraiment un phénomène consécutif. Mais la formation du tissu conjonctif qui en est la conséquence, n'en est pas moins un fait de la plus grande importance, puisqu'il faut lui rapporter l'augmentation de volume du foie, et que, envahissant les lobules, elle aboutit à la destruction du parenchyme hépatique.

Nous avons donc sous les yeux, en résumé, une forme de cirrhose dont le point de départ est dans les canicules biliaires de petit calibre, les canaux interlobulaires principalement. Ceci contraste avec la cirrhose vulgaire qui, ainsi que nous le verrons, semble prendre origine dans le système de la veine porte.

Il y a intérêt à rapprocher, au point de vue spécial que nous envisageons, les lésions de la cirrhose hypertrophique de celles que déjà nous avons étudiées comme résultant de l'oblitération du canal cholédoque. L'analogie est frappante. Ainsi, dans l'oblitération artificielle du canal cholédoque, les *espaces* sont dilatés, les canaux biliaires interlobulaires sont tortueux, multipliés, etc.; le foie est volumineux, à l'origine au moins. Nous savons, d'autre part, que, à la suite de l'oblitération du canal cholédoque, l'on observe chez l'homme des phénomènes semblables. Où gît la différence entre la cirrhose dite hypertrophique, et celle qui se produit en conséquence de l'oblitération du canal cholédoque? C'est surtout que, dans celle-ci, les canaux biliaires les plus volumineux sont affectés et que la lésion ne s'étend que secondairement aux conduits interlobulaires; ceux-ci, au contraire, sont principalement et primitivement envahis dans la cirrhose hypertrophique avec ictère.

Dans les deux cas, le mécanisme est analogue, puisqu'il s'agit toujours d'une lésion systématique, originelle des voies biliaires; mais, en raison sans doute de la différence des circonstances étiologiques, le siége de l'altération dans l'arbre biliaire et son mode d'évolution se montrent différents.

II.

C'en est assez, Messieurs, relativement à l'anatomie pathologique proprement dite. Il faut maintenant animer le tableau et indiquer au moins sommairement les principaux symptômes qui se rattachent à ces lésions. Car « ce n'est pas seulement » l'organe altéré mort, qu'il s'agit de connaître, c'est l'organe » altéré vivant, exerçant ses fonctions modifiées par l'état pa» thologique. » Nous allons voir d'ailleurs que les particularités anatomiques qui distinguent la cirrhose hypertrophique, comparée à la cirrhose atrophique, peuvent être le plus souvent rapportées à des différences anatomo-pathologiques correspondantes.

1° L'*ictère*, ainsi que je vous l'ai fait remarquer déjà par anticipation, est une complication rare dans la cirrhose de Laennec, tandis qu'il constitue l'un des caractères de la cirrhose hypertrophique. Voici un document intéressant à cet égard. Sur 130 cas de cirrhose sans distinction, consignés en 21 ans sur les registres de *Guy's Hospital* et relevés par M. Hilton Fagge, on en compte 35 dans lesquels il y a eu ictère et 10 où l'ictère a été intense (1). Or, dans presque tous ces dix cas, le foie était volumineux, pesait 2,100 à 3,950 gr. [au lieu de 1,450 gr., poids normal (Sappey)]. L'ictère apparaît de bonne heure. Une fois établi, il persiste avec des exacerbations marquées souvent par un état fébrile. Ces exacerbations sont, vous le savez, fréquentes dans les inflammations chroniques primitives en général, ainsi que nous l'avons fait remarquer dans la dernière séance. Quelquefois, les matières fécales sont décolorées; mais, dans certains cas, la bile passe encore en certaine quantité.

(1) *Guy's hospital Reports*, 1875, p. 191.

Quelle est la théorie capable d'expliquer la production de cet ictère ? Il faut, je crois, se reporter à l'examen des lésions des canalicules biliaires. On relève alors une oblitération de ces canalicules opérée par l'épithélium. Parfois, cette sorte d'encombrement épithélial détermine une oblitération totale, générale et, alors, comme dans le cas de M. Gee, il ne passe plus de bile dans les grandes voies biliaires. Plus communément cependant la lésion est partielle, sans doute plus prononcée sur certains points que sur d'autres, et il passe encore une certaine quantité de bile dans l'intestin. Des modifications survenant dans la production épithéliale des voies biliaires, permettent de comprendre les modifications dans l'intensité de l'ictère si souvent observées dans la clinique.

Voilà donc une forme particulière d'obstruction des voies biliaires, cause d'ictère par rétention. Il y a là un point intéressant pour l'histoire générale de l'ictère lié aux affections hépatiques. Depuis le travail, plusieurs fois cité de Virchow, beaucoup d'auteurs, comme M. Virchow lui-même, ont une grande propension à rapporter tous les ictères qui surviennent dans le cours d'une maladie du foie à une occlusion du canal cholédoque déterminée soit mécaniquement, par compression, ainsi que cela se voit dans le cancer, par exemple, soit par une duodéno-cholédocite dont je vous ai décrit en détail la genèse. A mon avis, il y a là exagération. En effet, il est des cas où évidemment l'ictère concomittant d'une affection hépatique ne peut se rattacher à la cholédocite. L'observation de ce qui a lieu dans l'empoisonnement par le phosphore nous en fournit la preuve. MM. Virchow, Munck, Leyden, admettent que, en pareille circonstance, il s'agit d'un ictère catarrhal par oblitération du canal cholédoque, mais le fait n'est pas général. Car M. O. Wyss (1) a vu manquer chez l'homme le bouchon muqueux de la portion intestinale du cholédoque et la distension consécutive des voies biliaires externes dans l'intoxication phosphorée. Ceci l'a conduit à instituer les expériences suivantes chez le chien. Il établissait des fistules biliaires permettant le libre écoulement de la bile et rendant

(1) *Archiv der Heilkunde*, 1867, p. 469.

par conséquent impossible l'ictère par cholédocite ; les animaux une fois remis des suites de l'opération, il les soumettait à l'intoxication par le phosphore ; l'ictère se produisait pourtant dans ces cas, et l'on ne trouvait à l'autopsie que peu de bile, quand il s'en rencontrait, dans les grandes voies biliaires. Des mucosités remplissaient seules les conduits et la vésicule du fiel. Il y a donc lieu d'admettre, ici encore, une oblitération des voies biliaires profondes.

2° L'*hypertrophie du foie* ou mieux l'*hépatomégalie*, signalée dans la description anatomo-pathologique, reparaît dans l'étude clinique avec ses caractères spéciaux : la forme, le volume et quelques-uns des autres caractères physiques d'autant plus faciles à apprécier que l'absence d'ascite rend habituellement la percussion et même la palpation très-faciles.

Cette hypertrophie se manifeste vraisemblablement de très-bonne heure. Ce fut au bout de huit mois dans l'observatoire de Cornil, évidemment relative à une cirrhose hypertrophique avec lésions des canalicules biliaires. Dans le cas de M. Samuel Gee, elle se montra environ du troisième au quatrième mois après l'apparition des premiers symptômes.

Une fois confirmée, l'hypertrophie est sujette à des oscillations : ainsi, le foie augmente au moment des exacerbations fébriles de l'ictère dont il a été question. Quoi qu'il en soit, l'hépatomégalie est une des plus considérables qu'il soit possible de rencontrer. Il est noté dans les observations que le bord du foie déborde de quatre travers de doigt au-dessous des fausses côtes, qu'il descend jusqu'à l'ombilic et même plus bas, dans la fosse iliaque droite. Si on laisse de côté les cas assez rares de leucémie et d'adénie, il ne reste guère que le *cancer du foie* qui atteigne de telles dimensions. En somme, dans la *cirrhose hypertrophique avec ictère,* le foie présente, en quelque sorte, un volume intermédiaire à celui qu'on observe dans le cancer du foie qu'il égale quelquefois et à celui du *foie amyloïde.*

3° L'appréciation de certaines particularités, renouvelées

par une palpation attentive, permettrait d'ailleurs déjà, à volume égal, de distinguer les diverses altérations du foie capables de produire l'hépatomégalie permanente. Ainsi, dans la *cirrhose hypertrophique*, le foie est lisse ou très-légèrement granuleux ; on dit que les granulations peuvent quelquefois être senties par le palper abdominal, c'est l'opinion de MM. Frerichs et Murchison, contraire sur ce point à l'opinion de Bamberger. Ces caractères, du reste, sont bien différents de ceux qu'offrent les tumeurs marronnées du cancer.

La *tumeur hépatique amyloïde* est lisse également, mais le bord du foie est mou, arrondi, tandis que, dans la *cirrhose hypertrophique*, le bord du foie reste tranchant, ce qui constitue pour elle un caractère distinctif.

Ces caractères, en quelque sorte anatomo-pathologiques, recueillis sur le vivant, quelque précieux qu'ils soient, ne doivent pas naturellement faire dédaigner les autres. Ainsi la coexistence de l'ictère servira habituellement à faire distinguer la *tumeur de la cirrhose hypertrophique* de la *tumeur amyloïde* dont elle se rapproche par la coexistence d'une hypertrophie splénique. Elle la différencie également du foie gras.

L'hypermégalie de la *cirrhose hypertrophique* se distingue d'ailleurs de l'*hypermégalie consécutive à l'oblitération du canal cholédoque* par le développement plus ou moins prononcé que subit nécessairement la vésicule du fiel dans le dernier cas. — La tuméfaction hépatique peut persister durant six ou sept ans, avec ictère, dans la cirrhose hypertrophique ; il y a, au contraire, à une certaine époque, un retrait nécessaire des limites du foie dans l'oblitération du canal cholédoque ; le caractère tiré de la durée de l'affection séparerait aussi la tumeur liée à la cirrhose hypertrophique de la tumeur hépatique cancéreuse dont l'évolution est beaucoup plus rapide.

Je n'insiste pas plus longuement. Il me suffit de vous montrer, par quelques exemples, l'utilité des notions anatomo-pathologiques dans les études cliniques.

4° Nous avons mentionné, parmi les caractères de la cirrhose hypertrophique l'*absence d'ascite*. L'épanchement péritonéal y est tout au moins tardif, quand il s'y montre, et il est d'ordinaire très-peu prononcé. En général, on est autorisé du reste à avancer que les phénomènes de stase dans les vaisseaux portes, phénomènes qui jouent un rôle si prédominant dans la cirrhose de Laennec, font à peu près complètement défaut dans la cirrhose dite hypertrophique et, à l'appui, nous citerons en outre de l'absence de l'ascite celle des hémorrhagies par diverses voies, des hémorrhagies gastro-intestinales, en particulier, des troubles dyspeptiques, de la dilatation des veines abdominales, etc.

5° Ces considérations nous conduisent à parler d'un caractère différentiel tiré de l'état général. Il est remarquable que la santé relative, vraisemblablement en grande partie à cause du maintien des fonctions digestives, laisse pendant plusieurs années, quelquefois pendant 7 ou 8 ans, le malade vaquer à ses affaires, continuer son travail. Tandis que, une fois qu'elle est installée, la cirrhose vulgaire marche progressivement, mais promptement, sans répit, vers la terminaison fatale.

Un dernier trait distinctif est fourni par le genre de mort qui, dans la cirrhose hypertrophique le plus souvent peut-être, est déterminé par le syndrome *ictère grave* avec élévation de la température centrale, délire, coma, etc., mode de terminaison tout-à-fait exceptionnel dans la cirrhose vulgaire.

VINGT-DEUXIÈME LEÇON.

De la cirrhose vulgaire.

SOMMAIRE. — De la cirrhose vulgaire. — Nomenclature et synonymie. — Relation entre la cirrhose vulgaire et l'alcoolisme ; — statistique de Dickinson.— Considérations historiques : Laennec, Bright, Carswell, Gubler, Requin, Cornil, Hayem, Hanot, etc. — Rareté actuelle de la cirrhose hypertrophique.

Traits fondamentaux de la cirrhose de Laennec. — Granulations. — Rôle des lésions des petites branches intra-hépatiques de la veine porte. — Caractères anatomo-pathologiques macroscopiques de la cirrhose vulgaire.

Messieurs,

Je traiterai aujourd'hui de la *cirrhose vulgaire*. Son histoire qui, sans l'étude préalable que nous avons faite de la cirrhose hypertrophique avec ictère, vous paraîtrait peut-être aride, nous présentera, je l'espère, d'autant plus d'intérêt que de la comparaison de ces deux formes ressortira un contraste plus frappant.

Un mot, d'abord, sur la nomenclature et la synonymie, car il importe avant tout d'être bien fixé sur les termes. *Cirrhose*, vous le savez, vient de κιρρος, qui veut dire *jaune*, *jaune roux*. Il faut donc, remarquez-le en passant, éviter d'écrire *cyrrhose*, à l'instar de quelques auteurs. Cruveilhier a proposé le nom de *foie granuleux*, comme synonyme de cirrhose. L'état granuleux du foie est, en effet, un des phénomènes anatomiques les plus saillants, les plus faciles à saisir. — Les Anglais appellent souvent le foie granuleux *Hobnailed liver*, quand les granulations sont volumineuses, *granulated liver*, quand elles sont petites. Le mot *hobnail* désigne un clou à grosse tête; *hobnailed* voudrait donc dire littéralement garni de gros clous, comme le sont les souliers des paysans. Les Anglais appellent aussi le foie granuleux *gindrinker's liver*, expression que quelques médecins français ont traduite par *cirrhose alcoolique.*

C'est que, en réalité, Messieurs, la cause principale, fondamentale, de l'altération du foie dont je parle paraît être l'abus des boissons alcooliques. Afin de vous donner une idée des relations étroites qui existent entre la cirrhose et l'alcoolisme je ne saurais mieux faire que de citer une statistique récente due à M. Dickinson. Sur 149 hommes exerçant une profession dans laquelle on s'occupe à un titre quelconque, des boissons alcooliques, 22 ont été atteints de cirrhose (1); sur 149 individus n'appartenant pas à la catégorie précédente, 8 seulement ont été affectés de cirrhose. Contre l'influence présumée exclusive de l'alcool, on a souvent invoqué des cas de cirrhose très-accentuée, observés à une époque de la vie où l'alcoolisme est rare, chez les enfants. Or, chacun sait que l'enfance elle-même n'est pas, surtout dans certains pays, à l'abri des excès alcooliques: ainsi, dans un cas rapporté par M. Wilkes, il s'agissait d'une petite fille de 8 ans, qui buvait chaque jour une demi pinte de *gin;* à son autopsie, on trouva le *hobnailed liver*. Niemeyer a rapporté, d'après M. Wunderlich, deux cas du même genre concernant deux sœurs âgées l'une de 10 ans et l'autre de 12.

Mais, malgré tout, il ne faut pas ignorer que l'on connaît un certain nombre de cas où l'alcoolisme n'était pas en jeu (2). Aussi la dénomination de *cirrhose alcoolique* en tant qu'on l'emploierait à désigner la forme d'altération du foie dont il

(1) *Med. chir. Transact.*, 1873, p. 27.

(2) Un cas de ce genre observé par M. Griffith chez un enfant de 10 ans est consigné dans les Transactions de la Société pathologique de Londres. (7 décembre 1875).

s'agit ne doit-elle pas être prise au pied de la lettre. Toutefois, il paraît établi que l'alcoolisme intervient beaucoup plus fréquemment dans la production de cette cirrhose du foie que dans celle du *rein granuleux* ou *cirrhose rénale* laquelle, fort souvent, échappe à cette étiologie. Ainsi d'après la statistique de M. Dickinson, sur 250 cas de dégénération granuleuse du rein, 37 fois seulement le foie était en même temps cirrhosé ; soit une fois sur sept. Il résulte, d'ailleurs, de tous ces chiffres que le foie est beaucoup plus exposé à l'alcool que ne l'est le rein, ce qu'on pouvait prévoir d'ailleurs d'après la différence des relations que présentent ces organes avec le système vasculaire.

Je crois opportun maintenant d'entrer dans quelques considérations historiques, qui, je l'espère, ne vous paraîtront pas hors de propos. C'est incontestablement Laennec qui, le premier, a bien distingué et bien décrit la cirrhose : voilà un point d'historique qui nous intéresse particulièrement, nous autres Français. A la vérité, Laennec n'a pas consacré à la cirrhose un paragraphe spécial, mais seulement quelques passages de son *Traité d'auscultation*, publié en 1819. Le plus important de ces passages est placé dans la seconde partie de ce traité, (section IV, chap. Ier, art. 6, obs. XXXV). Il est question à cet endroit d'un cas de pleurésie avec hémorrhagie, compliqué d'ascite et de maladie organique du foie. A l'autopsie, Laennec écrit qu'on trouva « le foie réduit au tiers de » son volume, caché dans la région qu'il occupe et qu'il parut » composé à la coupe d'une multitude de grains de la grosseur » d'un grain de chènevis ou de millet, de couleur fauve ou » jaune roux. »

En note, il dit : « C'est là une espèce de production qu'on » appelle squirrhe. Je la désignerai sous le nom de cirrhose à » cause de sa couleur. Son développement dans le foie est une » des causes les plus communes de l'ascite. Le foie est toujours atrophié quand il contient des *cirrhoses*. »

Jusqu'ici tout est exact, à part le dernier point trop absolu. Mais Laennec commet une erreur quand il écrit que « cette » espèce de production se développe aussi dans d'autres or-

» ganes et finit par se ramollir comme toutes les productions » morbifiques. » On sait pertinemment aujourd'hui, qu'il n'en est pas et qu'il ne saurait en être ainsi.

Peut-être, avant Laennec, Bichat avait-il connu les caractères fondamentaux de la cirrhose (1). En tout cas, les *indications* de Laennec sont antérieures à la publication des *Reports of Cases* de Bright (1827), dans lesquels cet auteur étudie l'ascite dans ses rapports avec les maladies des reins.

Ainsi, c'est en France que la cirrhose a été pour la première fois anatomiquement et cliniquement déterminée ; par contre c'est en Angleterre qu'ont été entreprises les premières études de l'altération à l'aide des instruments grossissants. Vous avez vu Laennec admettre que la cirrhose est une production *hétéromorphe*. Kiernan, le premier, en 1836, a montré que l'apparence granuleuse résulte de ce que les lobules hépatiques, dont la texture est plus ou moins modifiée, sont enserrés dans une gangue conjonctive hypertrophiée. Les travaux de Carswell (*Atlas*, 1838) et de Halleman (Berlin, 1839), puis, en France, ceux de M. Gubler doivent être ensuite comptés parmi ceux qui ouvrent, pour l'anatomie de la cirrhose, l'ère des observations anatomo-pathologiques délicates.

L'histoire de la cirrhose hypertrophique est, par contre, vous le savez, de date beaucoup plus récente. C'est en 1849 et 1851 que Requin a appelé l'attention sur l'hépatite interstitielle avec hypermégalie sans songer d'ailleurs à la séparer de la cirrhose de Laennec, bien qu'il eût reconnu que l'hypertrophie peut persister jusqu'à la mort, malgré la longue durée du mal. C'est en 1871 seulement que M. Paul Ollivier (2), se fondant surtout sur les caractères cliniques, a émis l'avis qu'il existe une forme de cirrhose hypertrophique qui persiste telle quelle jusqu'à la mort et doit être par conséquent séparée, à l'état de maladie autonome, de la cirrhose commune. Mais ce sont les travaux tout récents de MM. Cornil, Hayem

(1) Dernier cours d'anatomie pathologique recueilli par Béclard et publié par Boisseau en 1826. — Citation empruntée à l'ouvrage de MM. Cornil et Ranvier.

(2) *Union médicale*, 1871.

et Hanot qui nous ont fait connaître les caractères anatomiques propres à cette forme de cirrhose, en particulier l'altération spéciale des voies biliaires, et c'est au dernier de ces auteurs, M. Hanot, que revient l'honneur d'avoir présenté dans une bonne monographie le tableau caractéristique de la maladie, fondé sur l'intime rapprochement des données anatomo-pathologiques et cliniques.

La *cirrhose hypertrophique*, quant à présent, peut passer pour une maladie rare ; il est fort probable qu'elle deviendra plus commune à mesure que les caractères qui la distinguent auront été vulgarisés. Mais, pour ce qui est de la *cirrhose de Laennec*, du *foie granuleux*, que nous allons nous attacher à décrire maintenant, c'est, au contraire, une maladie des plus vulgaires. D'après Budd, il n'est pas d'autre maladie du foie aussi commune en Angleterre. C'est aussi, sans conteste, un des états pathologiques que le clinicien, dans notre pays, est le plus souvent appelé à observer. A ce titre, déjà, elle mérite toute votre attention.

Avant d'entrer dans le détail, il sera utile, je pense, Messieurs, de vous présenter quelques-uns des traits fondamentaux de la *cirrhose de Laennec*. Cette esquisse nous servira en quelque sorte de définition. Une définition n'est d'ailleurs au fond, le plus communément, suivant la remarque de Diderot et d'Alembert, qu'une description en raccourci.

1° Or, anatomiquement, vous le savez, il s'agit, ici, d'une inflammation scléreuse interstitielle ; le tissu conjonctif tend à se substituer aux éléments spécifiques de la glande. C'est là un caractère appartenant au groupe tout entier. Mais voici un signe distinctif. Tandis que dans la cirrhose hypertrophique avec ictère, l'hyperplasie conjonctive a pour effet d'accroître toutes les dimensions de l'organe, dans le cas de la cirrhose vulgaire, en conséquence de la rétraction progressive que subit le tissu fibroïde, les dimensions du foie diminuent, en même temps qu'il se trouve divisé en un nombre considérable de petites masses sphériques ou ovoïdes que l'on est convenu de désigner sous le nom de *granulations*. (*Cirrhoses* de Laennec.)

2° Un point que presque tous les auteurs s'ingénient à faire ressortir, c'est le rôle pathologique prédominant que paraît jouer le système porte-hépatique dans la production de ces altérations. Il est en quelque sorte comparable à celui que, dans le cas de la cirrhose hypertrophique, nous avons été conduit à attribuer au système des canalicules biliaires interlobulaires. De même que la lésion systématique de ces canaux domine l'histoire pathogénique des lésions de la cirrhose hypertrophique, de même une lésion systématique des petites branches intra-hépatiques de la veine porte serait l'origine des lésions hépatiques de la cirrhose vulgaire.

3° C'est, du reste, si l'on peut ainsi dire, autour de cette phlébite porte intra-hépatique dont nous aurons plus loin à déterminer les caractères — que semble graviter toute la symptomatologie du foie granuleux. La stase veineuse abdominale, qui en est un phénomène concomitant nécessaire, tient sous sa dépendance la congestion gastro-entéritique, les hémorrhagies gastro-intestinales, l'ascite, l'un des accidents principaux dans l'espèce et qui, au contraire, fait défaut dans la cirrhose hypertrophique où le système porte n'est intéressé que d'une façon tout-à-fait accessoire. Enfin, je vous rappellerai que l'ictère qui entre dans la caractéristique de cette dernière affection, manque dans la cirrhose atrophique où les lésions des canalicules biliaires sont absentes ou tout au moins, dans la règle, n'exercent qu'une action effacée.

C'en est assez, Messieurs, pour montrer que les deux affections, entre lesquelles nous nous proposions d'établir un parallèle, sont en opposition manifeste à peu près sur tous les points. Le moment est donc venu d'aller plus loin et de commencer l'exposé des caractères anatomo-pathologiques, macroscopiques qui distinguent la cirrhose atrophique.

Une propension, à proprement parler absolue, de l'hyperplasie conjonctive, dans la cirrhose de Laennec, est d'entraîner une atrophie progressive du foie. Le volume, ainsi que le poids, sont quelquefois réduits au tiers du taux normal, ou même davantage. La moyenne de 960 grammes, donnée par M. H. Fagge, est à mon avis au-dessous de la réalité.

Les atrophies poussées à l'extrême répondent, bien entendu, aux phases les plus avancées du processus morbide. Vous n'ignorez pas que beaucoup d'auteurs ont assuré que, dans une première phase de la cirrhose vulgaire, le foie passe souvent par une période d'hypertrophie. R. Bright paraît être un des premiers promoteurs, le premier probablement, de cette opinion qu'il a exprimée dans son très-intéressant mémoire sur la jaunisse, publié en 1836 (1). Il déclare avoir pu, dans un certain nombre de cas, constater au début de la cirrhose une hypertrophie du foie qui, dans le cours de la maladie, avait fait place à une atrophie plus ou moins accentuée. Budd, qui incline quelque peu à douter de l'exactitude de ces observations du grand maître, reconnaît cependant que les adhérences si fréquentes qui existent entre le foie cirrhosé, d'une part, et le diaphragme de l'autre en raison de la longueur des bandes fibreuses qui les constituent, semblent indiquer que, à un moment donné, au moment de la formation de ces adhérences, le foie était en contact avec les parties dont il s'est éloigné par suite de l'atrophie qu'il a subie. Quoi qu'il en soit, vous n'ignorez pas que, de temps à autre, se publient des observations où l'on trouve le foie volumineux et où l'on croit découvrir les premiers degrés de la cirrhose vulgaire. Aujourd'hui, l'existence bien démontrée de la cirrhose hypertrophique avec ictère, à titre d'espèce autonome, doit rendre circonspect sur l'interprétation des faits de ce genre.

Je n'insisterai pas sur l'augmentation de consistance du foie cirrhosé, dont le tissu, dans les degrés extrêmes, crie, comme l'on dit, sous le tranchant du scalpel, non plus que sur sa déformation générale qui lui donne une forme globuleuse, des bords mousses, etc. Mais, je dois m'arrêter un instant sur l'aspect granuleux qu'il présente nécessairement. Les granulations se voient à la surface du foie, à travers la capsule généralement épaissie et opaque ou mieux, lorsque celle-ci a été enlevée, sous la forme de petites masses sphériques, ovoïdes, d'inégales dimensions, séparées les unes des autres par

---

(1) *Guy's Hosp. Reports*, t. I.

des sillons plus ou moins profonds. Pour vous guider dans l'appréciation de cet important caractère, je vous recommande l'étude attentive de la planche de Cruveilhier, insérée dans la 12e livraison de son *Atlas* et celle qui accompagne l'article *Atrophie* de l'Atlas de Carswell: ce sont les deux meilleures représentations que je connaisse. M. Frerichs, au contraire (fig. 38), a reproduit un cas exceptionnel, s'éloignant considérablement du type vulgaire. Il vous est possible, pourtant, sur cette planche de Frerichs, de constater la prédominance fréquente, mais rarement aussi prononcée, des lésions sur le lobe gauche du foie.

Il importe de remarquer que les dimensions des granulations varient sur un même foie et d'un foie à un autre, dans de certaines limites toutefois. En général, ces dimensions oscillent entre celles d'un grain de millet et celles d'un pois : c'est là un foie à petits grains (*foie granuleux*, *Granulated Liver*). Mais, il est des cas où la majorité des granulations atteignent les dimensions d'une petite noisette (*hobnailed*), d'une petite noix, et sont séparées les unes des autres par des sillons de plus en plus profonds (*foie botryoïde*, *foie lobé*). Quelques auteurs ont cru pouvoir rattacher ces variétés à des différences dans le mode d'action de la cause supposée, l'alcool. La cirrhose à grosses granulations résulterait de l'usage de l'alcool concentré; la cirrhose à petits grains de l'usage de l'alcool dilué, bières fortes, etc. Le foie lobé serait propre à la syphilis. Rien, jusqu'à ce jour, ne légitime ces raffinements dans le diagnostic anatomique.

L'étude des coupes, faite à l'œil nu, conduit à reconnaître, dans la profondeur de l'organe, des dispositions qui répondent à celles qu'on voit à l'extérieur. Les granulations sont là représentées par de petites masses ovoïdes ou sphériques, de dimensions diverses et qui paraissent entourées de toutes parts par une enveloppe fibroïde. On peut les énucléer, sans trop de difficultés, surtout lorsque, suivant le conseil de Bright, on laisse macérer la pièce dans l'eau. Au bout de quelque temps, un simple filet d'eau, en chassant la substance des granulations, réduit la surface de section à une espèce de gangue conjonctive alvéolaire.

La couleur du contenu des alvéoles en question ou mieux des granulations doit être maintenant considérée. La teinte dominante est le jaune roux et c'est de là que vient le mot *Cirrhose*, je le répète, donné par Laennec. D'autres fois, c'est la couleur brune qui l'emporte ; d'autres fois, enfin, surtout dans les périodes avancées, on note une coloration verte ou tirant sur le vert. Il est clair que la coloration générale du foie dérive de la couleur individuelle de chaque lobule. La couleur des granulations tranche d'ailleurs avec la teinte gris blanc, légèrement brillante, du tissu conjonctif intermédiaire.

Les causes de cette diversité de coloration nous seront révélées par l'étude histologique ; mais nous pouvons dire par anticipation que la présence du pigment biliaire, de la graisse, du pigment hématique, en proportion variable, rendent compte de ces différences dans la coloration du lobule.

Avant d'entrer dans l'étude histologique des lésions hépatiques de la cirrhose, je crois qu'il y a intérêt à étudier tout d'abord les parties à l'aide de la loupe ou tout au moins de faibles grossissements. Vous vous apercevrez bientôt que ce genre d'étude fournit des caractères importants, permettant d'établir à eux seuls une ligne de démarcation tranchée entre les diverses formes de la cirrhose et qui, à mon sens, ont été, surtout dans ces derniers temps, beaucoup trop négligés.

Déjà Carswell avait reconnu (1) que, dans la cirrhose vulgaire, les granulations qu'on pourrait appeler *granulations de premier ordre*, sont composées de granulations plus petites en plus ou moins grand nombre, et qui, elles-mêmes, sont formées d'un certain nombre de lobules hépatiques. Le revêtement fibreux de la granulation de premier ordre est constitué par une lame conjonctive relativement épaisse. Les travées qui séparent les granulations secondaires sont d'une moindre épaisseur ; enfin, toujours d'après Carswell, les lobules hépatiques sont séparés les uns des autres par des travées très-minces, ou au contraire souvent confondus les uns avec les autres sans ligne de démarcation bien tranchée.

---

(1) *Atlas*, planche XI, fig. 5. Art. *Atrophy*.

Voici maintenant les résultats plus précis de l'examen fait par transparence sur des coupes durcies à l'aide de grossissements faibles. Je ne saurais trop vous recommander ce genre d'investigation dont la valeur sera rendue évidente, je l'espère, par la comparaison que nous allons faire à ce point de vue entre la cirrhose vulgaire, la cirrhose hypertrophique et quelques autres formes d'hépatite interstitielle.

1° CIRRHOSE VULGAIRE. (Cirrhose de Laennec, foie granuleux.) Elle peut être dite *annulaire* en ce sens que les travées principales entourent, à la manière d'un cercle continu, la masse de substance hépatique qui compose la granulation. De ces travées principales partent des travées secondaires qui sont souvent incomplètes, à l'état d'ébauches, et, d'autres fois, divisent la granulation principale en un nombre correspondant de granulations secondaires. Dans d'autres cas, qui paraissent répondre aux phases avancées, rarement atteintes d'ailleurs, chaque lobule hépatique est entouré d'un anneau fibreux complet et même un lobule peut être grossièrement divisé en deux ou trois segments par des tractus relativement épais. Quoi qu'il en soit, en se reportant au type ou aux premières phases de l'altération, on est autorisé à dire que ce genre de cirrhose est non-seulement *annulaire*, mais encore, *multilobulaire*, en ce sens que la granulation est, à l'origine, composée d'un certain nombre de lobules hépatiques serrés les uns contre les autres et qui ne sont pas séparés par des travées conjonctives. Il faut ajouter en outre que ce genre de cirrhose est essentiellement *interlobulaire*. En effet, la limite entre le parenchyme et le tractus fibreux est toujours nette, heurtée; on ne voit pas, dans la cirrhose vulgaire, contrairement à ce qu'écrivent certains auteurs qui ont confondu toutes les formes de cirrhose dans une même description, le tissu conjonctif pénétrer dans l'intervalle des colonnes de cellules ou des cellules elles-mêmes à la périphérie du lobule et les isoler les unes des autres. Tels sont les caractères les plus accentués dans ce type dont la cirrhose hypertrophique va nous donner le contre-pied.

2° L'examen d'une coupe prise sur le foie, atteint de *cirrhose hypertrophique avec ictère*, offre un aspect tout différent. Il est possible de qualifier, ici, la cirrhose d'*insulaire*, car l'altération procède en réalité par îlots qui se forment au niveau des espaces. Ces îlots de tissu conjonctif nouvellement formé sont d'abord arrondis; puis, ils poussent des prolongements, à extrémités obtuses, dans la direction des fissures. Ce n'est qu'à la dernière limite que les promontoires, appartenant à des îlots différents, finissent par se rencontrer et circonscrire le lobule dans toute son étendue. Même dans les cas anciens l'enceinte fibreuse du lobule reste çà et là interrompue et l'aspect que présente la coupe, rappelant le dessin géométrique d'un archipel est vraiment tout-à-fait spécial et bien différent, comme vous le voyez, de celui qu'offrent les préparations de cirrhose vulgaire. Donc, nous avons là une cirrhose *insulaire* et *monolobulaire*. J'ajouterai que, en opposition à ce qui a lieu dans la cirrhose vulgaire, la substance du lobule, à la périphérie, est pénétrée progressivement par des travées conjonctives de second ordre qui s'insinuent entre les extrémités périphériques des colonnes de cellules. Il s'agit par conséquent, dans ces circonstances, d'une *cirrhose intra-lobulaire à marche centripète.*

Les caractères qui viennent d'être relevés et qui contrastent d'une façon si remarquable avec ceux qui distinguent la cirrhose vulgaire, ne sont pas l'apanage exclusif de la cirrhose hypertrophique avec ictère. On les retrouve, à titre de caractère commun, dans toutes les hépatites scléreuses interstitielles où l'altération systématique des canalicules biliaires paraît être le fait primitif. Ainsi : *a*) dans la *cirrhose produite expérimentalement par la ligature du canal cholédoque; b*) dans celle qui résulte de l'*oblitération des grandes voies biliaires par un calcul, par une tumeur cancéreuse*. Seulement l'évolution des *îlots* semble alors s'arrêter pour ainsi dire en chemin et jamais elles ne va aussi loin que dans le cas de la sclérose hypertrophique.

3° Après avoir opposé la disposition annulaire de la cirrhose vulgaire à la disposition insulaire commune aux cas de cirrhose liée à une altération primitive des canalicules biliaires, nous n'avons pas épuisé la série.

Il existe au moins un troisième type de cirrhose que je me borne, actuellement, à signaler en quelques mots.

Ici, la cirrhose est à la fois intra-lobulaire et extra-lobulaire. Autour du lobule, elle forme des anneaux complets ; mais en même temps dans le lobule, elle s'installe dès l'origine, aussi bien à la périphérie qu'au centre, isolant les colonnes et même les cellules les unes des autres. On pourrait l'appeler *intercellulaire*, parce qu'un de ses caractères dominants est en effet de constituer autour de chaque cellule hépatique une véritable enceinte conjonctive.

Ce troisième type, bien distinct comme vous le voyez du précédent, se rattache à certaines formes d'hépatite interstitielle, encore assez mal déterminées cliniquement, mais dont quelques-unes cependant paraissent relever de la syphilis. Telle est en particulier l'altération syphilitique du foie des nouveau-nés, pour la première fois décrite par M. le professeur Gubler et dont M. Baerensprung et M. Parrot ont bien fait connaître les caractères histologiques.

VINGT-TROISIÈME LEÇON.

De la cirrhose vulgaire (*suite*).

SOMMAIRE. — Lésions des ramifications intra-hépatiques de la veine porte. — Distension congestive de la veine porte et de ses rameaux. — Tuméfaction de la rate. — Développement d'une circulation supplémentaire. — Difficulté de la pénétration des injections.

Mécanisme de la circulation supplémentaire. — Voies pathologiques : néomembranes vasculaires. — Voies naturelles. — Notions anatomiques sur les origines de la veine porte. — Système des veines portes accessoires : groupes gastro-épiploïque, cystique, etc. — Veines para-ombilicales. — *Caput Mædusæ*. — Applications pathologiques.

Messieurs,

Ainsi que j'ai eu l'occasion de le faire ressortir plusieurs fois déjà, il est un fait qui domine en quelque sorte l'anatomie et la physiologie pathologiques de la cirrhose atrophique : je veux parler des lésions que subissent les ramifications intra-hépatiques de la veine porte et qui ont pour conséquence d'entraver plus ou moins profondément le courant sanguin qui, de l'intestin, se dirige vers les veines sus-hépatiques.

Cette obstruction se traduit par une stase sanguine dont la veine porte abdominale est le siége. Les divers phénomènes qui peuvent être la conséquence de cette stase, — c'est là un fait que j'ai laissé entrevoir — jouent un rôle prédominant dans l'histoire clinique de la cirrhose atrophique et méritent par suite d'être, pour nous, l'objet d'une étude particulière.

L'existence de la stase sanguine que je viens de signaler est d'ailleurs chose facile à démontrer. L'ascite en est la conséquence la plus vulgaire, le mieux connue ; mais, même en l'absence de celle-ci, la stase est encore mise hors de doute par toute une série de phénomènes que nous allons rapidement passer en revue.

A. En premier lieu, c'est la *distension congestive*, souvent énorme, que subissent les divers rameaux qui se rendent à la veine porte et le tronc lui-même de la veine. Cette distension peut aller jusqu'à produire la rupture des parois veineuses, qui elle, à son tour, peut être suivie d'hémorrhagies rapidement mortelles. C'est là un fait qu'il importe de ne pas ignorer. Afin d'appeler particulièrement votre attention sur ce point, je crois utile de citer quelques exemples :

Dans un cas rapporté par MM. Moxon et Wilks (*Pathological anatomy*), il existait une vaste collection sanguine (anévrysme faux) remontant jusque derrière le foie. — Dans un autre cas, publié par le Dr P. Giacomini, cas dont il sera encore question de nouveau tout à l'heure, il s'agissait d'une femme, âgée de 22 ans, dont il est possible de résumer ainsi l'histoire : pas d'ascite, — rate énorme, — ponction pour thoracentèse, mort inopinée quelques semaines après par syncope. On trouva à l'autopsie un grand épanchement de sang coagulé dans l'épaisseur de l'épiploon gastro-hépatique et très-peu de liquide dans la cavité péritonéale. Le foie était granuleux. Bizzozero y reconnut une obstruction des vaisseaux portes intra-hépatiques. Nous reviendrons dans un instant sur ce cas qui offre un bel exemple de la dilatation des veines *para-ombilicales* dans la cirrhose.

B. La tuméfaction de la rate, accompagnement fréquent, à peu près nécessaire, suivant quelques auteurs, de la cirrhose atrophique, est encore, pour une bonne part au moins, une conséquence de l'oblitération des veines intra-hépatiques.

C. Une autre conséquence, et même une nouvelle preuve de

l'existence de la stase sanguine abdominale, c'est le développement d'une *circulation supplémentaire* par suite de laquelle le sang veineux porte, trouvant obstacle du côté du foie, se dirige par des voies diverses, et que nous étudierons minutieusement, vers le système veineux général. (Voir PL. V.)

Il n'est pas sans intérêt de faire remarquer qu'il existe une sorte de balancement entre le développement de cette circulation supplémentaire qui fait passer le sang veineux porte dans le système des veines caves et la production de l'ascite, en ce sens que l'ascite manque ou disparaît, si elle existait déjà, lorsque la circulation supplémentaire s'opère sur une large échelle. Selon toute vraisemblance, l'ascite ne s'observerait jamais, dans la cirrhose atrophique, si l'établissement de cette circulation supplémentaire ne rencontrait habituellement des difficultés le plus souvent insurmontables.

Je citerai quelques faits à l'appui de ce que j'avance : 1° Dans le cas cité tout à l'heure de M. Giacomini, il n'y avait pas d'ascite; les veines para-ombilicales étaient développées et l'on découvrit une hémorrhagie dans l'épaisseur de l'épiploon gastro-splénique ; — 2° Plusieurs cas insérés par M. Sappey, dans son important mémoire, nous montrent une circulation collatérale très-prononcée coïncidant avec l'absence de l'ascite (1) ; — 3° Monneret a rapporté (2) une observation de cirrhose dans laquelle les veines abdominales avaient pris dans les derniers temps de la vie un volume très-notable ; à l'autopsie, on ne trouvait plus traces de l'ascite dont l'existence avait été constatée deux mois auparavant ; — 4° Dans un cas de cirrhose qui, à l'origine, était compliqué d'ascite, Frerichs vit l'ascite disparaître au bout de six semaines en même temps que se développaient de gros cordons veineux au voisinage de l'ombilic.

D. L'obstacle à la circulation veineuse dans le foie est encore rendu manifeste par la difficulté qu'on éprouve à faire péné-

(1) Mémoire présenté à l'Académie de Médecine. (*Mémoires de l'Académie de Médecine*, t. XXIII, 1859.)

(2) *Archives générales de médecine*, 1852, t. XXIX, p. 395.

trer les injections. Celles-ci, fréquemment, ne vont pas au-delà des trois ou quatre premières divisions de la veine porte. Telle est l'opinion de Rindfleisch, confirmée, d'ailleurs, par Bamberger. Cependant, les choses ne sont pas toujours aussi accentuées. L'injection pénètre souvent jusqu'aux lobules, mais à la vérité, d'une façon incomplète. En tout cas, les injections de Frerichs, faites par les veines sus-hépatiques et par l'artère hépatique, dont le tronc est quelquefois dilaté jusqu'à mesurer 14 à 15 millimètres de diamètre, tendent à montrer que le liquide, par ces voies, pénètre beaucoup plus facilement que lorsqu'il est poussé par la veine porte.

Quoi qu'il en soit, l'obstruction des vaisseaux intra-hépatiques a quelquefois pour résultat une oblitération des gros troncs extra-hépatiques eux-mêmes. C'est, en particulier, ce qui ressort des observations de Carswell (3) et de Monneret. Frerichs a publié lui aussi (*loc. cit.*, p. 17) un cas relatif, comme les précédents, à une oblitération fibrineuse des grosses branches de la veine porte.

Insister davantage serait, je crois, superflu. Les considérations qui précèdent font, en effet, suffisamment ressortir le rôle considérable que joue dans la cirrhose l'interruption plus ou moins prononcée du courant sanguin à travers le foie. Je ne crois pas, toutefois, pouvoir me dispenser d'entrer dans le détail, concernant le mécanisme longtemps cherché et aujourd'hui bien établi, au moins dans ses principaux traits, suivant lequel se produit cette circulation supplémentaire que je signalais tout à l'heure à votre attention.

Cette étude se fait le plus souvent par les moyens ordinaires de l'anatomie descriptive. A l'aide d'injections et sans l'intervention obligatoire des instruments grossissants, il est possible de reconnaître les dispositions principales qui président à l'évolution du processus. Mais il est nécessaire de posséder au préalable une connaissance approfondie des voies de communication qui, à l'état normal, existent entre les diverses

(3) Article *Atrophie*, pl. II, fig. 1.

parties du système porte et le système veineux général. On peut dire, en effet, très-sommairement, que c'est par l'intermédiaire de ces *voies naturelles* que s'effectue, dans l'immense majorité des cas, la circulation collatérale.

Il ne faut pas ignorer pourtant que, quelquefois, l'établissement supplémentaire s'opère pas des voies pathologiques. A titre d'exemple, nous citerons les adhérences qui se font entre le foie et le diaphragme. Des néo-membranes vasculaires font adhérer les deux organes. Les membranes diaphragmatiques reçoivent du sang des vaisseaux diaphragmatiques, branches appartenant au système de la veine cave; les néo-membranes hépatiques, au contraire, reçoivent le sang de la veine porte par la voie des veines capsulaires, entre autres, et de cette façon les deux systèmes sont mis en communication. C'est à Kiernan que nous devons la démonstration de ce fait qui est rare et, d'ailleurs, le rétablissement de la circulation par cette voie est peu efficace.

Il n'en est pas de même, je le répète, du rétablissement de la circulation qui s'effectue par les voies naturelles. C'est ici le lieu de faire remarquer que le système veineux porte, ainsi que l'anatomie le démontre, n'est pas isolé, comme on le dit quelquefois, schématiquement, de la circulation veineuse générale. Il s'y rattache, au contraire, par des voies multiples et dans des directions très-diverses. Mais la description de ces voies de communication, de beaucoup d'entre elles au moins, est le plus souvent négligée par l'anatomie descriptive ordinaire, parce qu'elles se font par des vaisseaux de petit diamètre et qu'elles sont sans importance physiologique. Mais ces voies *latentes*, s'il est possible de s'exprimer de la sorte, peuvent, ainsi que nous allons le voir, prendre un grand développement et acquérir, dans l'état pathologique, une importance capitale. C'est M. le professeur Sappey, je me plais à le déclarer tout d'abord, qui a fixé et développé nos connaissances à cet égard. Nous ne possédions que des notions très-confuses et très-imparfaites jusqu'au moment où a paru son travail présenté à l'*Académie de médecine* et intitulé : *Recherches sur un point d'anatomie pathologique relatif à l'histoire de la cirrhose*. Il fut suivi d'un rapport intéressant de M. le professeur Robin.

Je vous rappellerai quelques dispositions relatives aux branches d'origine de la veine porte.

Ces branches, vous le savez, sont : la *veine splénique*, la *veine mésaraïque supérieure*, l'*inférieure* ; enfin, je signale la *veine gastrique supérieure* ou *coronaire stomachique* qui se jette dans le tronc de la veine porte. Les deux derniers vaisseaux peuvent servir au rétablissement de la circulation interrompue dans le système porte.

1° La *coronaire stomachique gauche* a des ramifications œsophagiennes ; celles-ci s'anastomosent avec des branches œsophagiennes dites supérieures, lesquelles communiquent avec les intercostales ou l'azygos; avec les diaphragmatiques supérieures, qui se jettent dans la veine cave supérieure ; avec les diaphragmatiques inférieures, branches de la veine cave inférieure.

Il existe un certain nombre d'exemples de dilatation considérable de ces voies de communication dans la cirrhose. On ne cite, en général, que le cas de M. Fauvel, consigné dans la thèse de M. Gubler; mais, il convient de mentionner en outre le cas de Bamberger (*loc. cit.*, p. 572) et un autre, plus récent, de M. Hanot (*loc. cit.*, p. 19) : il s'agissait là d'une cirrhose récente; les veines, dilatées, constituaient de véritables varices ; l'ascite faisait défaut. Une ulcération de l'œsophage, au niveau des varices, donna lieu à une hémorrhagie mortelle.

2° Si l'on en croit les auteurs, loin d'être rare, la dilatation pathologique des branches d'origine les plus éloignées de la mésentérique inférieure serait, au contraire, fréquente. On sait que, au niveau du rectum, le système porte est relié au système hypogastrique, qui appartient à la veine cave inférieure. La relation s'effectue par un système de vaisseaux qui établissent une communication entre les hémorrhoïdales supérieures, branches de la mésaraïque inférieure et les hémorrhoïdales inférieures, branches de la honteuse interne qui sont elles-mêmes des divisions de l'hypogastrique.

Cruveilhier estime que ces communications se font largement. Ce serait en quelque sorte, au dire de la plupart des médecins qui ont étudié cette question, des tubes de sûreté permettant le reflux du sang de la veine porte dans le système de la veine cave, toutes les fois qu'il y a gêne de la circulation dans le premier système.

Les investigations récentes de M. Duret tendent à prouver, au contraire, que ces voies sont très-étroites et difficiles, et je tiens de M. Sappey qu'il a observé la même chose. C'est donc par erreur qu'on a invoqué cette voie, comme servant d'habitude au rétablissement de la circulation collatérale dans la cirrhose et que l'on parle quelquefois de la fréquence du développement des hémorrhoïdes dans la cirrhose, par le fait de la maladie. La réalité est que les hémorrhoïdes ne sont pas communes dans la cirrhose, ainsi que Monneret autrefois, et dernièrement M. Duret, l'ont fait remarquer. Sur 9 cas recueillis récemment par ce dernier, il n'en est pas un seul où l'on ait constaté la présence des hémorrhoïdes.

3° Une autre anastomose entre le système général et le système porte, s'opère par l'intermédiaire de veines qui naissent dans les parois de l'intestin et qui, au lieu de se rendre dans le système porte, se jettent par le moyen d'un troncule, soit dans la veine cave elle-même, soit dans l'une de ses veines afférentes. Ces veines, par leurs radicules dans l'intestin, s'anastomosent avec les radicules des veines portes, et c'est de cette façon que se fait la communication entre les deux systèmes : tel est ce qu'on pourrait appeler le système de Retzius (1833). Je me bornerai à citer deux exemples, relatifs à ce genre d'anastomoses : 1° du duodénum et du côlon, partent des veines qui vont se jeter dans la veine cave. Nous possédons au moins un cas où le système de Retzius a servi au rétablissement de la circulation collatérale. Ce cas appartient à Rindfleisch (1) : la veine porte étant oblitérée, le cours du sang s'opérait par les veines très-dilatées du plexus spermatique.

Toutefois, les voies de communication qui viennent d'être indiquées sont infidèles et peu sûres. Il en est d'autres qui

---

(1) *Anatomie pathologique*, p. 477.

composent un système fort original et dont la découverte est due à M. le professeur Sappey : vous comprenez que je fais allusion au *système des veines portes accessoires.*

Ce sont, vous le savez, des veines qui prennent leur origine dans des organes autres que l'intestin ou ses annexes et qui vont aboutir soit au foie lui-même, soit à la veine porte près du foie. Chaque veine de ce système figure en raccourci une petite veine porte. En effet, elle est constituée : 1° par des capillaires d'origine ; 2° par un troncule ; 3° par des ramifications dans la substance du foie ; — à moins, cependant, que le troncule ne vienne, comme cela se voit quelquefois, se jeter dans la veine porte elle-même.

Dans ce système, M. Sappey reconnaît cinq groupes différents : deux d'entre eux nous intéressent particulièrement ; quant aux autres je me bornerai à les mentionner.

Premier groupe ou *gastro-épiploïque.* — Les vaisseaux de ce groupe proviennent, en majeure partie, de l'épiploon gastro-hépatique ; quelques-uns, très-petits, émanent de l'estomac. Ils s'enfoncent dans le foie en avant et en arrière du sillon transverse, se distribuent dans l'intervalle des lobules à l'instar des branches de la veine porte elle-même; elles ne peuvent pas servir au rétablissement d'une circulation collatérale puisqu'elles ne communiquent pas avec la veine porte et, partant, elles ne sont d'aucun secours dans le cas d'obstacle intra-hépatique.

Deuxième groupe ou *cystique.* Il se compose de 12 à 15 veinules qui offrent deux variétés : *a*) les unes se rendent du fond de la vésicule aux lobules du foie voisins de la fossette ; — *b*) les autres partent de la partie antérieure de la vésicule et vont à la branche droite de la veine porte. De même que celles du groupe précédent, ces veines ne peuvent contribuer à la circulation supplémentaire. Les veines suivantes sont dans le même cas.

Troisième groupe. Il est formé : 1° par des vaso-vasorum émanant : *a*) de la veine porte, *b*) des conduits biliaires, *c*) des artères hépatiques ; — 2° par un troncule ; 3° par des capillaires qui vont se jeter dans les lobules voisins.

Je n'insiste pas davantage sur ces groupes de veines portes secondaires, ayant hâte d'aborder la description des groupes qui nous intéressent plus spécialement.

Quatrième groupe ou *veines portes accessoires du ligament suspenseur*. Les origines se font dans l'épaisseur du diaphragme ; les troncules descendent dans le ligament suspenseur : les divisions hépatiques se répandent dans les lobules en rapport avec le ligament suspenseur. Les premières s'anastomosent avec les diaphragmatiques, les dernières avec des branches de la veine porte qui répondent aux artères dites capsulaires (1). D'où il résulte que, si la circulation hépatique persiste dans certains troncs volumineux, le sang pourra passer par l'intermédiaire de cette voie dans le système général, dans les cas où le cours du sang est interrompu dans les lobules hépatiques. Ces vaisseaux, à l'état normal, sont très-ténus. Dans un cas de M. Sappey, que nous avons déjà cité et dans lequel il n'existait pas d'ascite, on voyait partir de la surface convexe du foie dix à douze veines qui remontaient par le ligament suspenseur jusque dans l'épaisseur du diaphragme ; trois ou quatre de ces veines atteignaient le volume d'une plume de corbeau.

Cinquième groupe. Il peut être appelé *groupe ombilical* ou mieux *para-ombilical*. Les veines qui entrent dans sa composition proviennent de la partie sus-ombilicale de la paroi abdominale antérieure. Leurs racines sont en communication : 1° avec celles des veines épigastriques ; 2° avec les veines sous-cutanées abdominales ; 3° avec les veines mammaires internes. Elles pénètrent dans l'abdomen en s'enfonçant dans l'épaisseur du ligament falciforme. Les plus importantes forment une sorte de plexus autour du ligament de la veine ombilicale qu'elles enlacent de leurs anastomoses. Voici maintenant comment les veines se comportent du côté du foie :

---

(1) Voir le *Traité* de Kölliker, p. 587.

1° les unes se distribuent dans les lobules du sillon longitudinal ; 2° d'autres se jettent dans le sinus de la veine porte à gauche de l'insertion du ligament ombilical ; 3° d'autres fois, enfin, la terminaison se fait dans la partie restée perméable de ce dernier ligament. C'est là le groupe le plus important.

Dans la cirrhose, quand il y a un obstacle à la circulation hépatique, ces vaisseaux se dilatent. Il se forme un courant principal. En général, c'est la veinule qui entre dans la branche gauche de la veine porte qui augmente de volume, elle atteint souvent la dimension d'une plume à écrire et la dépasse quelquefois.

On comprend aisément qu'une veine ainsi dilatée et attachée en quelque sorte au ligament ombilical ait été considérée par beaucoup d'auteurs comme étant la veine ombilicale elle-même, demeurée persistante par anomalie ou redevenue perméable par suite de l'obstacle au cours du sang dans la veine porte. Mais la dissection montre, et vous pouvez le vérifier sur cette pièce qui m'a été obligeamment confiée par M. Sappey, que le ligament ombilical en pareil cas persiste, imperméable et bien distinct des veines para-ombilicales. C'est ici le lieu de rappeler d'ailleurs que la veine ombilicale, même chez le fœtus, ne présente aucune anastomose au niveau des parois abdominales.

Le sang qui reflue dans ces veines dilatées les parcourt de haut en bas et se dirige vers les veines principales du membre inférieur. Ce reflux s'opère tantôt par la voie des veines épigastriques, tantôt par celles des veines sous-cutanées et, dans ce dernier cas, on voit se produire, au voisinage de l'ombilic, les varices connues dans la pathologie des obstructions hépatiques sous le nom de *Caput Medusæ*. Un murmure qu'on entend par l'auscultation, un frémissement que perçoit la main se manifestent au niveau de ces veines (Sappey) : ils constituent, dans l'espèce, des signes d'un favorable augure.

Il existe au moins six cas dans lesquels ce mode de circulation supplémentaire a été régulièrement constaté : cinq appartiennent à M. Sappey, un à M. Giacomini (Turin, 1873); quatre autres cas, où l'on a pu croire qu'il s'agissait de la veine ombilicale, peuvent être aujourd'hui rattachés à ce groupe, ce qui ferait un total de dix cas.

Je dois mentionner à ce propos qu'en produisant une obstruction porte progressive chez le chat, M. Schiff serait parvenu à déterminer une dilatation artificielle de la *veine para-ombilicale* qui, chez cet animal, communique surtout avec l'épigastrique.

Il importe de se souvenir que les veines para-ombilicales ne peuvent servir au rétablissement de la circulation que dans le cas où l'obstacle siége du côté du foie, au-delà du point où l'extrémité supérieure de ces veines s'insère sur le sinus de la veine porte. Quand l'obstacle siége soit dans le tronc de la veine porte, soit au-dessous, la circulation supplémentaire devra se faire plutôt par les troncs d'origine de la veine porte: hémorrhoïdales, œsophagiennes, veines de Retzius, etc.

Après avoir reconnu les effets de l'obstruction porte dans les branches abdominales de ce vaisseau, il nous faut étudier les modifications anatomiques que présentent les branches intra-hépatiques : c'est ce que nous ferons au commencement de la prochaine séance.

VINGT-QUATRIÈME LEÇON.

De la cirrhose vulgaire.

SOMMAIRE. — Importance de l'examen des coupes durcies du foie cirrhotique, fait à l'aide de faibles grossissements. — Examen pratiqué avec de forts grossissements. — Cirrhose annulaire. — Cirrhose monolobulaire. — Lésions des vaisseaux et du tissu conjonctif qui les entoure. — Effets de la ligature des vaisseaux portes. — Phlébite et périphlébite portes : elles affectent les vaisseaux prélobulaires. — Tendance du système artériel hépatique à se substituer au système veineux intra-hépatique. — État des voies biliaires dans la cirrhose vulgaire.

Symptômes de la cirrhose vulgaire. — Stase du sang, ascite, catarrhe gastro-intestinal, hémorrhagies statiques : altération hypothétique de la crase du sang. — Tuméfaction de la rate. — Absence habituelle de l'ictère. — Troubles de la fonction d'hémopoïèse, — des fonctions glycogénique et désassimilatrice. — Complications de la cirrhose vulgaire : maladies du cœur et des reins.

Messieurs,

Je me suis appliqué dans la dernière séance à vous faire connaître les modifications remarquables tant au point de vue anatomo-pathologique qu'au point de vue clinique, subies par le système porte abdominal sous l'influence qu'éprouve, en cas de cirrhose, dans son passage à travers le foie, le sang qui de l'intestin et des annexes se dirige vers les veines sus-hépatiques. Actuellement, nous devons rechercher en quoi consistent les altérations du système vasculaire intra-hépatique d'où dérivent ces modifications. C'est là, Messieurs, une question difficile qui est loin, tant s'en faut, d'être tout-à-fait résolue. Mais, avant de l'aborder, je crois utile d'entrer dans l'exposé des lésions de la trame conjonctive et du parenchyme hépatique que révèle le microscope, appliqué à l'étude du foie granuleux.

I.

Tout d'abord, permettez-moi de vous remettre en mémoire les caractères importants fournis en pareil cas par l'examen de coupes durcies, fait à l'aide de faibles grossissements. Vous n'avez pas oublié la disposition *annulaire* qu'offrent les travées épaissies de la capsule de Glisson ; vous vous souvenez aussi que les grands anneaux, dits de premier ordre, englobent des groupes de lobules, séparés les uns des autres par des tractus ou anneaux de second ordre. Un fait qui frappe de suite l'œil de l'anatomiste lorsqu'il cherche à s'orienter, c'est que les lobules qui constituent ces groupes sont en quelque sorte fondus ensemble. Les espaces et les fissures s'y distinguent moins bien qu'à l'état normal et l'orientation est rendue d'autant plus laborieuse que la veine centrale, ce point de repère par excellence dans les conditions physiologiques, est ici très-difficile à retrouver.

Tel est l'aspect des choses, du moins dans les points où les lésions ne sont encore qu'à une période relativement peu avancée. Si maintenant, à l'aide de forts grossissements nous examinons successivement : les travées annulaires et la substance des lobules, nous reconnaissons ce qui suit :

1° Les tractus sont constitués par du tissu conjonctif aux diverses phases de son développement. Ici, les cellules embryonnaires, là les cellules fusiformes et bientôt le tissu conjonctif fibrillaire, adulte, enfin le tissu de rétraction.

2° Pour ce qui a trait au parenchyme, je ferai remarquer que la limite entre l'aire des cellules et celle des tractus est brusque, heurtée, sans transition; on ne voit pas, comme dans d'autres formes de la cirrhose, la cirrhose hypertrophique par exemple, le tissu conjonctif pénétrer la partie périphérique du lobule sous forme de bandelettes. Les colonnes de cellules hépatiques n'ont plus dans leur disposition rayonnée la régularité rectiligne de l'état normal; elles sont recourbées, brisées, bouleversées, si l'on peut ainsi dire. C'est là, sans doute, en même temps que l'effacement des espaces et des fissures, un des effets de la pression réciproque que subissent les divers lobules englobés dans un même anneau. Il est très intéressant d'étudier ensuite les cellules individuellement : on est surpris de voir que celles-ci ne sont pas déformées, aplaties, comme on aurait pu s'y attendre, sauf peut-être dans la zone la plus externe où il y a sur deux rangées parfois un certain degré d'aplatissement. Toutefois, avec un peu plus d'attention, on finit par distinguer dans quelques-uns des lobules qui forment les granulations, plutôt dans les parties centrales de ceux-ci que dans les parties périphériques un nombre variable de points, de foyers, où les cellules, ayant conservé la forme polygonale, sont devenues de très petites dimensions. En somme, c'est par le mécanisme de l'atrophie simple que les cellules semblent disparaître sous l'influence en partie au moins d'une pression qui s'exerce dans toutes les directions.

Les cellules présentent une pigmentation plus ou moins prononcée qui leur donne un aspect sombre ; de temps en temps, on en trouve qui sont infiltrées de granulations graisseuses, mais cela n'est nullement nécessaire et les lésions les plus accusées de la cirrhose vulgaire peuvent exister sans qu'il y ait des traces d'altération granulo-graisseuse des cellules hépatiques M. Frerichs dit n'avoir observé cette lésion que dans la moitié des cas de cirrhose qu'elle qu'en fût l'origine. Que penser, après cela, de l'assertion des personnes qui pensent que l'infiltration graisseuse est un caractère du foie granuleux alcoolique, un trait qui lui imprime un cachet spécial, une physionomie à part ?

Si nous considérons maintenant des parties du foie où l'altération est plus avancée, nous constatons les lésions suivantes : Des tractus de second ordre, on voit partir des travées ayant la forme d'un promontoire obtus ou acuminé à son extrémité libre et qui vont à la rencontre d'autres travées du même genre; il en résulte que bientôt chaque lobule tend à être individuellement circonscrit de toutes parts. Alors, ainsi que vous le voyez, la cirrhose annulaire peut devenir monolobulaire. — Mais, ce n'est pas tout. De ces travées de troisième ordre se détachent des processus qui pénètrent dans la substance du lobule qu'ils divisent en plusieurs compartiments et ceux-ci, à leur tour, subissent une division du même genre. MM. Ranvier et Cornil ont représenté très-fidèlement ces dispositions sur la figure 100 de leur *Manuel* (p. 193). Il est facile de s'assurer que, quand la base de ces processus est déjà fibroïde, l'extrémité qui s'enfonce dans la profondeur du lobule est encore composée du tissu embryonnaire. En somme, le résultat c'est que le lobule peut se trouver en quelque sorte scindé en un certain nombre de lobules secondaires ; ceux-ci, serrés de plus près, finissent par disparaître. On en voit où le parenchyme n'est plus représenté que par deux ou trois cellules.

Cette destruction par morcellement et compression combinées ne se produit pas d'une façon égale dans toute l'étendue du parenchyme hépatique.

Elle prédomine çà et là sur certains points, et ainsi s'expliquent les déformations si prononcées parfois que présente le foie granuleux.

3° Laissons les cellules et la gangue conjonctive et passons en revue les autres éléments qui entrent dans la composition du foie. Les vaisseaux en premier lieu, et plus particulièrement les ramifications de la veine porte, doivent fixer notre attention.

J'ai déjà eu plusieurs fois l'occasion, Messieurs, de signaler que c'est dans l'affection de ces vaisseaux et du tissu conjonctif qui y confine immédiatement que doit être cherché, suivant la plupart des auteurs, le point de départ des altérations de la cirrhose annulaire. « La cirrhose, dit Budd (*loc cit.*, p. 143), est la conséquence d'une inflammation *adhésive* du tissu *aréolaire* au voisinage des petites branches de la veine porte. » De nos jours, l'histologie donne plus de précision à cette vue. Suivant M. Klebs (1), les éléments lymphatiques ou embryonnaires se voient d'abord durant les premiers stades de l'altération granuleuse du foie, dans les parois même des veines et à leur voisinage immédiat, dans la capsule de Glisson. M. Cornil mentionne les mêmes particularités.

La phlébite porte et la périphlébite seraient donc dans le foie granuleux l'occasion d'une hépatite scléreuse généralisée; ce qui rappelle ce que nous avons vu à propos des canaux biliaires dans la cirrhose hypertrophique.

L'expérimentation, d'ailleurs, a mis en relief la production d'une lésion de la gangue conjonctive de tout le foie, consécutivement à une lésion des vaisseaux portes produite en dehors du foie. Je vous rappellerai à cette occasion les expériences de M. Solowieff, expériences qui mériteraient à tous égards d'être reprises; elles forment pour ainsi dire le pendant des expériences relatives à la ligature du canal cholédoque. Je crois opportun de résumer ce qu'a vu M. Solowieff (2): Dans le cas où l'occlusion ayant été produite par une ligature peu serrée, l'animal a pu survivre un ou deux mois à l'opération, le foie est volumineux, plus dense et crie sous le scalpel. On trouve des thrombus dans les ramifications des veines portes intra-hépatiques; de jeunes cellules se voient dans l'épaisseur des parois des veines, dans leur voisinage immédiat, et, à une période plus avancée, on observe sur ces mêmes points du tissu fibrillaire. Cet ensemble de caractères ne compose certainement pas une exacte reproduction expérimentale de la cirrhose granulée; mais on ne peut s'empêcher d'y reconnaître certaines analogies entre les deux ordres de faits.

4° D'après ce qui précède, il y a lieu, suivant toute vraisemblance, d'admettre dans la cirrhose vulgaire, à titre de

---

(1) Klebs, *loc. cit.*, p. 425.
(2) *Centralblatt*, 1872.

phénomène primitif, initial, l'existence d'une phlébite et d'une périphlébite portes intra-hépatiques. Reste à savoir quelles sont les parties de la veine porte qui sont ainsi originellement affectées. Assurément, ce ne sont pas, du moins aux périodes initiales du processus, les ramifications les plus fines, les interlobulaires, puisque, ainsi que nous l'avons vu, les espaces qui séparent les lobules ne sont pas le premier siége du mal. Ce ne sont pas non plus les branches les plus volumineuses, car en général, par la dissection, on trouve celles-ci parfaitement intactes, c'est donc la partie intermédiaire entre les deux extrêmes et qu'on pourrait appeler, pour abréger, système des *vaisseaux prélobulaires* qu'il faut incriminer, si l'on se reporte à la disposition normale des vaisseaux de cet ordre, on arrivera peut-être à comprendre — en supposant qu'ils soient tous le point de départ d'une prolifération, d'une végétation conjonctives — les apparences révélées par l'examen pratiqué à l'aide de faibles grossissements. Il y a à considérer dans le mode de distribution des vaisseaux portes, en outre des branches formées par la division dichotomique, les branches dites vaginales (Kiernan), dirigées perpendiculairement et dont les principales circonscrivent un certain nombre de lobules ou groupes de lobules. On peut imaginer que ces vaisseaux qui ne s'anastomosent pas entre eux dans les conditions normales, se rejoignent sous l'influence des conditions pathologiques, en même temps que le tissu embryonnaire se développe à leur voisinage immédiat. Ainsi prendraient naissance les travées annulaires de premier ordre. La formation des travées de deuxième et de troisième ordres s'effectuerait à mesure que le processus pathologique s'étend jusqu'aux espaces interlobulaires ou même pénètre plus avant.

5° Quelles sont les phases ultérieures du processus ? On les ignore à peu près complétement. On sait toutefois qu'à un moment donné et contrairement à l'opinion que pourrait faire naître la comparaison avec le tissu cicatriciel, les travées conjonctives présentent une vascularisation très-accentuée, très-riche et que les vaisseaux de formation nouvelle s'écartent par leur arrangement, et par leur structure du type physiologique. On peut dire qu'il se fait une sorte de remaniement du système vasculaire des espaces.

Sur des préparations bien injectées, le nombre de ces vaisseaux est le plus souvent si considérable qu'on a en quelque sorte sous les yeux un véritable tissu caverneux (Rindfleisch). Il s'agit là de vaisseaux tortueux, volumineux, bien qu'ayant la structure de capillaires embryonnaires ; ils sont en d'autres termes privés de paroi propre ; ils paraissent creusés dans le tissu de jeunes cellules ou déjà adultes et limités, seulement par une couche endothéliale.

Il est certain que ces vaisseaux sont en connexité étroite avec le système porte intra-hépatique, car, lorsque les troncs portes ne sont pas oblitérés, l'injection y pénètre par cette voie. D'un autre côté, ils ont une communication facile avec les lobules restants dont les capillaires s'injectent en même temps. Suivant une remarque qui appartient à M. Frerichs, la disposition radiée des vaisseaux intra-lobulaires persiste plus ou moins tant qu'il reste des cellules capables de représenter un lobule et que, dans la plupart des cas l'injection de ces derniers lobules s'opère facilement par les veines sus-hépatiques. Il semble, d'après cela, que la partie moyenne de la veine porte (Système des veines prélobulaires) se soit en quelque sorte *capillarisée*, les capillaires des lobules et les grands troncs veineux conservant seuls, du moins dans la règle. le type régulier.

Quoiqu'il en soit, pendant longtemps, malgré ces altérations, la circulation s'opère encore dans le foie, des intestins vers la veine sus-hépatique : toutefois, elle y est bientôt gênée, ralentie par suite de la disparition d'un certain nombre de lobules, laquelle entraîne la disparition des veines centrales correspondantes, et aussi en raison de l'état embryonnaire des vaisseaux de formation nouvelle : il faut tenir compte enfin de la tendance progressive au rétrécissement des canaux portes. Cette tendance est rendue évidente par la difficulté qu'on éprouve à pousser les injections par la veine porte dans les cas un peu avancés. C'est dans ces conditions que se produisent les voies collatérales et, en leur absence, les phénomènes de la stase dans le système de la veine porte.

A mesure que les travées, qui portent les vaisseaux dont nous donnions tout à l'heure la description, pénètrent dans les lobules, les cellules du foie et simultanément les capillaires qui séparent les rangées cellulaires tendent à disparaître.

On peut se demander, sans pouvoir espérer résoudre la question, quant à présent, si les vaisseaux qui forment le *système lacunaire* sont réellement des vaisseaux préexistants, modifiés par l'état pathologique, ou bien des vaisseaux de formation nouvelle. Il y a lieu de remarquer à ce propos que le système lacunaire paraît être en communication très-large avec les artères hépatiques. Nous avons fait ressortir déjà que, d'après M. Frerichs, le tronc de l'artère hépatique est, dans la cirrhose vulgaire, parfois très-manifestement dilaté. Or, d'après le même auteur, en poussant les injections à la fois par les veines portes, par les artères et les veines sus-hépatiques, on voit : 1° que le nombre des vaisseaux du système lacunaire injecté par l'artère est souvent plus grand que celui de ces mêmes vaisseaux injecté par la veine porte ; 2° que, par la voie des artères, il est possible d'injecter les capillaires des lobules restants. Il semble découler de ces faits que le système artériel tend pour ainsi dire à se substituer partout au système veineux intra-hépatique et qu'il paraît remplir, en quelque sorte jusqu'à la dernière limite tant qu'il reste des cellules hépatiques, les fonctions qui sont dévolues à ce dernier.

Telles sont les principales notions que nous possédons, concernant les modifications du système vasculaire intra-hépatique dans la cirrhose vulgaire. On peut peindre la situation en disant que, par suite de la destruction des cellules hépatiques, le foie tend à se transformer progressivement en une trame fibroïde offrant un système vasculaire dans lequel le sang afflue par les artères et sort par les voies supplémentaires qui font communiquer la veine porte avec le système nerveux général. Mais, jusqu'à la dernière limite, il reste un assez grand nombre de lobules contenant des cellules hépatiques et où le sang pénètre dans les capillaires intra-lobulaires en partie par la voie des artères, en partie par la veine porte, et s'écoule, comme dans les conditions normales, par la veine sus-hépatique. C'est par ce mécanisme, sans doute, qu'il est possible d'expliquer comment dans la cirrhose vulgaire la sécrétion biliaire continue à s'opérer jusqu'au terme ultime (1).

6° Je serai bref sur ce qui concerne l'état des voies biliaires, dans cette forme de cirrhose. Les canaux volumineux ne présentent pas d'altération sensible; quant aux canaux interlobulaires, dans la règle, ils ne se développent pas comme dans la cirrhose hypertrophique. Ils paraissent cependant pouvoir s'hypertrophier accidentellement çà et là, ainsi que nous l'avons vu sur une préparation relative à un foie atrophique sans ictère qui nous a été remise par MM. Pitres et Léger. Selon toute vraisemblance, l'appareil des voies biliaires intra-lobulaires se détruit du centre à la périphérie, au fur et à mesure que les cellules hépatiques disparaissent. Il en résulte que la sécrétion biliaire peut se trouver supprimée partiellement sans qu'il y ait ictère. La bile est diminuée en quantité, modifiée également dans ses qualités si l'on en juge par la coloration jaune orangé qu'elle offre souvent. Mais des irrégularités peuvent survenir dans ce processus de destruction, et les gros conduits s'oblitérer alors que les capillaires et les cellules ne sont pas encore détruits et continuent à sécréter la bile. En semblable occurrence, l'ictère se produit, sans doute par un mécanisme analogue à celui que nous avons mentionné à propos de la cirrhose hypertrophique. Le fait est que, parfois, dans la cirrhose atrophique, on trouve à l'autopsie la vésicule et les principales voies biliaires complétement privées de bile. Nous vous avons montré, Messieurs, un exemple de ce genre à l'une des séances de notre cours pratique.

III.

Je terminerai en passant brièvement en revue les symptômes qui révèlent cliniquement la cirrhose vulgaire, afin

(1) Voir la planche III, fig. 2, de l'*Atlas* de Frerichs.

de rechercher dans quelle mesure leur pathogénie est éclairée par les connaissances anatomo-pathologiques que nous avons recueillies.

Je ne reviendrai pas sur les divers phénomènes, déjà suffisamment étudiés, de la *stase du sang* dans les vaisseaux portes abdominaux. Je ne parlerai donc pas de l'*ascite*, du *catarrhe gastro-intestinal*, des *hémorrhagies stasiques*. Je relèverai cependant, en passant, que toutes les hémorrhagies qui se produisent dans la cirrhose du foie ne peuvent pas s'expliquer toujours par la raison mécanique; telles sont, entre autres, les hémorrhagies nasales, celles qui succèdent aux piqûres de sangsues, le purpura, et qui se montrent même dans les phases peu avancées, ainsi qu'on en a fourni récemment un exemple à la *Société anatomique*. Déjà Bright avait invoqué, pour en rendre compte, une altération de la crase du sang. Mais, en quoi consiste cette altération et quelle est l'influence qui lui donne naissance? C'est ce qu'on ne sait pas quant à présent.

Un mot sur la *tuméfaction de la rate*. Quelques auteurs, Bamberger et Oppolzer, en font un accompagnement à peu près constant et par conséquent un symptôme très-important dans l'histoire de la cirrhose. Bamberger, sur 36 cas, n'a vu que deux exceptions et encore dans ces derniers cas y avait-il un épaississement de la capsule splénique ayant pu contrebalancer l'influence de la stase. Toutefois, l'absence de tuméfaction splénique, notée dans la moitié des cas par Frerichs, ne peut pas s'expliquer constamment par la présence de cette lésion. Aussi quelques auteurs (Virchow, Niemeyer), sans nier l'influence de la stase ont-ils admis que la tuméfaction splénique est le plus souvent un phénomène *coordonné* et non pas une conséquence toute mécanique.

Nous savons que l'*ictère* n'est pas un phénomène fréquent dans la *cirrhose vulgaire* et nous avons cherché à établir que, quand il existe, il n'est pas indispensable de faire intervenir toujours l'existence hypothétique d'un catarrhe ou d'une compression du canal cholédoque.

Un point qui, jusqu'à ces derniers temps, n'a pas été suffisamment mis en relief, c'est que les troubles de la nutrition plus ou moins rapide que détermine la cirrhose du foie ne sont pas toujours susceptibles d'être rattachés aux lésions gastro-intestinales d'origine stasique, mais que, souvent, ils dérivent, suivant toute probabilité, des perturbations apportées dans les fonctions diverses dont le foie paraît chargé d'après les recherches nouvelles. Je fais allusion à la fonction d'hémopoièse et, plus particulièrement à la fonction glycogénique et à la fonction désassimilatrice. (Trouble de la fonction glycogénique, diminution du taux de l'urée.)

Un autre caractère qui se rapporte plus ou moins directement au trouble de ces fonctions, c'est l'altération des urines qui sont très-chargées de matières colorantes et d'urates. S'agit-il là, en ce qui concerne les urates, d'un simple phénomène de concentration des urines ? on l'ignore. Je ne crois pas que le dosage ait été régulièrement établi par l'analyse des urines recueillies pendant 24 heures. Relativement à la matière colorante, on comprend que ce principe qui dérive de la matière colorante biliaire, laquelle semble dériver elle-même de la matière colorante du sang, soit rendue en excès quand la bile est sécrétée d'une manière très-imparfaite.

J'achèverai cette leçon en vous donnant quelques renseignements sur les *complications* les plus habituelles de la cirrhose vulgaire. Autrefois, on comptait parmi les complications les maladies du cœur. Ainsi, dans un mémoire bien connu, Becquerel relevait, sur 42 cas de cirrhose, 21 cas de maladies organiques du cœur. C'est que Becquerel avait confondu la cirrhose avec le foie muscade ou cardiaque. Aujourd'hui que la distinction est faite, cette complication n'existe plus. Bamberger, sur plus de cent cas de maladies du cœur, n'a rencontré que deux cas de cirrhose. Sur 30 cas de cirrhose rassemblés par le même auteur, le cœur était normal, sauf dans les deux cas ci-dessus. Nous allons voir cependant une combinaison dans laquelle l'hypertrophie du cœur et la cirrhose pourraient coïncider.

La maladie de Bright, dans sa forme atrophique, est quelquefois sous la dépendance de l'alcoolisme. Il n'est donc pas singulier de la voir coexister assez fréquemment avec la cirrhose. Sur 40 cas de cirrhose du foie (1), réunis par M. Dickinson, et pour la plupart d'origine alcoolique, les reins étaient granuleux dans 8 cas : le rapport est donc de 1 à 5. Mais bien souvent la néphrite interstitielle échappe à cette étiologie. Sur 250 cas de dégénérescence granuleuse, le foie a été envahi 37 fois ; la proportion est donc de 1 sur 7. Les chiffres de M. Stewart concordent avec les précédents : ainsi sur 100 cas de rein contracté, il a trouvé 15 cas de cirrhose, soit 1 sur 6. En supposant que tous les cas de cirrhose où il y a eu coïncidence fussent d'origine alcoolique, on pourrait comprendre la situation ainsi qu'il suit : Le foie est l'organe affecté le premier et le plus fréquemment par l'alcool dont il reçoit en quelque sorte l'action directe. Le rein, placé plus loin, n'est touché qu'indirectement et échappe de fait le plus souvent à cette influence. Il ne faudrait pas dans un cas de cirrhose conclure à la réalité de la néphrite albumineuse, par la seule constatation de l'albumine dans les urines. En effet, toutes les fois qu'il y a ascite, ainsi que l'a fait remarquer M. Murchison, la compression des veines rénales peut avoir pour conséquence de faire passer dans les urines une certaine quantité d'albumine qui disparaît lorsque la ponction est pratiquée.

---

(1) Dickinson, *loc. cit.*, p. 240.

DEUXIÈME PARTIE

Le Rein. — La Maladie de Bright.

PREMIÈRE LEÇON.

Anatomie normale du rein.

SOMMAIRE. — Remarques préliminaires.
Anatomie normale du rein. — Description générale du système des canalicules urinifères.
Structure des canalicules urinifères. — Paroi propre des canaux. — Couche endothéliale. — Epithélium à bâtonnets des tubes contournés et de la branche montante de l'anse de Henle. — Epithélium pavimenteux dans les autres points.
Anatomie topographique du rein. — Coupes longitudinales et transversales. — Disposition lobulaire du rein.

Messieurs,

L'histoire anatomique du mal de Bright est devenue, depuis quelques années, particulièrement intéressante. Les lésions histologiques que subit le rein dans cette maladie ont été, en effet, étudiées avec plus de précision qu'on ne l'avait fait jusque là, et surtout elles ont reçu une interprétation qui tend à modifier singulièrement les idées généralement admises; vous verrez, par l'étude de ces lésions, que les variétés qu'elles présentent sont surtout en rapport, le plus souvent, non pas avec des degrés successifs, mais avec des formes distinctes de la maladie. Avant d'aborder ce chapitre, je crois nécessaire de vous exposer, en premier lieu, les principaux faits relatifs à la structure et aux fonctions du rein. Des travaux récents sur ce sujet ont porté en effet une atteinte grave aux descriptions classiques; je serai forcé d'entrer à ce propos dans quelques détails qui pourront vous sembler minutieux, mais vous saisirez plus tard toute l'importance qu'ils présentent, et je vous assure que leur connaissance est indispensable à celui qui veut pénétrer sérieusement dans l'étude des altérations histologiques du rein.

I.

Je commencerai cet exposé, par la description du *système des canalicules urinifères*. D'une manière générale, on peut dire que ce système est composé d'un nombre considérable de tubes, tous faits sur le même modèle, chacun de ces tubes prend naissance dans une dilatation ampullaire, qui siége dans la couche corticale et vient finalement s'ouvrir dans la cavité du bassinet par un orifice dit papillaire ; mais, dans ce long trajet, il a subi dans son diamètre, dans sa direction et dans sa structure même, de nombreux changements qu'il importe de bien connaître.

Sous le nom de *Glomérule de Malpighi*, on désigne un petit appareil vasculaire fort original, logé dans une enveloppe membraneuse que l'on appelle *capsule de Bowmann*. La cavité circonscrite par cette membrane est, en réalité, l'aboutissant ou plutôt l'origine de chacun des tubes urinifères : la capsule s'ouvre, en effet, sur un point opposé à celui qui donne accès aux vaisseaux du glomérule, dans un trajet canaliculé d'abord étroit, qu'on appelle le *col* de la capsule. Ce col se continue avec un canal plus large, sinueux, dans lequel se passent pour une bonne part, les phénomènes les plus importants, ou du moins les plus spéciaux, de la sécrétion rénale. Ces canaux, relativement volumineux et méritant bien par les sinuosités qu'ils décrivent, leur nom de *tubuli contorti*, sont tous situés, comme les glomérules, dans la couche corticale du rein.

A un moment donné, les *tubuli contorti* éprouvent un rétré-

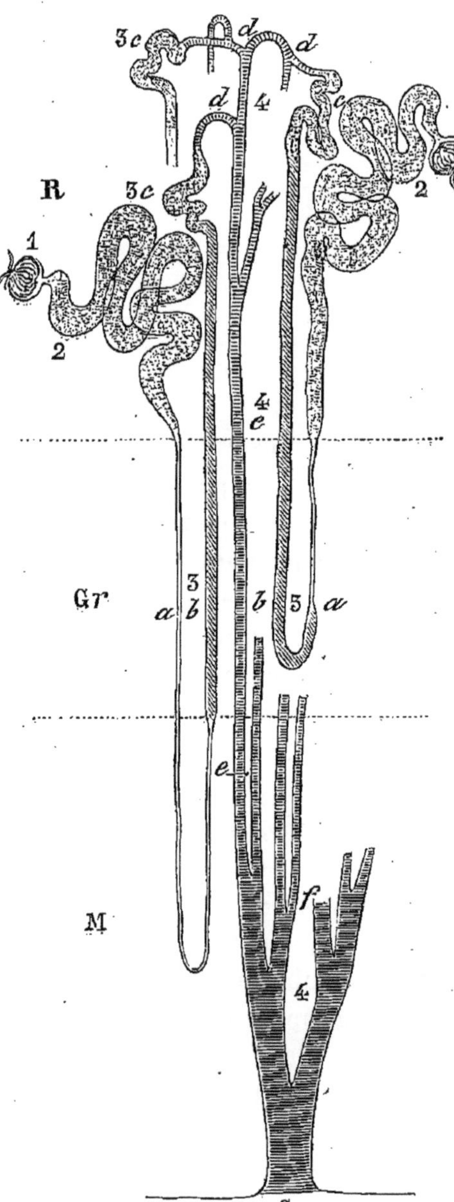

Fig. 20. — Schéma des canalicules urinifères (d'après Schweigger-Seidel, *Die Nieren des Menschen und der Saügethiere*, Halle, 1865. Taf. IV, f. 1).

R. substance corticale. — Gr. zône limitante. — M. substance médullaire.

1. Capsule de Bowmann et glomérule de Malpighi. — 2. Canaux contournés (*Tubuli contorti*). — 3. Canaux en anse (Tubes de Henle). — *a.* branche descendante, ou petite branche. — *b.* branche montante ou grosse branche. — *c.* pièce intermédiaire. — 4. conduits excréteurs (Tubes droits, tubes de Bellini). — *d.* canaux d'union. — *e.* tubes collecteurs de premier ordre. — *f.* tubes collecteurs de second ordre. — G. orifice papillaire.

cissement progressif et donnent ainsi naissance à un canal étroit qui, sans présenter, dans son trajet, le moindre changement de calibre, la moindre sinuosité, descend directement vers la papille : c'est la *branche descendante* ou *petite branche* de l'anse de Henle. A une distance variable de la papille, ce canalicule se recourbe en formant un anse à court rayon qu'on appelle l'*anse de Henle*, et brusquement, il remonte parallèlement à la branche descendante, jusqu'au voisinage de la capsule du rein ; cette nouvelle portion est désignée sous le nom de *branche montante* ou encore *grosse branche* de l'anse de Henle, parce que, après s'être recourbé, le canal subit de nouveau une augmentation de calibre. Le lieu où se fait cette augmentation de calibre ne correspond pas exactement au point où le canal de Henle se recourbe sous forme d'anse ; tantôt, en effet, l'anse se fait aux dépens de la partie grêle, tantôt, au contraire, aux dépens de la partie large de ce canal.

La pièce qui succède à la branche montante de l'anse porte le nom de *pièce intermédiaire* (*Schalstück,* Schweigger-Seidel); cette pièce, qui occupe les parties les plus superficielles de la couche corticale du rein, présente un calibre comparativement large et de nombreuses sinuosités qui rappellent celles des *tubuli contorti.* Bientôt le conduit s'effile et forme alors le *canal d'union* qui s'abouche lui-même avec un conduit fort différent à beaucoup d'égards de ceux que nous avons considérés jusqu'ici. Ce dernier conduit, désigné sous le nom de *canal collecteur* de premier ordre, s'abouche, ainsi que d'autres canaux du même ordre, dans des troncs plus volumineux, lesquels viennent s'ouvrir par un orifice relativement large au sommet de la papille (1).

---

(1) Sur l'anatomie des canalicules urinifères, consulter : Henle : *Handbuch der systematischen Anatomie des Menschen*, 2e Bd., 2e aufl., 1re Lief. Braunschweig. 1873. — Schweigger-Seidel : *Die Nieren des Menschen.* Halle. 1865.—C. Ludwig. : *Von der Niere.* Stricker's Handbuch. 1re Bd. Leipzig. 1871. — Ch. F. Gross : *Essai sur la structure microscopique du Rein.* Strasbourg. 1868.

II.

Nous connaissons maintenant par leur nom et par quelques-uns de leurs caractères, les diverses pièces qui composent l'appareil des canaux urinifères ; mais nous devons compléter ces notions par une étude plus intime de la structure de chacune de ces pièces et des diverses particularités qu'elles présentent.

Je laisse de côté, pour le moment, le glomérule de Malpighi, et quant à la capsule de Bowmann, je me borne à vous rappeler qu'elle est formée par une membrane sans structure apparente, à la surface interne de laquelle on distingue, surtout après les imprégnations d'argent, une couche endothéliale complète. Cet endothélium se continue avec celui qui tapisse la cavité du col de la capsule; mais au point où commencent les *tubuli contorti*, il subit des modifications importantes. Toutefois avant de vous exposer les caractères de l'épithélium dans les canalicules contournés, je dois vous faire remarquer que là, comme dans la plus grande partie des tubes urinifères, les parois de ces canaux paraissent constituées par une membrane anhyste; cependant M. Ludwig dit avoir trouvé dans ces parois les traces évidentes d'une disposition qui rappellerait celle que M. Debove (1) a décrite dans la membrane dite fondamentale de certaines parties de l'intestin ; d'après cela, la membrane limitante des tubes contournés serait composée de cellules aplaties, juxtaposées, dont les contours pourraient être mis en évidence par les imprégnations d'argent.

L'épithélium des tubuli contorti qui est, en quelque sorte, l'élément fondamental du rein, offre des caractères particuliers que les récentes recherches de M. Heidenhain nous ont

(1) Debove. — *Mémoire sur la couche endothéliale sous-épithéliale des membranes muqueuses.* (*Arch. de Physiolog.*, 2e série, t. I, p. 19, pl. II. 1874).

fait connaître (1). Les cellules qui composent ce revêtement ne sont, on le sait, que peu distinctes les unes des autres; elles sont volumineuses, et ne laissent dans la cavité du tube qu'une lumière étroite; leurs noyaux sont peu apparents; en outre, elles sont normalement troubles et présentent une teinte sombre, une coloration jaunâtre, que tous les anatomistes ont depuis longtemps remarquée, et qu'ils expliquaient par l'existence de nombreuses granulations plus ou moins brillantes, les unes protéiques, les autres graisseuses. D'après M. Heidenhain, au contraire, ces granulations ne seraient que les coupes optiques d'un certain nombre de petits bâtonnets, occupant le corps de la cellule, englobés qu'ils sont dans le protoplasma, et dirigés pour la plupart parallèlement à l'axe transversal du tube. Cet épithélium à *bâtonnets* peut être étudié à l'aide de forts grossissements sur des coupes transversales ou longitudinales des *tubuli contorti*, pratiquées sur un rein traité par le bichromate d'ammoniaque, puis par l'hématoxyline : les bâtonnets, de même que les noyaux, sont alors colorés en bleu et mis ainsi en relief; ils apparaissent comme des stries parallèles quand les cellules sont vues de champ; lorsqu'elles sont vues de face, ils se montrent en projection sous forme de petits cercles ou de granulations.

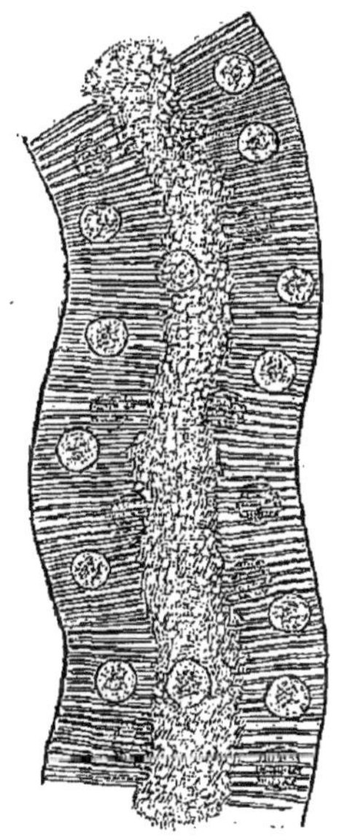

Fig. 21. — Tube contourné avec l'épithélium à bâtonnets (d'après Heidenhain).

Ces bâtonnets occupent surtout dans la cellule la partie qui touche à la membrane fondamentale; c'est là, en effet, que les stries sont le plus prononcées, et quand on parvient à isoler une cellule de l'épithélium des tubuli contorti, on voit, du côté de la lumière le protoplasma et une partie du noyau, et du côté de la membrane fondamentale, les bâtonnets qui semblent se terminer par des extrémités libres.

---

(1) Heidenhain. *Mikrosc. Beiträge zur Anat. und Phys. der Nieren*. *Schultze's Archiv für mikr. Anat.*, 10e Bd. 1874. S. I)

La disposition que je viens de signaler, et que je pourrai vous faire constater sur des préparations faites par M. le Dr Renaut dans le laboratoire de M. Ranvier, paraît être la principale cause de l'aspect sombre et granuleux que présente l'épithélium des *tubuli contorti;* mais elle n'exclut pas cependant la présence d'un certain nombre de granulations graisseuses ou protéiques, qui semblent occuper, même dans les conditions normales, le corps des bâtonnets.

Dans la branche descendante de l'anse de Henle, l'épithélium subit brusquement une modification profonde : on trouve là, en effet, un épithélium clair et pavimenteux, renflé seulement au niveau du noyau et tout-à-fait analogue à celui que présentent les vaisseaux sanguins; de fait, il est fort difficile de distinguer un tube descendant de Henle, coupé en travers, de la section transversale d'un vaisseau sanguin.

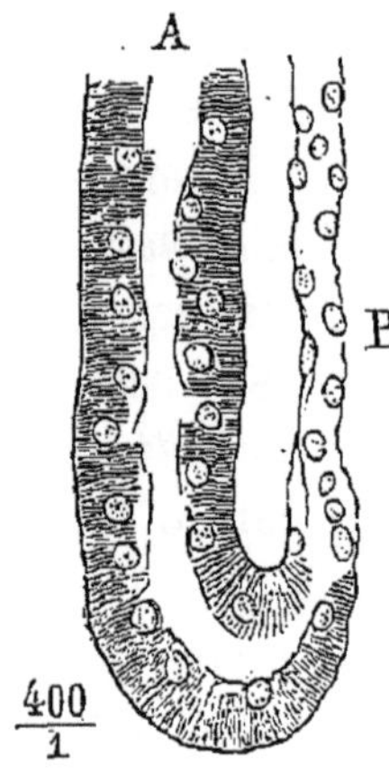

Fig. 22. — Anse de Henle (d'après Henle). B. branche descendante. A. branche montante.

Dans la grosse branche ou branche montante de l'anse de Henle, les caractères de l'épithélium changent de nouveau, les cellules qui le composent redeviennent semblables à celles qui tapissent les tubes contournés ; un nouveau changement se produit dans la pièce intermédiaire (*Schalstück*), où l'épithélium sombre, grenu, à bâtonnets, fait place à un épithélium clair, qui se rapproche de l'épithélium cylindrique, et est seulement plus aplati. (Schweigger-Seidel, Henle).

Enfin tout le système des canaux collecteurs est tapissé également par un épithélium clair. Dans les tubes de 1er ou de 2e ordre, c'est-à-dire dans ceux qui ne s'éloignent pas beaucoup de la capsule, l'épithélium est aplati et la cavité est proportionnellement très-large ; plus bas, c'est-à-dire dans les tubes collecteurs les plus volumineux, ceux qui se rapprochent le plus de la papille, le revêtement est constitué par un épithélium cylindrique allongé parfaitement développé.

Laissant de côté l'étude individuelle, abstraite en quelque

sorte, des canalicules urinifères, il convient de rechercher maintenant comment ces canalicules se groupent et s'agencent pour former la substance rénale et aussi quel est le mode de répartition des diverses pièces qui les composent dans les différentes régions que l'anatomie macroscopique reconnaît dans le rein.

L'anatomie descriptive, vous le savez, distingue dans le rein deux régions principales : l'une la région ou la *substance corticale;* l'autre la région ou la *substance médullaire*. La substance médullaire, constituée par la réunion des *pyramides de Malpighi*, peut être elle-même subdivisée en deux zones, à savoir : 1° la *zone papillaire;* 2° la *zone limitante* ou intermédiaire. La première se distingue par une coloration généralement claire, la seconde est striée en long par une série de rayons alternativement pâles et colorés. Les rayons pâles se continuent dans la substance corticale sous forme de petits cônes moins colorés que ne le sont les parties avoisinantes : ce sont les *prolongements de Ferrein,* que l'on désigne encore sous le nom de prolongements ou *rayons médullaires* (*Pyramidenfortsätze* de Henle, *Markstrahlen* de Ludwig). Quant aux rayons colorés de la substance médullaire, ils se continuent sans ligne de démarcation tranchée avec les espaces intermédiaires aux prolongements médullaires, espaces que, dans la nomenclature adoptée par Henle, on appelle *substance corticale proprement dite*, et dans celle de Ludwig, plus simplement le *labyrinthe* : c'est dans l'épaisseur du labyrinthe que

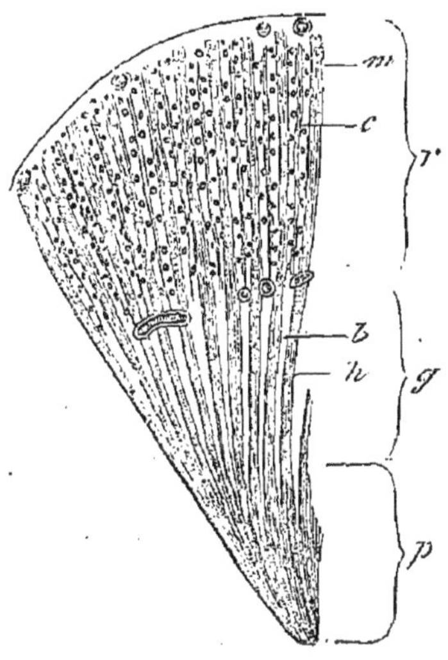

Fig. 23.—Coupe horizontale du rein d'un chien dans lequel les conduits urinifères et les vaisseaux sanguins ont été injectés. (Ludwig, *in Stricker's Handbuch*, t. I, p. 489, fig. 138, Edit. angl.) *p*, région papillaire. — *g*, zone limitante. — *r*, couche corticale. — Les stries foncées de la substance médullaire (*h*) représentent les fascicules des tubes urinifères ; ils se continuent dans la substance corticale où ils forment les rayons médullaires. Les parties transparentes (*b*), alternant avec les précédentes, correspondent par leur position aux fascicules vasculaires de la zône limitante. Les parties transparentes de la région corticale, parsemées de petits points foncés (glomérules, *c*) représentent le labyrinthe.

se trouvent les glomérules de Malpighi et les tubuli contorti, c'est-à-dire la partie véritablement sécrétante du rein. Je dois ajouter que les rayons médullaires ne s'étendent pas par en haut jusqu'à la capsule rénale; ils en sont séparés par une zone étroite qui n'est qu'un prolongement de la substance du labyrinthe. Vous pouvez suivre tous les détails de cet exposé sur ce dessin schematique que j'emprunte au travail de M. Ludwig.

Après cette vue d'ensemble, nous sommes en mesure de rechercher quelle est la disposition que présentent les diverses parties de l'appareil des canalicules urinifères, dans chacune des régions qui viennent d'être distinguées.

Cette étude doit être faite successivement sur des coupes longitudinales et sur des coupes transversales. Il est très-important pour les recherches d'histologie pathologique d'être familiarisé avec les apparences que présentent ces diverses coupes.

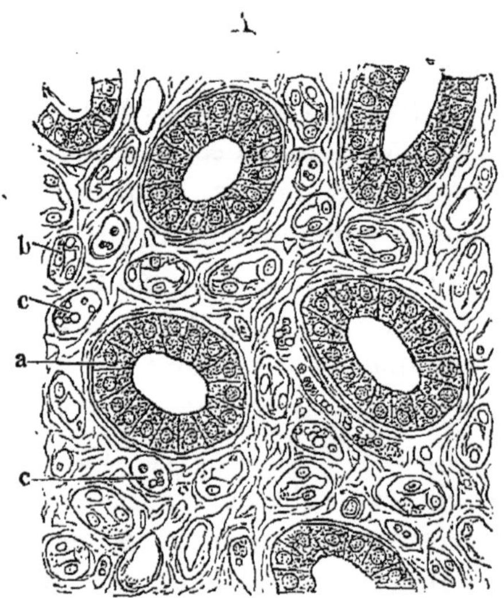

Fig. 24. — Coupe transversale d'une papille rénale au voisinage du sommet (Henle, fig. 232, A). — *a*, canalicule de Bellini. — *b*, branche descendante de l'anse de Henle.— *c*, vaisseaux sanguins.

1° *Coupes longitudinales.* — *A*. La *région de la papille* est formée surtout par les tubes collecteurs qui se divisent seulement dans cette région, et en partie par un certain nombre de branches des anses de Henle formées aux dépens des tubes grêles. Il n'existe donc dans cette région là que deux variétés de tubes urinifères.

B. Dans la *zone limitante*, au contraire, on trouve 3 variétés de tubes : 1° les tubes collecteurs; 2° les branches descendantes ou grêles des anses de Henle; 3° les branches larges ou montantes de ces anses. C'est à la présence de ces branches et à celle de vaisseaux sanguins désignés sous le nom de vaisseaux droits qu'est due surtout l'augmentation de volume que présente la substance médullaire dans cette région.

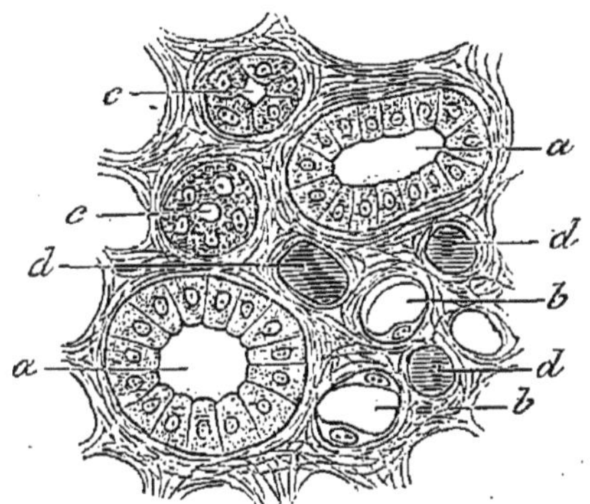

Fig. 25. — Coupe transversale du rein au niveau de la zone limitante. — *a*, tubes collecteurs. — *b*, branche descendante de l'anse de Henle. — *c*, branche montante de l'anse de Henle. — *d*, vaisseaux sanguins.

C. Dans la *substance corticale*, sur des coupes d'ensemble et en allant de la surface du rein vers le hile, on trouve : 1° la capsule du rein creusée de cavités ou espaces lymphatiques ; 2° au-dessous de celle-ci, une couche mince formée de canaux sinueux qui sont, surtout à l'extrémité des prolongements pyramidaux, des pièces in-

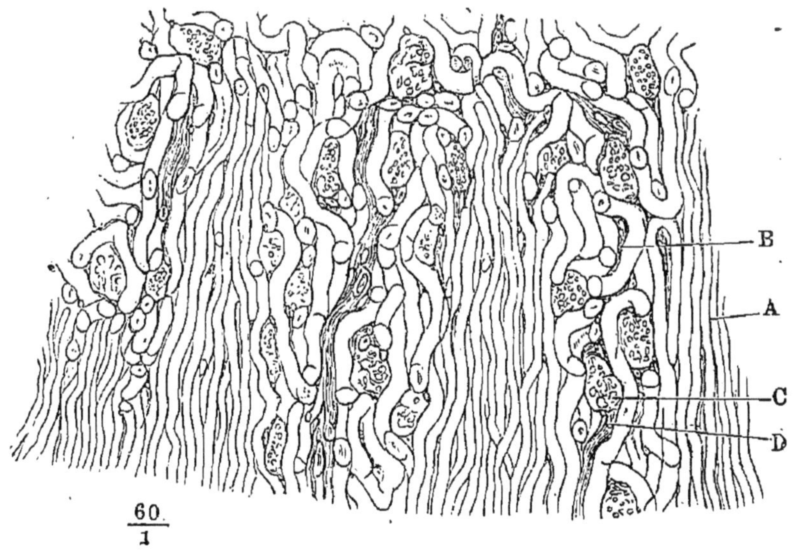

Fig. 26. — Coupe antéro-postérieure de la substance corticale d'un rein d'enfant (Henle). — A, Prolongement de Ferrein. — B, Labyrinthe. — C, Glomérule de Malpighi. — D, Rameau artériel.

termédiaires, et partout ailleurs des tubuli contorti ; 3° plus profondément, se voient les prolongements de Ferrein et le labyrinthe. — *a*. Les *prolongements de Ferrein* sont formés : par des tubes droits collecteurs, par des tubes volumineux ou de l'anse montante de Henle; en dehors, par des canaliculi contorti qui vont dans la zone limitante se changer en tubes grêles de l'anse de Henle. — *b*. La région du *labyrinthe* contient à son centre les artères interlobulaires dont les ramifications latérales, à la manière des branches d'un arbre, portent à leurs extrémités les glomérules de Malpighi; les canaliculi contorti remplissent tout l'espace compris entre les ramifications artérielles et les prolongements médullaires.

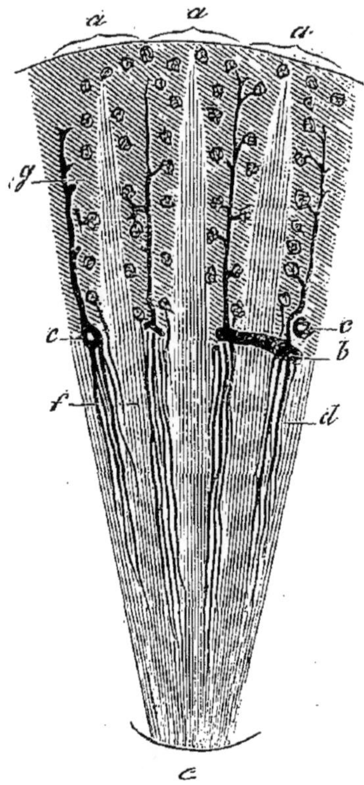

Fig. 27. — Schéma de la structure du rein (d'après Rindfleisch. *Traité d'histologie pathologique*. Trad. franç. fig. 189). — *a*, Bases des lobules rénaux présentant sur la coupe horizontale (fig. 28), l'aspect de figures polygonales. — *b*, Une des branches principales de l'artère rénale séparant les couches médullaire et corticale, et envoyant dans la substance corticale les branches ascendantes qui portent les glomérules de Malpighi. — *c*, Veinules rénales. — *d*, Vaisseaux droits. — *e*, Extrémité de la papille rénale. — *f*, Faisceaux des canalicules urinifères rectilignes formant les pyramides de Ferrein de la substance corticale.

Les coupes longitudinales fournissent un premier aperçu de la texture lobulaire du rein : chacun des *lobules* dans la substance corticale est représenté, sur la surface de section, par la région comprise entre deux troncs artériels interlobulaires. Au centre du lobule se voit le *prolongement médullaire* ; à la périphérie, une zone constituée par les parties contiguës du labyrinthe.

2° Les *coupes transversales* (perpendiculaires au grand axe des pyramides) ne sont pas moins instructives que les précédentes. — *A*. Celles qui sont faites immédiatement sous la capsule du rein ne mettent à découvert que des tubes contournés et surtout ceux de la pièce intermédiaire (*schalstück*) ; mais des coupes pratiquées plus bas, vers le milieu de la *couche corticale*, par exemple, vous montrent le lobule rénal sous un nouvel aspect qu'il importe de bien connaître — *a*. Sur les limites du lobule se trouvent, en nombre variable, les glomérules de Malpighi ; — *b*. plus en dedans : le labyrinthe avec les *tubuli contorti ;* — *c*. au centre enfin, les coupes transversales des rayons médullaires, formés par les tubes collecteurs, reconnaissables à leur épithélium cylindrique, aplati dans cette région; et par les branches montantes des anses, caractérisées par une lumière étroite et par un épithélium trouble.

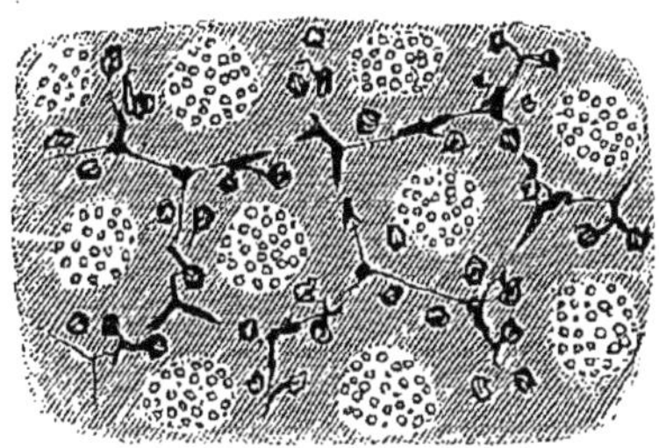

Fig. 28. — Schéma de la structure du rein (Rindfleisch). — Coupe horizontale de la substance corticale. Les lobules rénaux se présentent sous l'aspect de figures polygonales; les vaisseaux interlobulaires représentent des figures étoilées.

La connaissance exacte de la disposition lobulaire que présente le rein dans la zone corticale est indispensable à l'anatomo-pathologiste, s'il veut pouvoir s'orienter convenablement dans les recherches d'histologie pathologique : c'est, nous le dirons bientôt, à la périphérie du lobule, dans la région du labyrinthe, que siégent les lésions les plus importantes des diverses néphrites chroniques, interstitielles ou parenchymateuses, substratum anatomique de la maladie de Bright.

B. Sur des coupes transversales pratiquées dans la *zone limitante* ou intermédiaire, au voisinage de la couche corticale, on constate une disposition bien représentée dans l'une des planches de Henle (pl. 239, p. 319, *loc. cit.*), et qui rappelle la distribution lobulaire observée dans la couche corticale : à la périphérie se trouvent des groupes de vaisseaux formés par les divisions des vasa recta ; le centre est occupé surtout par deux sortes de tubes : — *a*. des tubes collecteurs à épithélium clair; et — *b*. les branches ascendantes contenant un épithélium trouble, à bâtonnets. On trouve aussi, mais en petit nombre, des sections transversales de tubes descendants à épithélium clair et aplati ; il n'y a plus de tubes contournés d'aucune espèce.

C. Dans la *zone papillaire*, l'épithélium cylindrique des tubes collecteurs devient plus long; le nombre relatif des tubes descendants de l'anse augmente progressivement, et, à un moment donné, ils existent seuls avec les tubes collecteurs, les tubes ascendants ayant complétement disparu.

D. Enfin, tout-à-fait *au niveau de la papille*, les tubes collecteurs sont seuls observés; ils manquent, en ce point, de paroi propre, et l'épithélium est là directement appliqué sur le tissu conjonctif (*Fig.* 25 et 26).

DEUXIÈME LEÇON.

Anatomie normale du rein (*Suite*). — Considérations physiologiques.

SOMMAIRE. — Opinions contradictoires des auteurs sur le tissu conjonctif du rein. — Vaisseaux lymphatiques de la capsule et du hile ; — ils communiquent avec les espaces lymphatiques de la substance corticale. — Tissu conjonctif lamineux dans la région papillaire. — Cellules étoilées de la substance corticale. — Tissu conjonctif des glomérules ; — son importance au point de vue pathologique.
Brève description des vaisseaux du rein.
Quelques mots sur la sécrétion urinaire. — Théorie de Ludwig. — Théorie de Bowman. — Recherches de M. Heidenhain.

Messieurs,

Nous en avons fini, dans la dernière séance, avec l'anatomie normale des canalicules urinifères ; il nous faut maintenant considérer les autres éléments qui entrent dans la constitution du rein, c'est-à-dire les vaisseaux sanguins et lymphatiques et le tissu conjonctif. Ce dernier surtout mérite de nous arrêter, car si bon nombre d'altérations rénales affectent primitivement la structure des canalicules urinifères, il en est d'autres, non moins importantes, dont le point de départ paraît être dans la gangue conjonctive qui réunit les uns aux autres les divers éléments de l'organe.

I.

L'existence d'une gangue conjonctive dans certaines parties du rein, la substance médullaire par exemple, n'a jamais été mise en doute ; il n'en est pas de même pour ce qui concerne la substance corticale.

Goodsir avait avancé (1842) que les éléments de la substance corticale étaient unis entre eux par du tissu conjonctif. Cette proposition fut combattue par Von Wittich ; d'après cet observateur, les interstices des éléments sécréteurs et excréteurs dans la substance corticale ne seraient séparés les uns des autres que par des vaisseaux capillaires, sans interposition de tissu conjonctif.

Cette contradiction eut de l'écho parmi les histologistes allemands, et l'opinion de Von Wittich était généralement admise, lorsque, en 1859, M. Arnold Beer publia un travail intitulé : « *La substance conjonctive du rein de l'homme dans l'état physiologique et dans l'état pathologique* ». (1) Le tissu conjonctif du rein se trouva dès lors réhabilité ; mais ses caractères n'ont été bien mis en lumière que par des travaux tout récents ; on peut même dire qu'aujourd'hui toutes les questions relatives à ce sujet ne sont point encore parfaitement élucidées. — Du reste, ici comme partout ailleurs, il existe entre les éléments conjonctifs et les canaux lymphatiques une telle connexité, que la description de ceux-ci et de ceux-là ne saurait être séparée et doit être faite parallèlement.

---

(1) Arnold Beer. — *Die Bindesubstanz der menschlichen Niere, im gesunden und Krankhaften Zustande*. Berlin, 1859.

A. Les *lymphatiques* du rein ont été étudiés avec soin, dans ces derniers temps, par Ludwig et Zawarykin. Des vaisseaux lymphatiques bien constitués, munis de parois propres et souvent de valvules, se voient : 1° sur la capsule du rein ; 2° sur les vaisseaux artériels et veineux qui forment le hile.

Ceux de la capsule sont en communication avec un réseau lacunaire qui occupe l'épaisseur même de la capsule; ce réseau, à son tour, communique avec des espaces situés dans la substance corticale du rein, entre les canalicules contournés et les vaisseaux sanguins. Ainsi, suivant Ludwig, auquel la plupart de ces détails sont empruntés, jamais les *canaliculi contorti* ne sont en contact absolu, soit entre eux, soit avec les vaisseaux sanguins ; ces parties sont constamment séparées par des fentes, où il existe toujours une certaine quantité de liquide dont la constitution ne s'éloigne pas de celle de la lymphe. Au contraire, dans les prolongements des pyramides, les espaces lymphatiques sont peu nombreux. Ils sont plus rares encore dans la substance médullaire, où on ne les trouve que dans le voisinage des vaisseaux droits. Les espaces lymphatiques de la substance corticale du rein sont en communication facile avec les vaisseaux lymphatiques de la capsule et aussi avec ceux du hile, c'est ce que démontrent les injections poussées dans les lymphatiques capsulaires ; on ignore absolument comment se fait anatomiquement cette communication ; on sait seulement qu'elle existe. Rien ne prouve qu'elle ait lieu par des voies directes (1).

B. Le *tissu conjonctif* du rein, considéré en lui-même, a été étudié surtout par Ludwig, Kœlliker, Schweigger-Seidel.

---

(1) On effet, quand on lie un uretère, de manière à produire la rétention de l'urine dans le rein, il se produit un œdème rénal ; le liquide extravasé occupe les espaces lymphatiques et de là passe aisément dans les vaisseaux lymphatiques de la capsule et ceux du hile. D'un autre côté, lorsqu'on injecte sur le vivant un liquide coloré, une solution d'indigo, par exemple, dans les espaces lymphatiques, très-rapidement l'urine devient bleue. Or, on ne saurait admettre, quant à présent, qu'il y ait entre les espaces lymphatiques et la cavité des canalicules urinifères des voies de communication directes.

D'après ces observateurs, il existe du tissu fibrillaire lamineux dans la partie papillaire de la substance médullaire; mais dans la substance corticale, on n'en trouve plus que des traces çà et là, au-dessous de la capsule du rein et autour des capsules de Bowmann.

Dans la région papillaire, les fibrilles sont disposées concentriquement autour des tubes collecteurs qui, en ce point, n'ont pas de paroi propre. A mesure qu'on s'éloigne du sommet des pyramides, les fibrilles deviennent de plus en plus rares. Dans la substance corticale, le tissu conjonctif n'est plus représenté que par des cellules, situées dans l'intervalle des canaux contournés et des vaisseaux. Ce sont, d'après Schweigger-Seidel, des cellules étoilées ou fusiformes, dont les prolongements filamenteux s'attachent aux parois de ces canaux (1).

Kœlliker compare ce tissu à celui de la névroglie qui, suivant lui, forme un véritable réticulum, un réseau de cellules; mais il n'ose affirmer que les prolongements en question font corps avec les cellules et ne sont pas des fibrilles ou des faisceaux indépendants. Toujours est-il que, suivant la remarque de Schweigger-Seidel, les cellules étoilées ou fusiformes ont leur grand diamètre perpendiculaire à la direction des canalicules contournés.

Le tissu conjonctif du *glomérule* mérite une mention spéciale. Les vaisseaux capillaires et les lobules dont l'ensemble constitue le glomérule sont réunis entre eux par une gangue conjonctive, qui a été bien étudiée par Axel Key; il y a là dans l'intervalle des capillaires et des lobules des cellules étoilées, analogues à celles décrites par Schweigger-Seidel dans les espaces qui séparent les canalicules urinifères. Le glomérule tout entier est en outre recouvert, d'après la description de Kœlliker et de quelques autres auteurs, par un épithélium cubique, bien distinct de celui qui tapisse la capsule, quoiqu'il se continue sans doute avec lui.

Le tissu conjonctif du glomérule jouerait, suivant quelques auteurs, MM. Virchow, Beer, et surtout Klebs, un rôle très-

(1) Schweigger-Seidel, *loc. cit.*, Pl. III, fig. B, r.

important dans certains états pathologiques. Ainsi dans la scarlatine, chez des sujets ayant succombé rapidement par le fait de l'anurie, M. Klebs aurait trouvé plusieurs fois dans les reins, pour toute lésion, en dehors des lésions banales relevant de la congestion, une altération limitée aux glomérules, et qu'il propose de désigner sous le nom de *glomérulo-néphrite* (1). Les glomérules, en pareil cas, paraissent exsangues, et lorsqu'on les examine au microscope, soit sur des coupes, soit après dilacération, on voit que le nombre des noyaux des cellules conjonctives, dans les mailles des capillaires, a pris des proportions considérables.

Cette multiplication énorme des éléments conjonctifs aurait pour conséquence de déterminer une compression des vaisseaux des glomérules qui, par suite, deviennent exsangues; on comprendrait ainsi que la sécrétion urinaire se trouve parfois rapidement supprimée.

Cette altération des glomérules qui, d'après Klebs, se montre isolée dans la scarlatine, se trouve, dans certaines lésions chroniques du rein, combinée à des altérations qui portent sur l'épithélium des canaliculi contorti et sur le tissu conjonctif interstitiel.

II.

Je ne puis terminer les préliminaires d'anatomie normale, sans vous dire quelques mots des principales dispositions que présentent dans leur distribution les vaisseaux artériels et veineux du rein; je suivrai, dans cet exposé, la description donnée par Ludwig dans son remarquable article de l'Encyclopédie de Stricker. C'est la description la plus récente, et à beaucoup d'égards la plus autorisée.

(1) — Klebs. *Handbuch der patholog. Anatomie*. Bd. I. 2. Abth. Berlin. 1876, p. 646.

Les *artères rénales*, dans leur parcours entre la substance médullaire et la substance corticale, donnent naissance à deux ordres de vaisseaux qui sont destinés, les uns à la substance corticale, les autres à la substance médullaire.

1° Les artères de la *substance corticale* naissent perpendiculairement à la direction des artères rénales et forment les branches *interlobulaires*; puis de celles-ci se détachent, aussi à angle droit, les artérioles qui vont aux glomérules sous le nom de vaisseaux afférents. Le *vas afferens*, ordinairement indivis jusqu'au glomérule, donne cependant quelquefois des branches qui vont directement aux capillaires. Dans le glomérule, le *vas afferens* se divise en quatre ou cinq rameaux qui fournissent des capillaires ; ceux-ci se rassemblent ensuite pour former le *vas efferens* qui sort en même temps que le vaisseau afférent, du côté de la capsule opposé à l'orifice du tube urinifère.

Le vaisseau efférent après sa sortie du glomérule, se dirige surtout vers les rayons médullaires, et en certains points où ces rayons médullaires font défaut, vers les tubes contournés les plus superficiels de l'écorce. Dans les rayons médullaires il forme un réseau capillaire à larges mailles, qui communique avec un autre réseau à mailles étroites, interposé aux tubes contournés.

De distence en distance, des veines se forment dans ces réseaux et ramènent le sang dans les *veines interlobulaires* qui, parallèles aux artères de même nom, vont se jeter dans les veines rénales.

2° Les artères de la *substance médullaire* proviennent des *vasa recta*. Il y a deux espèces de *vasa recta* : les uns prennent leur origine dans l'artère rénale elle-même, ainsi que l'ont démontré, après de longues contestations, les travaux de Virchow et de Ludwig; ce sont de véritables artères. Les autres (qui, d'après Ludwig, n'auraient pas de tunique musculaire) sont des *vasa aberrantia*, vaisseaux très-allongés, venant de ceux des glomérules qui dans la substance corticale sont situés le plus bas, c'est-à-dire le plus près de la substance médullaire. Ces vaisseaux, d'origine diverse, donnent naissance à un lacis de capillaires à mailles plus ou moins larges, qui, sur les bords de la zone limitante, communique d'ailleurs avec le système capillaire de la couche corticale.

Ainsi, d'après l'opinion de Ludwig, qui confirme celle de Virchow, la circulation de la substance médullaire serait, en partie, indépendante jusqu'à un certain point de celle de la substance corticale. Cette vue est contraire à celle de Kœlliker qui prétend, au contraire, que tous les *vasa recta* proviennent des vaisseaux afférents, et que le sang qui y circule a, par conséquent, déjà traversé le glomérule.

3° Il existe en outre dans le rein, des artères *capsulaires*, provenant de celles des artères interlobulaires qui ne se sont pas résolues en vasa afferentia, et enfin des artères de provenance *extra-rénale* (phréniques, lombaires, etc).

III.

C'en est assez, Messieurs, sur l'anatomie normale du rein. Actuellement, avant d'entrer définitivement dans le domaine anatomo-pathologique, je crois nécessaire encore de vous exposer quelques données physiologiques qui devront être utilisées par la suite.

Les produits dits spécifiques de l'urine, tels que l'urée et l'acide urique, préexistent dans le sang : c'est un fait depuis longtemps reconnu, et que, contrairement aux assertions récentes de Hoppe-Seyler et de Zalesky, les expériences de M. Gréhant ont enfin de nouveau péremptoirement établi. La sécrétion urinaire est donc un phénomène de filtration ou plutôt de diffusion ; c'est une diffusion spéciale dans laquelle le produit, en raison des propriétés particulières de la membrane, est profondément modifié.

Il nous intéresse de chercher à préciser dans quelles parties de l'appareil rénal s'opère cette sélection. Laissant de côté les canaux collecteurs qui, d'un commun accord, sont des parties excrétantes, nous n'avons plus à considérer que la partie sécrétante qui se compose de deux éléments principaux : 1° les glomérules; 2° les canalicules contournés et le système de l'anse.

Suivant Ludwig, le glomérule serait la pièce la plus importante ; toute l'urine serait là, sécrétée avec les principes essentiels, mais à l'état de grande dilution ; las autres parties du rein n'auraient d'autre rôle que d'amener une concentration progressive de ces principes. Au contraire, dans l'opinion de Bowmann, adoptée avec quelques modifications par Von Wittich, les glomérules serviraient seulement à séparer l'eau, et la sécrétion des principes spécifiques se ferait dans les cellules spéciales des canalicules urinifères.

Il faut reconnaître que ces diverses opinions reposent jusqu'à présent sur des arguments plutôt que sur des faits ; toutefois, les récentes expériences de M. Heidenhain (1) semblent donner gain de cause à l'opinion de Bowmann.

Le rein vivant présente une affinité toute spéciale pour l'indigo ; en effet, si l'on injecte dans le sang d'un animal une solution très-peu concentrée de sulfate d'indigo sodique, l'urine et le rein ne tarderont pas à présenter une coloration bleue plus ou moins prononcée, alors que nulle part ailleurs dans l'organisme il n'existera de coloration semblable. Le rein a donc, dans ce cas, concentré la matière colorante qui s'est éliminée par les urines. Or, remarquez qu'il y a la plus grande analogie entre ce qui a lieu, dans ces conditions expérimentales, pour l'indigo, et ce qui se passe dans les conditions physiologiques, à l'égard de l'urée ou de l'acide urique, principes spécifiques de l'urine.

Cette analogie est le fil conducteur qui a dirigé M. Heidenhain dans ses recherches. Dans la *sécrétion* du bleu d'indigo, l'urine n'est pas seule colorée; les différentes parties du rein le sont aussi à des degrés divers, et la connaissance de ce fait, habilement exploitée, devait conduire à des résultats intéressants. Il était permis, en effet, d'espérer que l'on arriverait, en variant les conditions de l'expérience, à déterminer le lieu précis où dans

(1) Heidenhain. — *Versüche über den Vorgang der Harnabsonderung*. In *Pflüger's Archiv*, 9 Bd. p. 1. 1874.

le rein s'opère primitivement la filtration de la matière colorante, et, d'une façon plus générale, la sécrétion des principes spécifiques. D'un autre côté, s'il était vrai, comme l'assure Ludwig, que la sécrétion des divers éléments de l'urine (eau et principes spécifiques), se fit en même temps et sur un seul point de l'appareil des tubes urinifères, la suppression de la sécrétion de l'eau devait entraîner nécessairement la suppression de l'élimination des principes spécifiques. Or, les expériences de M. Heidenhain, en ce qui concerne le bleu d'indigo, démontrent justement le contraire; car on peut supprimer la sécrétion de l'eau sans empêcher la sécrétion de la matière colorante.

Deux procédés permettent de supprimer ainsi la sécrétion des parties aqueuses de l'urine : l'un d'eux consiste à diminuer la pression artérielle dans le rein, soit par une saignée abondante, soit par une section de la moelle épinière au-dessous du bulbe (Eckhard).

Si chez un animal auquel la section de la moelle cervicale a été pratiquée, on injecte une solution d'indigo, voici ce que l'on observe : il n'arrive pas dans la vessie la plus petite quantité d'urine, mais la matière colorante passe cependant dans le rein ; elle est donc sécrétée, sinon excrétée. Mais, en pareil cas, elle ne diffuse pas, comme cela a lieu dans l'état normal, dans toutes les parties du rein ; elle n'occupe qu'une partie de l'organe : la substance corticale. Une analyse microscopique attentive permet de reconnaître, grâce à la coloration bleue, quelles sont les parties des tubules urinifères, et dans ces tubules quels sont les éléments où s'opère cette élimination. Or les parties colorées sont : 1° les canalicules contournés ; 2° les branches montantes des anses de Henle ; au contraire les capsules de Bowmann, ainsi que les tubes grêles de l'anse, ne présentent pas la moindre trace de coloration bleue.

Les *canaliculi contorti* et les canaux ascendants de l'anse ont donc fonctionné d'une manière indépendante. Or, ces parties sont précisément celles qui sont revêtues d'un épithélium trouble à bâtonnets, c'est-à-dire celles qui, par les caractères morphologiques de leur épithélium, rappellent la disposition des organes sécréteurs.

On peut pousser plus loin l'investigation et rechercher dans quels éléments s'opère l'élimination de la matière colorante. Si l'animal a été sacrifié dix minutes après l'injection, on voit que la matière colorante imprègne seulement les cellules épithéliales, et dans celles-ci, à l'exclusion du protoplasme, les noyaux et les bâtonnets ; la cavité des tubes n'est nullement colorée. Les cellules épithéliales sont donc le premier siége de la sécrétion, ou, si vous aimez mieux, de l'élimination du bleu d'indigo.

Si l'animal est sacrifié, au contraire, une heure ou plus longtemps après l'injection, on trouve les cellules épithéliales décolorées, et la matière bleue a passé dans la lumière des canalicules, où, faute d'eau, elle se trouve à l'état de concentration extrême, c'est-à-dire sous forme d'un dépôt cristallin.

Il y a tout lieu de croire que les choses se passent essentiellement de la même façon, lorsqu'on laisse persister la sécrétion d'eau ; seulement, sous l'influence de cette sécrétion, la matière colorante se trouve entraînée loin du siége primitif d'élimination, c'est-à-dire qu'elle se répand dans les branches descendantes ou grêles, dans les canaux collecteurs et enfin dans l'urine. C'est ce qui fait que, à un moment donné qui suit de très-près l'injection, toutes les parties du rein à l'exception du glomérule se trouvent colorées ; mais cette coloration disparaît bientôt lorsqu'on laisse vivre l'animal, toute la matière colorante entraînée par l'eau passant dans l'urine.

Les autres expériences de M. Heidenhain ne sont, pour ainsi dire, que des variantes de la précédente.

On peut contrebalancer l'influence de la pression sanguine jusqu'à l'annihiler, en augmentant la pression en sens contraire qui se fait dans les canalicules, et pour atteindre ce résultat, il suffit de pratiquer la ligature de l'uretère. Au bout d'un jour, la sécrétion de l'urine est complétement supprimée ; si alors on injecte la solution d'indigo, le résultat est absolument le même que dans le cas précédent, c'est-à-dire que la coloration existe seulement dans la substance corticale, sur les épithéliums à bâtonnets.

Enfin, il y a dans les expériences de M. Heidenhain une variante fort élégante : chez l'animal vivant, on cautérise légèrement avec le nitrate d'argent la surface du rein, de manière à former des bandes transversales ; puis, 2 ou 3 jours après, on fait l'injection d'indigo. Cette cautérisation, par un mécanisme qui n'est pas encore bien élucidé, a pour résultat de supprimer dans les parties correspondantes du rein la sécrétion d'eau; or, tandis que dans les zones correspondant aux parties non cautérisées la coloration se répand dans les deux substances, on voit au contraire, dans celles qui répondent aux parties cautérisées, que la substance corticale est seule colorée ; l'examen microscopique montre d'ailleurs, ici comme dans les expériences précédentes, que la matière colorante imprègne les tubes contournés et les branches ascendantes de l'anse, à l'exclusion des glomérules et de toutes les autres parties de l'appareil.

En résumé, ces expériences tendent à démontrer : 1° que la sécrétion ou l'élimination de la matière corolante est indépendante de la sécrétion de la partie aqueuse de l'urine, ou tout au moins que la matière colorante n'entraîne avec elle que la petite quantité d'eau nécessaire pour la tenir en solution dans son passage à travers les parois du tubuli ; — 2° que cette sécrétion se fait dans des points spéciaux de l'appareil, ceux qui sont revêtus d'un épithélium trouble; les glomérules n'y semblent prendre aucune part, et ne paraissent, en conséquence, avoir d'autre rôle que de fournir la partie aqueuse de l'urine.

La sécrétion des principes spécifiques de l'urine s'opère-t-elle exactement de la même façon que l'élimination des matières colorantes? Pour ce qui est de l'*urée*, la chose est vraisemblable, mais ne peut être démontrée expérimentalement; car l'urée ne produit aucune coloration sur les parties où elle s'élimine, et ne se concrète pas au sein des liquides de l'organisme. Mais il n'en est pas de même pour l'*acide urique*, ou mieux l'*urate de soude*; en effet, dans les expériences de M. Heidenhain, l'urate de soude injecté en solution concentrée se dépose dans les *canaliculi contorti*, sous forme de granulations jaunes accumulées dans la lumière de ces tubes, tandis que les glomérules n'en contiennent pas de trace. Dans les expériences où la sécrétion d'eau n'a pas été complètement interrompue, on trouve ces granulations jusque dans les canaux collecteurs ; mais il est facile de reconnaître que, dans ces derniers, les dépôts uratiques viennent de plus haut ; car ils sont plus volumineux que ceux qu'on trouve dans les canaux contournés et présentent des couches concentriques, qui se sont stratifiées, chemin faisant, dans le parcours à travers les canalicules urinifères, en même temps que l'urine sécrétée subissait une concentration progressive.

Ces résultats des injections d'urate de soude rappellent ce qui s'observe à l'état normal chez les oiseaux, dont l'urine solide est, vous le savez, composée en grande partie de glomérules d'acide urique. D'après les observations de Von Wittich, ces glomérules existent déjà à l'état rudimentaire dans les reins de l'oiseau jusque dans les canaliculi contorti, et même jusque dans les cellules épithéliales de ces tubes, où ils occupent le noyau ; mais jamais on n'en rencontre dans les capsules de Bowmann. On trouve ensuite dans les autres parties des tubes urinifères des cellules libres dans lesquelles les glomérules acquièrent des dimensions de plus en plus considérables.

Il est temps, Messieurs, de mettre un terme à la longue excursion anatomique et physiologique dans laquelle je vous ai entraînés. Nous n'aurons pas à regretter, je l'espère, le temps que nous y avons consacré ; car plus d'une fois, les données recueillies chemin faisant seront utilement appliquées à l'interprétation des phénomènes appartenant au domaine anatomo-pathologique, domaine dans lequel nous devons maintenant entrer de plain pied.

TROISIÈME LEÇON.

Infarctus tubulaires du rein ; — Cylindres urinaires. — Vue d'ensemble de la maladie de Bright.

SOMMAIRE. — Infarctus tubulaires cristallins d'urate de soude. — Blocs d'acide urique (gravelle du rein). — Infarctus uratiques des nouveau-nés ; — opinion de M. Virchow, de M. Parrot. — Infarctus calcaires. — Tubulhématie rénale. — Infarctus biliaires.

Cylindres fibrineux ou mieux cylindres urinaires. — On a exagéré l'importance que peut avoir la présence de ces cylindres dans l'urine. — Étude de ces cylindres dans le rein, à l'aide des procédés anatomiques. — Siége de ces cylindres. — Circonstances dans lesquelles on les observe : — dans la région des tubes droits ; — dans les tubes contournés.

Étude des cylindres urinaires dans l'urine. — Variétés de forme et de volume. — Variétés suivant les caractères optiques et micro-chimiques : — Cylindres hyalins ; — C. granuleux ; — C. cireux ; — C. épithéliaux.

Signification clinique des cylindres urinaires.

Vue d'ensemble de la maladie de Bright. — Doctrines de l'unicité et de la multiplicité des formes. — Caractères généraux des différentes formes : — 1° Gros rein blanc ; — Rein contracté ; — Rein amyloïde.

I.

Messieurs,

J'appellerai tout d'abord votre attention sur un groupe d'altérations rénales auxquelles on n'accorde peut-être pas, en général, toute l'importance qu'elles me paraissent mériter au point de vue théorique aussi bien qu'au point de vue pratique : je veux parler des *infarctus tubulaires du rein*. Les divers canalicules urinifères peuvent, en effet, être plus ou moins complétement oblitérés par des produits sécrétés avec l'urine, ou qui se sont mêlés à ce liquide dans son parcours.

1° Je citerai en premier lieu les *infarctus uratiques cristallins*, résultant de l'oblitération des canalicules urinifères par l'urate de soude blanc et cristallin, et qui s'observent fréquemment chez les *goutteux* en même temps qu'une des formes de la néphrite interstitielle chronique. Ces dépôts, qui sont visibles à l'œil nu, se dessinent sous la forme de petites stries d'un blanc crayeux dans la substance tubuleuse, et siégent principalement dans la région papillaire: on ne les a jamais rencontrés ailleurs que dans les canaux collecteurs. Dans des recherches faites autrefois, en commun avec M. Cornil (1), j'ai pu constater que ces dépôts se composent de deux parties : l'une centrale, amorphe, occupe le canalicule dont elle obstrue la lumière; l'autre, cristalline, se présente sous forme de longues aiguilles qui rayonnent en tous sens dans les intervalles des tubuli. Ces infarctus uratiques oblitèrent ainsi un certain nombre d'orifices papillaires; mais ils sont rarement très-nombreux; pourtant il ne paraît pas impossible que, lorsqu'ils occupent une grande partie des papilles des deux reins, ils puissent contribuer à produire les symptômes graves de l'anurie ou de l'ischurie goutteuse.

2° A côté des infarctus uratiques cristallins, il faut placer une forme de gravelle qu'on pourrait appeler *gravelle du rein*, et que Rayer a rencontrée également chez les goutteux. Il s'agit là d'acide urique coloré en jaune et qui se présente sous forme de petits blocs amorphes, à la fois dans la couche corticale et les pyramides; on trouve toujours en même temps un très-grand nombre de petits grains de même nature dans la cavité des bassinets.

3° Il existe encore une autre forme d'*infarctus uratiques*, auxquels on a fait jouer un grand rôle dans la pathologie ou mieux dans la physiologie du *nouveau-né*. Ce sont de petites masses noirâtres, que Rayer avait déjà décrites, mais qui

---

(1) *Mém. de la Soc. de Biologie*, 1863, Pl. IV, fig. 3, et *Leçons sur les maladies des vieillards*, Pl. III, fig. 3.

ont été mieux étudiées par Virchow et M. Parrot. Constituées par des concrétions d'urate d'ammoniaque (Virchow), ou d'urate de soude (Parrot), accumulées dans les canaux collecteurs, elles se présentent sous forme d'aigrettes sur la surface de section des pyramides.

D'après Virchow, on les observe chez le nouveau-né dans plus de la moitié des cas, et seulement du 2e au 19e jour; il considère leur formation comme un fait physiologique se produisant seulement chez les enfants qui ont respiré, et propose de tirer de leur présence un signe important pour la pratique de la médecine légale. Pour M. Parrot, au contraire, c'est un fait pathologique s'observant à la suite de troubles intestinaux graves, lorsqu'il y a déficit de l'élément aqueux dans l'organisme; M. Parrot les a rencontrés, d'ailleurs, à une époque fort éloignée de la limite indiquée par Virchow, ainsi chez des enfants de 5, 6, et même 9 mois.

4° Je mentionne seulement les *infarctus calcaires* que l'on peut observer chez les vieillards, et qui, suivant Koster (cité dans Henle), occuperaient les anses de Henle.

5° M. Parrot a décrit récemment, sous le nom de *Tubulhématie rénale*, des infarctus sanguins des canalicules qui se produisent parfois chez le nouveau-né. En pareil cas, les bassinets contiennent un magma noirâtre semblable à de la poix; en même temps, les conduits collecteurs sont oblitérés en grand nombre par des amas cylindriques formés par des globules de sang agglomérés et plus ou moins profondément altérés, mais encore facilement reconnaissables. Les masses qui composent ces cylindres se rencontrent isolées et peu volumineuses dans les canaux contournés et dans l'anse de Henle. Il est probable qu'il se fait là une transsudation des hématies, rendue possible par l'altération du sang; toujours est-il, que par suite de l'oblitération d'un certain nombre de canalicules par les infarctus de sang concrété, il peut se développer des accidents urémiques capables d'amener rapidement la mort.

6° Dans l'ictère très-foncé, la bilirubine peut se concentrer dans le liquide urinaire et former des *infarctus biliaires* qui obstruent les canalicules droits, ainsi que le montre une planche de l'atlas de Frérichs (Taf. 1, fig. 9.) Je ne sache pas que des accidents quelconques aient été rattachés jamais à la présence de ces concrétions biliaires des reins.

7° De tous les *infarctus tubulaires*, les plus intéressants à étudier sont incontestablement ceux qu'on désigne sous les noms de *cylindres fibrineux*, et que j'appellerais plus volontiers *cylindres urinaires* ; car ils ne sont pas formés de fibrine (1).

II.

Vous savez, Messieurs, quelle importance les cliniciens attachent, en général, aujourd'hui à la recherche de ces cylindres dans l'urine : on suppose que, comme ils proviennent des profondeurs des tubes urinifères dont ils représentent le moule interne, ils peuvent donner des renseignements sur l'état anatomique de ces tubes. C'est là une vue ingénieuse, mais dont l'importance dans l'application, a été, je crois, singulièrement exagérée.

Les cylindres urinaires méritent d'être étudiés dans deux circonstances : A. Dans le rein lui-même, à l'aide des procédes anatomiques ; B. Pendant la vie, dans l'urine.

A. L'étude des cylindres dans le rein permet de reconnaître le lieu où ils se sont formés. On n'a jamais vu les capsules de Bowmann obstruées par la matière qui les forme ; mais, en dehors de ce point, on les peut trouver à peu près partout dans les conduits urinifères ; pourtant c'est surtout dans l'anse de Henle et principalement dans la branche montante qu'on les rençontre en abondance ; ils se voient aussi assez fréquemment dans les canaux collecteurs de divers diamètres. Dans ces deux points, on les reconnaît facilement soit sur des

(1) Consulter sur les *cylindres*, un intéressant travail de M. le Dr A. Burkart : — Die Harncylinder mit besonderer Beruchsichtigung ihrer diagnostischen Bedeutung. Berlin. 1874.

coupes longitudinales, soit sur des coupes transversales, et l'on peut constater que les cellules épithéliales n'entrent pas, en général, dans la constitution des cylindres. Ceux-ci se présentent au centre du tube sous forme d'une masse amorphe transparente, quelquefois granuleuse ou bien contenant dans son intérieur des corps figurés variés, leucocytes, hématies, débris de cellules, etc... Lorsqu'ils ont séjourné longtemps dans le rein, par exemple dans les cas de lésions chroniques de cet organe, ils présentent habituellement une teinte jaune et se colorent facilement, soit par l'iode, soit par le carmin.

Les cylindres urinaires peuvent se rencontrer dans la *région des tubes droits* dans un certain nombre de circonstances : 1° à l'état normal, suivant Klebs et Axel Key. 2° Chez des animaux expérimentalement enduits de vernis et devenus, par ce fait, albuminuriques, Krause (cité par Henle) a trouvé des cylindres dans les anses de Henle. 3° On les rencontre surtout dans les diverses formes de la maladie de Bright. 4° Dans la stéatose phosphorée, d'après les observations de M. Ranvier, ils se trouvent en petit nombre dans les tubes droits, mais surtout dans les anses de Henle. Dans ce dernier cas, les cellules épithéliales entrent dans la constitution des cylindres, qui se présentent sous forme d'un magma granulo-graisseux composé d'une masse albuminoïde et de granulations graisseuses.

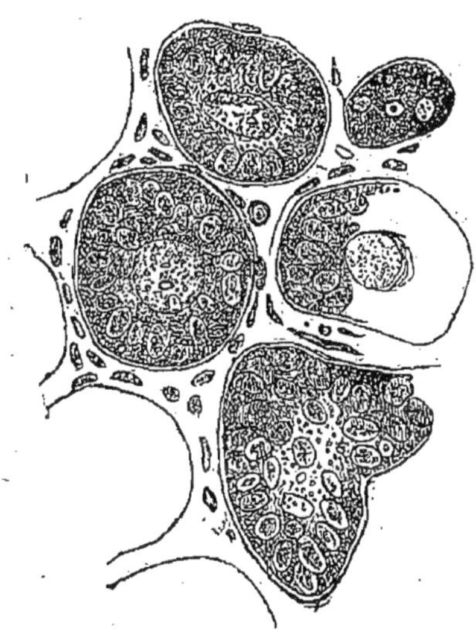

Fig. 29. — Coupe à travers un rein atteint de maladie de Bright. — Les cellules qui tapissent les tubes sont granuleuses, remplies de granulations protéiques et graisseuses. Au centre des tubes, on voit la *coupe de cylindres hyalins*. Grossissement de 420 diamètres (Cornil et Ranvier).

Des cylindres plus ou moins analogues aux précédents peuvent aussi se former dans les *canaux contournés* dans certaines conditions : ainsi, dans la néphrite parenchymateuse, la lumière de ces canaux peut se trouver obstruée par une masse hyaline au centre et granuleuse à la périphérie ; cette apparence est produite par un cylindre entouré de cellules épithéliales altérées. Dans la néphrite interstitielle avancée, où, par suite de la disparition de l'épithélium, le tube urinifère n'est plus représenté que par la membrane fondamentale, le canal est complétement rempli par une substance colloïde, dans

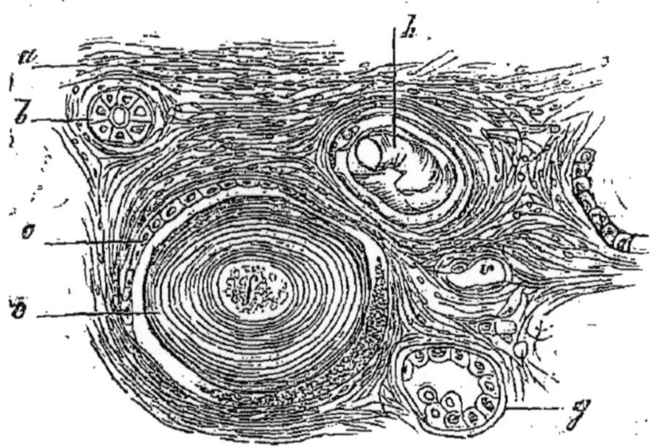

Fig. 30. — *Section du rein dans un cas de néphrite insterstitielle très-avancée.* — *a*, Tissu conjonctif formé de fibres et de cellules plates. — *b*, Section d'un tube urinifère atrophié qui présente au milieu de sa lumière la section d'un petit cylindre colloïde. — *h*, Un tube urinifère contenant aussi un cylindre colloïde, et dont les cellules épithéliales sont aplaties. — *g*, Tube urinifère. — *c*, Cellules plates de revêtement d'un kyste formé aux dépens des tubes urinifères et qui contient une substance colloïde, *e*, à lames concentriques et un amas granuleux central, *f*, formé de granulations d'hématine. — *v*, Vaisseau sanguin. Grossissement de 200 diamètres. (Cornil et Ranvier.)

laquelle se trouve compris le cylindre. Deux des planches de M. Cornil (Thèse d'agrég., 1869) vous représentent parfaitement ces deux variétés différentes.

Je me borne à ces exemples, car les infarctus des canaux contournés devront être spécialement étudiés à propos des diverses formes anatomiques de la maladie de Bright ; mais il est un point que je veux vous faire remarquer, c'est que les cylindres formés dans l'anse de Henle ou dans les canaux d'union et les tubes collecteurs, sont les seuls qui puissent, suivant toute vraisemblance, passer dans l'urine, à cause du petit calibre de l'anse descendante. Les cylindres des canaux contournés ne pourront, en effet, que bien difficilement franchir cette branche étroite, et, par conséquent, on ne doit pas s'attendre à les rencontrer souvent dans l'urine. Cette remarque est fort importante et elle enlève beaucoup de valeur à la recherche clinique des cylindres, puisque ceux dont il importerait le plus de constater la présence ne passent guère dans l'urine.

Nous devons actuellement, Messieurs, étudier les cylindres urinaires tels qu'ils se présentent dans les urines, pendant la vie ; on en reconnaît facilement plusieurs variétés, lorsqu'on examine au microscope les dépôts qui se sont formés dans ce liquide par le repos.

a) Le *volume* et la *forme* des cylindres urinaires varient très-vraisemblablement suivant le lieu où ils se sont produits. Les plus volumineux sont supposés venir des tubes collecteurs ; les moyens proviennent des tubes collecteurs de petit calibre ou de la pièce intermédiaire; les plus petits viennent sans doute de la branche montante de l'anse de Henle. Klebs et Dickinson ont décrit des cylindres présentant une portion assez volumineuse et une extrémité un peu effilée : cette petite extrémité répond, vraisemblablement, à l'anse montante ou à la pièce intermédiaire. M. Cornil a figuré dans sa thèse d'agrégation (p. 24, fig. 5, 5°) un cylindre qui présente un étranglement et deux parties renflées : la partie étroite correspond sans doute au canal intermédiaire ou canal d'union de Schweigger-Seidel.

b) En raison de certaines variétés dans les *caractères optiques* ou *micro-chimiques* des cylindres urinaires, il y a lieu d'établir parmi eux plusieurs groupes :

1° Les *cylindres hyalins* sont formés de substance amorphe, non colorés, peu réfringents ; ils sont flexibles et non cassants. Rovida, qui les a analysés (*Centralblatt*, 1872), les a trouvés constitués par une matière albuminoïde qui diffère à la fois de la fibrine et de la chondrine, et se rapproche plutôt de la gélatine. Déjà, en 1855, M. Robin avait protesté contre la dénomination de cylindres *fibrineux*, qu'on leur donne encore quelquefois, et qui n'est fondée que sur des analogies grossières. On peut trouver, à la surface de ces cylindres hyalins ou dans leur intérieur, des leucocytes, des hématies, des noyaux de cellules, ou même des cellules épithéliales plus ou moins chargées de granulations graisseuses.

Ce sont les plus vulgaires de tous les cylindres urinaires; on les trouve dans les affections rénales les plus diverses, aiguës ou chroniques ; on peut même les rencontrer à l'état normal, et dans des conditions où la structure du rein n'est pas altérée.

2° Les *cylindres granuleux* sont de deux sortes.— Les uns ont la même origine que les précédents, seulement ils ont subi une sorte de *dégénération granuleuse;* ils s'éclaircissent, du reste, sous l'influence de l'acide acétique (Dickinson); la présence de ces cylindres, constatée pendant longtemps dans les urines, aurait, d'après Dickinson, une certaine importance: elle indiquerait une lésion essentiellement chronique du rein, surtout la néphrite interstitielle. — Il faut distinguer de ces cylindres granuleux les *cylindres granulo-graisseux*, décrits par Ranvier dans la stéatose phosphorée. Constatée dans un état aigu, l'existence de ces derniers doit éveiller l'attention sur la possibilité d'une intoxication par le phosphore.

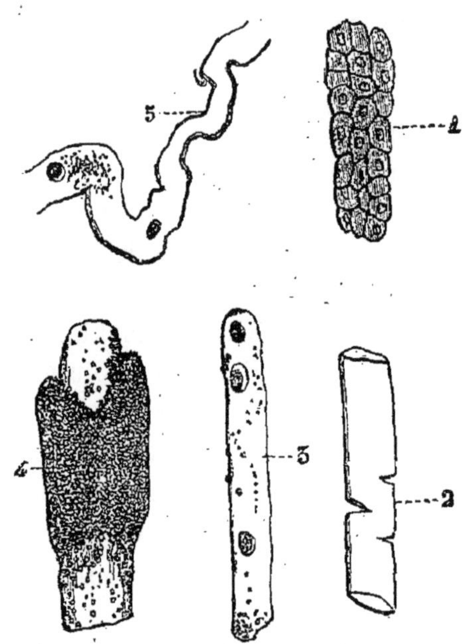

Fig. 31. — Cylindres hyalins dans la néphrite albumineuse. — 1, Cellules du rein. — 2, Cylindre hyalin avec des cassures sur ses bords. — 3, Cylindre ayant entraîné à sa surface des fragments de cellules. — 4, Cylindre hyalin recouvert de granulations graisseuses. — 5, Cylindre contourné (Cornil et Ranvier).

3° Les *cylindres cireux* ressemblent à beaucoup d'égards aux cylindres hyalins, mais ils sont plus réfringents et présentent habituellement une coloration jaunâtre; ils sont aussi plus cassants et leurs bords sont souvent comme entaillés. Ils résistent plus que les cylindres hyalins aux réactifs, mais ils se colorent facilement par l'action des matières colorantes, en particulier par le carmin et surtout par l'iode, qui les teint en jaune brun. Les cylindres cireux se rencontrent surtout dans la néphrite interstitielle; ils n'ont aucune connexité particulière avec la dégénérescence amyloïde du rein.

4° Il ne faut pas confondre avec les cylindres urinaires des corps de provenance rénale, et que l'on désigne avec raison sous le nom de *cylindres épithéliaux* : ce sont, en réalité, des amas quelquefois exclusivement composés de cellules épithéliales agglomérées, plus ou moins altérées, et provenant des tubes urinifères. Leur présence dans l'urine est un fait banal dans certaines maladies aiguës, par exemple dans les fièvres éruptives; on les trouve souvent aussi à la suite de l'administration des diurétiques. C'est dire qu'ils n'ont pas, au point de vue clinique, une grande importance.

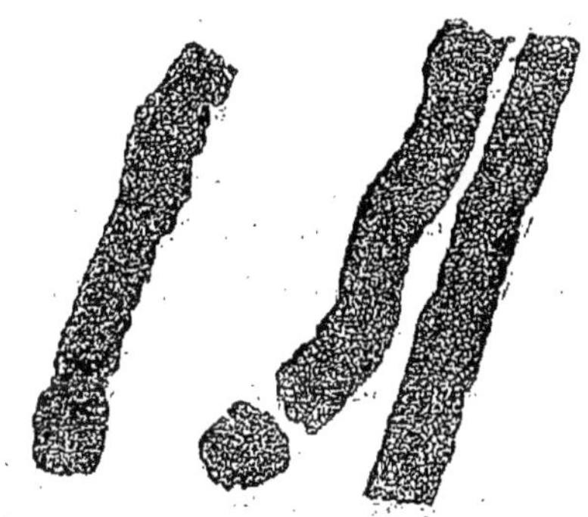

Fig. 32. — Cylindres pleins albumino graisseux de l'urine albuminurique dans l'empoisonnement par le phosphore (Cornil et Ranvier).

c) Après ce que j'ai dit, chemin faisant dans la description qui précède, il me reste peu de chose à ajouter concernant la *signification clinique* des diverses formes de cylindres urinaires. Je me bornerai aux remarques suivantes :

1° D'une manière générale, l'importance clinique des cylindres urinaires a été fort exagérée. Ce ne sont pas, autant qu'on l'a dit, des *messagers fidèles* annonçant au clinicien l'état anatomique du rein, des *miroirs réfléchissant les diverses lésions rénales*. Formés dans les dernières parties de l'appareil des tubes urinifères, ils ne peuvent, en tout état de cause, fournir de renseignements que sur l'état de ces parties; j'ai insisté plus haut sur ce fait que les cylindres formés dans les tubes contournés ne peuvent probablement que rarement passer dans l'urine.

2° Les cylindres hyalins peuvent se rencontrer à l'état normal dans l'urine : indiqué déjà par M. Robin en 1855, ce fait a été confirmé par Axel Key, Rosenstein, et beaucoup d'autres auteurs (1). On les observe aussi dans des affections très-di-

(1) Il n'est question ici que des cylindres hyalins plus ou moins purs, et non des cylindres granuleux ou cireux.

verses autres que celles du rein, et en dehors même de l'albuminurie. Ainsi Nothnagel (*Deustche Archiv.* 1873, p. 326) dit les avoir retrouvés constamment dans les cas d'ictère intense s'accompagnant d'élimination par l'urine des acides biliaires, quelle que fût d'ailleurs l'origine de l'ictère (ictère catarrhal, ictère de la pneumonie, de la pyémie, etc.) La formation des cylindres paraît tenir, dans ces cas, à l'action des acides biliaires sur le sang; car Leyden les a observés dans l'urine des animaux dans le sang desquels il avait injecté des acides biliaires.

Dans les cas de maladie rénale même, les cylindres hyalins n'ont d'intérêt que par leur longue persistance; constatés pendant longtemps et en grand nombre dans les urines, ils indiquent en général une lésion rénale confirmée; mais il faut remarquer qu'à ce moment, il existe toujours d'autres signes plus importants qui suffiraient à éclairer la situation.

Les cylindres granuleux ont plus de valeur; lorsqu'on les retrouve pendant un certain temps à chaque examen dans une urine abondante et peu albumineuse, ils annoncent, suivant M. Dickinson, la néphrite interstitielle. Leur présence peut donc servir à éclairer le diagnostic de la forme, et même, dans des cas douteux, le diagnostic absolu de la maladie. Les cylindres cireux sont aussi l'indice d'une lésion chronique, mais il faut bien savoir que la teinte brune qu'ils prennent par l'action de l'iode n'indique pas nécessairement la dégénérescence amyloïde du rein.

3º Enfin, les lésions de la maladie de Bright peuvent exister, sans que l'on trouve de cylindres dans les urines; ils sont formés dans le rein, mais sont retenus dans les bassinets. C'est ce qui eut lieu en particulier dans un cas de néphrite parenchymateuse observé par M. Ackermann (*Centralblatt*, 1872, p. 606) : l'examen des urines, pendant plusieurs mois, n'avait à aucun moment révélé l'existence de cylindres; après la mort, on trouva dans les bassinets et les calices environ 8 grammes d'une masse jaune-orange qui, à l'examen microscopique, parut constituée par un grand nombre de cylindres jaunes, homogènes. Ce fait rend compte d'une circonstance déjà signalée; c'est que dans le cours de la maladie de Bright, il y a quelquefois suspension temporaire de l'émission des cylindres.

Je borne à ces quelques remarques ce que je voulais vous dire sur la valeur séméiologique des cylindres urinaires. J'aurai, du reste, l'occasion de revenir sur ce sujet à propos de l'étude des diverses formes de la maladie de Bright.

III.

Je me propose actuellement, Messieurs, d'étudier avec quelque détail les diverses altérations qui sont habituellement englobées sous la dénomination commune de maladie de Bright.

Vous n'ignorez pas que, pour la plupart des médecins français ou allemands, les diverses altérations du rein observées à l'autopsie des sujets qui, pendant la vie, ont été atteints à la fois d'anasarque et d'albuminurie, correspondent aux diverses phases successives d'un même processus morbide. Cette opinion représente une doctrine que l'on pourrait appeler *doctrine de l'unicité* de la maladie de Bright.

Suivant une autre doctrine qui est celle, non pas de la dualité, mais plutôt de la *multiplicité* en matière de maladie de Bright, les diverses formes d'altérations rénales révélées à l'autopsie représentent, non les phases successives d'un même processus, mais autant d'états anatomiques distincts, auxquels se rattachent pendant la vie des groupes symptomatiques bien caractérisés. Cette doctrine peut être dite encore la doctrine anglaise ; car c'est en Angleterre surtout qu'elle a été soutenue et développée depuis une vingtaine d'années.

Je suis depuis longtemps, Messieurs, converti à cette doctrine, et c'est en me plaçant à ce point de vue que je me propose d'exposer devant vous l'histoire anatomo-pathologique de la maladie ou mieux *des maladies de Bright* (1). Ainsi, dans mon

(1) Ces mêmes vues ont été soutenues dans plusieurs écrits parus depuis

opinion, et celle-ci n'est pour ainsi dire que le reflet de la doctrine anglaise, la maladie de Bright est un genre comprenant plusieurs espèces distinctes, aussi bien par le côté anatomo-pathologique que sous le rapport de l'étiologie et de la symptomatologie .

Je me contenterai pour aujourd'hui de vous indiquer dans un aperçu sommaire, les caractères anatomiques et cliniques qui distinguent ces espèces, dont je vous présenterai plus tard une description séparée.

Toutes les espèces que je vais envisager sont des processus subaigus ou primitivement chroniques ; car j'éloigne du cadre de la maladie de Bright les formes aiguës d'affections rénales que l'on rapporte habituellement à cette maladie. J'aurai plus tard à justifier cette exclusion.

A. *Première forme.* — *Etiologie.* — La maladie se voit surtout chez les jeunes sujets, rarement à un âge avancé. Causes souvent inconnues ; influence marquée du froid humide ; parfois scarlatine antérieure.

Evolution relativement rapide : trois, six mois, un an.

Symptômes. — *a*) Œdème, anasarque, hydropisies dans les parenchymes et les cavités séreuses. — *b*) Urines plutôt rares, souvent troubles et colorées, chargées d'une forte proportion d'albumine ; densité rarement au-dessous de la normale ; sédiment abondant de cylindres hyalins. — *c*) *Complications* habituelles : pneumonie purulente ; gangrène, érysipèle des parties œdématiées ; symptômes urémiques moins fréquents que dans la forme suivante, et souvent provoqués par un traitement intempestif (purgatifs, bains de vapeur).

Caractères anatomiques. — Le rein est volumineux, pesant, lisse à sa surface ; à la coupe, la substance corticale paraît volumineuse, décolorée, privée de vaisseaux. C'est le *gros rein blanc*, le *gros rein lisse* des auteurs anglais, le *rein de Bright* par excellence, très-bien représenté dans la planche II, fig, 1, 2, et la planche IV, fig. 1, 2, des *Reports of medical Cases*.

l'époque où ces leçons ont été faites : Lécorché, Lancereaux, Cornil et Ranvier, Bartels, Labadie-Lagrave, etc.

Histologiquement, la lésion porte surtout sur l'épithélium du rein; le tissu conjonctif n'est altéré que secondairement, quand il l'est.

Cette forme, qui répond au *second stade* des auteurs unitaires, est désignée quelquefois sous le nom de *néphrite parenchymateuse*. Cette dénomination a le tort de préjuger la nature du processus, laquelle est loin d'être bien connue; mais, comme elle vous est sans doute familière, je crois devoir la conserver.

B. *Deuxième forme*. — *Etiologie*. — Les sujets succombent entre cinquante et soixante ans; conditions étiologiques peu connues; l'influence de la goutte, du saturnisme, de l'alcoolisme paraît cependant bien démontrée.

Evolution très-lente; la maladie, toujours chronique d'emblée, peut durer plusieurs années, quelquefois dix ans, par exemple.

Symptômes. — *a*) L'œdème fait défaut dans plus de la moitié des cas; souvent il est à peine appréciable. — *b*) Urines abondantes, au moins dans la première période; quelquefois véritable polyurie; elles sont claires, pâles, présentent un poids spécifique faible; l'albuminurie est peu marquée, et peut faire passagèrement défaut; l'urine contient peu de cylindres. A une époque avancée cependant, l'œdème survient ou augmente s'il existait, et l'albumine peut se montrer plus abondante dans l'urine. — *c*) *Complications*; assez fréquentes, elles constituent un des caractères les plus importants de cette forme: hypertrophie du cœur gauche, sans lésion valvulaire; rétinite albuminurique, presque spéciale à cette forme; hémorrhagies par diverses voies; athérome artériel fréquent; inflammations viscérales, pneumonie, péricardite, etc. L'urémie est la terminaison habituelle des cas de ce genre.

Caractères anatomiques. — Rein petit, ayant la moitié du poids normal; la capsule est très adhérente; la surface du rein est d'une teinte rouge avec un sablé granuleux; les granulations, petites, à peu près toutes de même volume, sont régulièrement disséminées à la surface du rein qui présente en outre, çà et là de petits kystes. A la coupe, on reconnaît que l'atrophie porte sur la substance corticale, qui peut être réduite à une mince lamelle. C'est le *rein contracté*, le *rein granuleux*, le *petit rein rouge*, qu'on appelle encore *rein goutteux* ou parfois *rein saturnin*.

Histologiquement, il s'agit d'une véritable cirrhose du rein; c'est le tissu conjonctif qui est affecté primitivement; l'épithélium n'est atteint que consécutivement. C'est donc une néphrite interstitielle; cette forme de néphrite, exceptionnellement primitive, est la seule qui doive figurer dans le cadre de la maladie de Bright; la néphrite interstitielle calculeuse, celle qui survient par le fait de la distension des bassinets, doivent en être nosographiquement séparées.

C. La troisième forme a été, dans tous les écrits récents, nettement distinguée de la maladie de Bright ordinaire. Elle est caractérisée *anatomiquement* par l'altération connue sous le nom de *rein amyloïde* qui, avec l'aspect général du gros rein blanc, présente des caractères chimiques spéciaux. L'altération porte primitivement sur les petits vaisseaux; le tissu conjonctif et le parenchyme ne sont atteints que secondairement. Généralement, on trouve en même temps que l'altération rénale, des lésions de même nature dans la rate, le foie, l'intestin.

Les *conditions étiologiques* sont très-nettes; scrofule, syphilis, tuberculose, suppurations prolongées, etc. On peut observer le *rein amyloïde* à tout âge, mais surtout de vingt à trente ans.

Cliniquement, cette forme se rapproche de la précédente par la lenteur de l'évolution, par la rareté de l'œdème, par certains caractères de l'urine. Les malades présentent souvent une teinte cachectique toute spéciale; mais les meilleurs caractères différentiels sont tirés: des circonstances étiologiques; de la concomitance d'autres lésions dans le foie, l'intestin (diarrhée), etc., et enfin de la nature des complications; ainsi, il est extrêmement rare d'observer, concordant avec le rein amyloïde, des hémorrhagies, des lésions rétiniennes, l'hypertrophie du cœur ; l'urémie est aussi, là, relativement rare, et la mort survient en général par le fait de lésions concomitantes et particulièrement de la diarrhée.

QUATRIÈME LEÇON.

Le Rein contracté (*Néphrite interstitielle*).

SOMMAIRE. — Considérations historiques. — Lésions du rein dans la néphrite interstitielle, à la période la plus avancée. — Granulations. — Étude histologique.
Lésions du rein à la première période de la néphrite interstitielle.
Analyse des altérations histologiques du rein. — Gangue conjonctive ; — canalicules urinifères ; — diverses variétés de kystes ; — lésions des capsules de Bowmann et des glomérules ; — altérations des artères.

Messieurs,

Avant de pénétrer plus avant dans la description des diverses lésions rénales, généralement rattachées à la maladie de Bright, je crois devoir vous rappeler le point de vue auquel je compte me placer dans l'étude de ces lésions.

Dans mon opinion, ainsi que je vous l'ai annoncé déjà, les formes variées d'altérations rénales dont il s'agit ne représentent pas, toutes, les phases successives d'un seul et même processus morbide ; quelques-unes d'entre elles, pour le moins, constituent des états anatomo-pathologiques foncièrement distincts, auxquels répondent, pendant la vie, autant de groupes symptomatiques bien caractérisés, qui permettent de remonter du symptôme à la lésion, et d'établir une diagnose et une prognose spéciales.

Je vous ai indiqué brièvement les types fondamentaux, au nombre de trois, qui devront faire l'objet d'une description particulière. Les deux premiers types qui, pour les partisans de l'unicité, représentent le second et le troisième degré de la maladie de Bright, correspondent aux altérations que nous avons désignées sous les noms de *gros rein blanc*, *gros rein lisse*, etc. (néphrite parenchymateuse) d'une part, et de *rein contracté* ou *granuleux*, *petit rein rouge*, *rein goutteux* (néphrite interstitielle) d'autre part; le troisième type est représenté par la *forme amyloïde*.

I.

La distinction que je vous propose d'établir ne remonte pas bien loin, car il y a vingt ans à peine qu'est née la doctrine *séparatiste* en fait de maladie de Bright.

Dans le travail célèbre qui fait partie de la collection d'observations médicales relatives aux maladies qui se terminent par des hydropisies, Bright lui-même s'était déjà préoccupé de cette question; toutefois il ne l'a abordée qu'avec hésitation et en somme il l'a laissée pendante. « J'ai été conduit à croire, dit-il quelque part, qu'il y a plusieurs formes de maladies subies par le rein dans l'hydropisie rénale »; mais ailleurs, il reprend : « Je ne suis pas bien sûr que ces vues soient correctes », et il ajoute que les trois formes qu'il a décrites ne sont peut-être que des modifications ou des états plus ou moins avancés d'une seule et même maladie.

Rayer s'est montré un peu plus explicite : les altérations du rein, dans la néphrite albumineuse, peuvent être, suivant lui, rattachées à six formes principales, « probablement successives ».

La plupart des auteurs qui ont suivi, ont renchéri encore

(1) R. Bright. — *Reports of medical Cases*, p. 67 et p. 69. London, 1827.

sur la doctrine de l'unicité ; elle compte parmi ses adhérents Frérichs et la plupart des médecins qui, jusque dans ces derniers temps, ont écrit sur la maladie de Bright, tant en France qu'en Allemagne.

Les premières oppositions à cette doctrine se sont élevées dans la patrie même de Bright, en Anglèterre. Todd, Wilks, Quain et G. Johnson ont été les premiers à se séparer franchement de l'opinion courante ; le dernier surtout s'est prononcé très-explicitement à cet égard, et il fait valoir en faveur de la doctrine qu'il embrasse, outre les faits anatomo-pathologiques, un argument tiré du domaine clinique, argument très-significatif à mon sens, et qui mérite d'être relevé dès à présent. « Les malades à l'autopsie desquels, dit Johnson (1) on trouve le gros rein blanc de Bright ont eu, à peu près tous sans exception, des hydropisies à une époque quelconque de leur histoire clinique; au contraire, la majorité de ceux qui succombent avec un petit rein contracté n'ont jamais souffert d'hydropisie à quelque degré que ce soit ». Et il cite une statistique dans laquelle on voit que, sur 26 cas de gros rein blanc, l'hydropisie est signalée 24 fois, tandis que sur 33 cas de rein contracté, elle ne s'est montrée que 14 fois, et encore était-elle, dans ces cas, à peine appréciable.

Ces faits contredisent évidemment l'hypothèse suivant laquelle le rein contracté aurait passé par une phase correspondant au gros rein blanc ; car on ne comprendrait pas, si cette hypothèse était fondée, que la plupart des sujets présentant un rein contracté échappassent pendant toute la durée de leur longue maladie, à l'hydropisie qui est, pour ainsi dire, la règle dans la forme caractérisée par le gros rein blanc. Cet argument est puissant déjà ; mais ce n'est pas le seul, tant s'en faut, que l'on puisse faire valoir, nous le verrons, en faveur de la doctrine anglaise.

Cette doctrine compte, en Angleterre, outre les auteurs déjà cités, M. Goodfellow, auteur d'un livre intéressant surtout au point de vue clinique (1861); M. Dickinson, dont le traité

(1) *Medico-chir. Transactions*, 1859, p. 156.

sur la pathologie et le traitement de l'albuminurie (1860) renferme une des premières bonnes descriptions de la néphrite interstitielle ; enfin M. Grainger-Stewart, dont l'ouvrage publié à Edimbourg porte ce titre caractéristique : *Traité des maladies de Bright* (1).

En Allemagne, M. Traube s'est efforcé, depuis longtemps déjà, de séparer anatomiquement et cliniquement de la néphrite parenchymateuse, la néphrite interstitielle et le rein amyloïde ; la seconde mériterait seule, pour lui, le nom de maladie de Bright. Enfin, M. Bartels, dans une leçon publiée dans le recueil de M. Volkmann, s'est déclaré partisan absolu de la doctrine anglaise.

En France, cette doctrine ne compte encore qu'un petit nombre d'adhérents : M. Lancereaux semble vouloir s'y rattacher dans plusieurs passages de son *Atlas d'anatomie pathologique* (1871) ; il en est de même de M. Lécorché, auteur d'un mémoire intéressant intitulé : *Néphrite interstitielle hyperplasique*, ou *sclérose du rein* (*Arch. de méd.*, 1874) ; mais le travail le plus important, à mon sens, sur la matière, surtout au point de vue anatomo-pathologique, est celui de M. Kelsch, agrégé au Val-de-Grâce ; ce travail, à la fois critique et fondé sur des observations cliniques et anatomiques personnelles, est publié dans les *Archives de physiologie* (1874) (2).

---

(1) T. Grainger-Stewart. — *A practical Treatise on Bright's Diseases of the Kidneys*. 2e édit. Edinburgh, 1871.

(2) Ces leçons sur la maladie de Bright ont été faites pendant le trimestre d'été de 1874, et publiées peu de temps après dans le *Progrès médical*. Depuis cette époque, plusieurs écrits ont paru sur le même sujet ; nous nous bornerons à citer ceux qui suivent : Lécorché, *Traité des maladies du Rein*. — Lancereaux, article *Rein*, du *Dictionnaire encyclopédique des sciences médicales*, 1875. — Bartels, *Handbuch der Krankheiten des Harnapparates*, im *Ziemssen's Handbuch*, 1875. — Eduard Bull, *Klinische Studien ueber chronische Bright'sche Krankheit*. Christiania, 1875 ; analysé dans *Virchow's Archiv*. 67 *Bd*. 2 *heft*. 1876. — Voir aussi un intéressant article de M. Labadie-Lagrave dans la *Revue des sciences médicales*, 4e année, t. VIII, 2e fascicule, p. 768, 1876. — Tous ces écrits concluent à la multiplicité des formes de la maladie de Bright.

II.

J'ai hâte, Messieurs, d'en venir au côté descriptif, et je commencerai par l'exposé des altérations propres au *rein contracté,* ou si vous l'aimez mieux, à la *néphrite interstitielle chronique primitive.* Je supposerai tout d'abord un cas dans lequel les altérations se présentent dans leur état de parfait développement, par exemple celui d'un sujet goutteux, rendant depuis plusieurs années de l'albumine dans ses urines, sans avoir jamais eu d'œdème, et qui aura succombé à la suite d'accidents urémiques.

A l'autopsie, on trouve les reins petits et tous deux à peu près également atrophiés (Pl. VI); leur poids est seulement la moitié du poids normal. Ils présentent une consistance ferme et une coloration rouge générale ; mais lorsqu'on a enlevé la capsule, qui est épaissie et adhérente aux parties sous-jacentes, on voit la surface du rein parsemée de petites éminences à peu près toutes de même volume, éminences jaunes ou grises, contrastant par ce caractère avec les parties avoisinantes, dont la coloration est d'un rouge plus ou moins vif. Les coupes montrent que l'atrophie porte principalement sur la substance corticale et beaucoup moins sur la substance médullaire. Par suite de la diminution de volume du rein, le bassinet paraît plus ou moins considérablement dilaté.

Recherchons maintenant à quelles altérations histologiques correspondent ces apparences, et pour ce faire examinons d'abord à un faible grossissement des coupes du rein préparées à l'aide du picro-carminate d'ammoniaque, réactif qui, comme vous le savez, a la propriété de colorer plus vivement les éléments de formation récente.

Si la coupe est faite parallèlement à la surface du rein et non loin de cette surface, elle aura nécessairement pour effet de comprendre un certain nombre de lobules voisins. Or, voici ce que l'on constate en examinant les diverses régions qui composent ces lobules et dont je crois inutile de vous rappeler la disposition normale.

1° Au centre du lobule se trouvent les canaux collecteurs dont l'épithélium présente divers degrés de dégération granulo-graisseuse et dont la lumière est obstruée par des cylindres hyalins ou cireux. — 2° Autour de cette région centrale, on cherche tout d'abord en vain les canicules contournés; ceux-ci paraissent remplacés par une zone d'une teinte rouge, produite par le carmin; l'examen attentif montre bientôt que cette coloration est due à la présence d'un nombre considérable de jeunes é éments, cellules embryonnaires rondes ou fusiformes; et avec un peu d'attention, on reconnait dans cette zone rouge la lumière, singulièrement rétrécie et comparable à un fil, des canaux contournés, qui d'abord étaient restés inaperçus; quelques-uns d'entre eux contiennent encore des traces de l'épithélium glandulaire en voie de dégénérescence granulo-graisseuse; la plupart sont dépouillés de cet épithélium et tapissés souvent par une rangée de jeunes cellules qui forment un revêtement épithélial nouveau, tout différent de l'ancien; enfin beaucoup de tubes sont remplis de cylindres granuleux ou transparents. — 3° En dehors de cette zone,

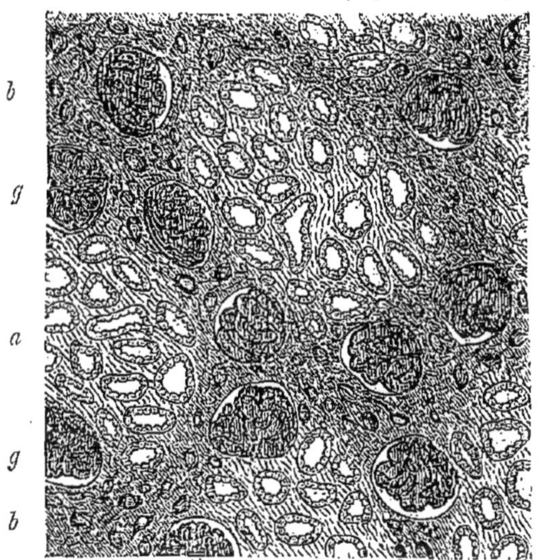

Fig. 33. — Coupe faite sur un rein contracté, perpendiculairement à la direction des lobules. — Les parties claires *a*, formant la granulation, correspondent au centre du lobule et représentent la coupe des canaux collecteurs. — Les parties foncées, *b*, qui circonscrivent la granulation, sont constituées par les tubes contournés, atrophiés par du tissu embryonnaire de nouvelle formation, et par les glomérules, *g*. (Figure demi-schématique, d'après les préparations de M. Kelsch).

se voient les glomérules de Malpighi enveloppés d'une capsule épaissie et composée de plusieurs couches ; le glomérule lui-même a subi diverses altérations dont il sera question par la suite.

Je viens de vous présenter, Messieurs, les éléments nécessaires pour reconnaître la disposition topographique des lésions dans la néphrite interstitielle, et aussi pour comprendre la raison de l'existence des granulations.

En effet, l'altération porte surtout, vous le voyez, sur la trame conjonctive qui enveloppe les canaux contournés ; cette trame subit d'abord une transformation en tissu embryonnaire et se trouve, à une époque plus avancée, remplacée par une gangue conjonctive bien organisée.

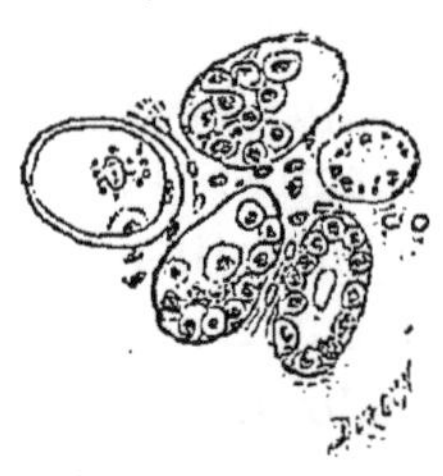

Fig. 34. — Tubes urinifères atrophiés et contenant de petites cellules en partie désintégrées et des granulations graisseuses. — Gross. de 420 diamètres. — Comparez le diamètre de ces tubes atrophiés avec ceux de la figure 332 dessinée au même grossissement (Cornil et Ranvier).

Cette néo-formation conjonctive a eu pour effet d'atrophier, sans doute par compression, les canalicules contournés dont l'épithélium a souffert, s'est désagrégé et a été plus tard remplacé par un revêtement de jeunes cellules ; en fin de compte, les parties qui composent la région du *labyrinthe* se sont atrophiées et affaissées. La partie centrale du lobule, au contraire, est restée peu altérée relativement, et les canaux collecteurs, qui la constituent surtout, persistent à peu près avec leurs dimensions normales. Vous comprenez facilement que la *granulation* saillante sur la surface du rein correspond à cette partie centrale du lobule; elle présente une coloration tantôt jaune et tantôt grise suivant que l'épithélium des canaux collecteurs est devenu graisseux ou, au contraire, resté normal. La collerette rouge, qui entoure la base de chaque granulation, répond à la région très-vascularisée, mais atrophiée du labyrinthe.

Si la coupe est faite perpendiculairement à la surface du rein, on constate encore, comme dans le cas précédent, que les rayons médullaires, dans la région corticale, sont peu altérés; seulement les tubes collecteurs deviennent quelquefois tortueux. En dehors des rayons médullaires, dans la région du labyrinthe, on trouve les canaux contournés représentés, comme il a été dit tout à l'heure, par des tubes très-étroits quelquefois dilatés çà et là, et séparés les uns des

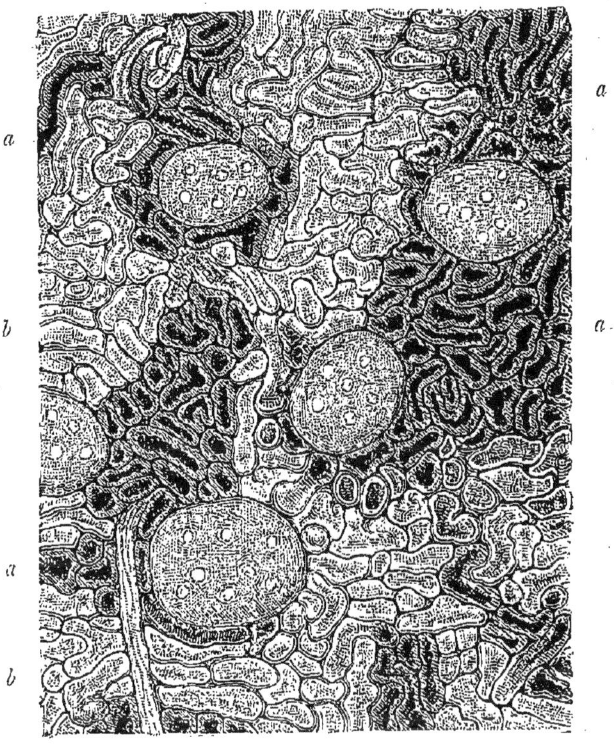

Fig. 37. — Coupe d'un rein affecté de néphrite parenchymateuse, et dans lequel la dégénérescence graisseuse est très-étendue. Les tubuli ne sont pas obstrués d'une manière uniforme ; certaines parties de ces tubuli, *a*, sont distendues et opaques, tandis que d'autres, *b*, sont claires et translucides. Les tubuli sont tous en contact immédiat, par suite de l'absence de prolifération intertubulaire. (D'après Dickinson, pl. II).

autres par du tissu conjonctif embryonnaire ou déjà plus ou moins organisé ; les glomérules de Malpighi qui marquent les limites des lobules paraissent, en raison de l'atrophie subie par les tubes contournés, beaucoup plus rapprochés les uns des autres que dans l'état normal.

Telle est la constitution de la granulation, bien comprise dans le travail de M. Kelsch, très-facile à constater sur les préparations de cet anatomiste que j'ai entre les mains, et que M. Wilks avait déjà signalée, du reste. Il ne faut pas confondre les granulations du rein contracté avec les taches que l'on trouve sur le gros rein blanc à la surface ou sur des coupes, dans la substance corticale, et dont la constitution est toute différente; celles-ci, qui ne forment pas, à proprement parler, des granulations, mais seulement des macules non saillantes, sont dues surtout à l'opacité d'un certain nombre de tubes contournés dont l'épithélium a subi une transformation graisseuse avancée, tandis que d'autres groupes moins altérés sont restés relativement transparents : ce fait est bien mis en lumière sur une des planches de l'ouvrage de M. Dickinson (1).

Les lésions portent, vous le voyez, dans la néphrite interstitielle, principalement sur la région du labyrinthe. Toutefois, la substance médullaire n'a pas échappé complétement à l'altération, mais les modifications qu'elle présente sont relativement peu profondes. Ce qui frappe surtout, c'est la direction tortueuse, déjà mentionnée tout à l'heure, des canaux collecteurs, dont la plupart ont conservé leur épithélium, et la formation sur leur trajet de kystes, dont la description sera donnée plus loin.

III.

Jusqu'à présent, Messieurs, nous n'avons guère envisagé les altérations qui caractérisent le rein contracté qu'autant qu'elles sont relatives aux phases les plus avancées de la maladie; il s'agirait actuellement de rechercher en quoi consistent ces altérations dans les premières périodes du mal.

Nous possédons sur ce sujet peu de renseignements dignes d'être utilisés. Cela se comprend aisément; en effet, la néphrite interstitielle, maladie chronique primitivement, ne détermine, en général, la mort qu'au bout d'un temps fort long,

(1) *On the pathology and treatment of albuminurie.* London, 1868. Pl. 2.

et par conséquent alors que l'altération rénale est déjà fort ancienne. On ne peut donc espérer de pouvoir observer les premières phases de l'altération que dans les cas où la mort est survenue pour ainsi dire, d'une façon accidentelle, et jusqu'à présent ces cas sont rares.

Quelques auteurs parlent avec complaisance d'une période congestive, dont ils indiquent en détail les caractères, mais cette description est peut-être purement schématique. En réalité, les quelques exemples de néphrite interstitielle commençants dignes d'être utilisés ou point de vue qui nous occupe, apprennent ce qui suit.

Macroscopiquement (Rindfleisch, Dickinson, Klebs), le rein a son volume normal ou est un peu hypertrophié ; il ne présente pas de granulations à sa surface, la capsule s'enlève aisément. La substance corticale est un peu tuméfiée ; elle offre une coloration pâle, grisâtre, qui reproduit l'apparence de la néphrite parenchymateuse. Dans certains cas même, d'après Klebs, le rein serait très-volumineux, et la *cirrhose rénale* serait conséquemment parfois, comme la cirrhose du foie, précédée d'une véritable hypertrophie. En somme, il serait assez difficile, à cette époque, de distinguer la néphrite interstitielle de la néphrite parenchymateuse, n'était l'histologie, qui fournit des caractères décisifs dès cette période.

L'*étude histologique*, en effet, fait reconnaître les lésions suivantes :

1° Dès l'origine, la gangue conjonctive est infiltrée d'une quantité plus ou moins considérable de petits éléments cellulaires que, suivant la théorie adoptée, on appellera leucocytes ou cellules embryonnaires. C'est à cette infiltration cellulaire que serait due la coloration jaune grisâtre qu'offre quelquefois le rein à cette époque de la maladie (Rindfleisch). L'anémie ici n'est qu'apparente ; il n'y a pas compression des vaisseaux et, contrairement à ce qui a lieu dans la néphrite parenchymateuse, ceux-ci peuvent s'injecter facilement.

2° Un autre caractère important, révélé encore par l'étude histologique, c'est que, à cette époque, l'appareil tubulaire du rein ne présente aucune altération appréciable ; l'épithélium est, dans les canalicules contournés, à sa place, et paraît parfaitement sain. L'altération de l'épithélium est donc ici un fait secondaire. Dans la néphrite parenchymateuse, au contraire, c'est l'épithélium qui souffre en premier lieu, tandis que l'altération de la gangue conjonctive, si elle se produit, n'est jamais que consécutive.

Sous ce rapport, il n'existe aucune divergence parmi la grande majorité des auteurs qui ont séparé les deux formes de la maladie de Bright. Seul, M. G. Johnson a soutenu depuis longtemps et soutient encore aujourd'hui (*Brit. med. journ.*, 15 févr. 1873) que, dans le rein granuleux, c'est l'épithélium tubulaire qui est le premier siége de l'altération. Il n'y aurait même jamais, d'après lui, dans la néphrite dite interstitielle, à proprement parler, d'hyperplasie conjonctive; celle-ci serait seulement une apparence, même dans les phases les plus avancées de l'altération. Les tubes urinifères privés d'épithélium et revenus sur eux-mêmes, figureraient ici l'hyperplasie conjonctive prétendue. C'est là, évidemment, une thèse insoutenable : la constatation, maintes fois répétée, de l'infiltration de cellules embryonnaires à diverses phases de l'altération suffirait pour démontrer l'existence d'un travail d'hyperplasie conjonctive. Les auteurs anglais, à la vérité, ne mentionnent guère ce détail histologique, si important dans l'espèce; mais cela tient peut-être au mode de préparation qu'ils ont employé.

IV.

Dans les études qui précèdent, je me suis attaché plus particulièrement à vous faire connaître la topographie des altérations rénales dans la néphrite interstitielle chronique primitive. Actuellement, il faut compléter cette description par un travail d'analyse, propre à montrer quelles sont les altérations subies par chacun des éléments constituants du rein.

A. Pour ce qui est d'abord de la *gangue conjonctive*, j'ai peu de chose à ajouter à ce qui en a été dit précédemment, *a.* Le fait initial est la formation de jeunes cellules qui représentent là un tissu embryonnaire; celui-ci s'organise progressivement, et prend bientôt l'apparence du tissu conjonctif fibrillaire. — *b.* La formation conjonctive nouvelle a lieu surtout : 1° autour des canalicules contournés; 2° autour des glomérules; 3° autour des principaux vaisseaux. — *c.* Le tissu nouvellement formé est doué, à une certaine époque, de rétractilité, et de ce fait résultent diverses altérations sur lesquelles nous aurons occasion de revenir.

B. Les altérations des *canalicules urinifères* ne se produisent que secondairement à celles du tissu conjonctif. — *a.* Les parois des tubuli contorti sont épaissies et tendent à se confondre avec le tissu ambiant. — *b.* L'*épithélium* des tubes contournés subit la dégénérescence granulo-graisseuse et disparaît. Il est remplacé : 1° par des cylindres granuleux ou cireux; 2° par un revêtement de jeunes cellules rondes ou cubiques dont la nature n'est pas bien déterminée (v. la fig. 34) et qui tantôt remplissent complétement la lumière du canalicule (G. Johnson, Kelsch), tantôt forment, à l'intérieur des conduits, un revêtement régulier, d'une seule rangée de cellules (1); en pareil cas, lorsque les petites cellules remplissent la lumière des conduits, ceux-ci sont difficiles à distinguer, sur les coupes, du tissu embryonnaire qui les entoure. — *c.* Les tubes sont, dans certains cas, *aplatis* par places, au point qu'il est difficile de les retrouver; d'autres fois, ils sont çà et là *dilatés*.

Ces *dilatations* présentent plusieurs variétés : tantôt les tubes, dilatés en nombre variable, ont conservé encore leur épithélium; ils sont volumineux, tortueux; tantôt ils ont perdu leur revêtement épithélial et sont remplis de matière cireuse; enfin, dans certains cas, il s'agit de véritables dilatations kystiques. Ces dilatations peuvent résulter : 1° soit de la pression exercée sur un point limité du tube par le tissu

(1) Cet envahissement des canalicules contournés du rein par des cellules rondes ou cubiques, rappelle ce qui a lieu pour les capillaires biliaires dans certaines formes de la cirrhose du foie, et pour les parois des alvéoles ou des conduits alvéolaires du poumon dans certaines formes de la bronchopneumonie subaiguë ou chronique.

conjonctif ambiant; 2° soit de l'oblitération partielle de ce tube par un cylindre cireux; quelquefois, en effet, ainsi que cela se voit sur une planche de MM. Cornil et Ranvier, on distingue des cylindres cireux au milieu de la matière colloïde qui remplit le kyste.

Ces kystes sont formés le plus souvent aux dépens des *canalicules contournés*, et ils peuvent alors faire saillie à la surface du rein; gros comme un pois dans certains cas, ils sont en général beaucoup plus petits. Ils constituent par leur présence un des caractères macroscopiques les plus constants de la néphrite interstitielle; on ne les voit pas sur le gros rein blanc. — Les *canaux droits*, dans la substance médullaire, au voisinage des papilles, se montrent aussi quelquefois dilatés et tortueux. Les kystes de la substance médullaire sont souvent ovoïdes, allongés et placés les uns au-dessus des autres le long d'un canal collecteur, de façon à figurer un chapelet (Rindfleisch, Dickinson). — Enfin on trouve encore dans la substance corticale une troisième variété de kystes, formés aux dépens des *glomérules* de Malpighi; figurés par Dickinson, ils paraissent aussi appartenir à la classe des kystes par rétention. La capsule de Bowmann est dilatée, plus ou moins remplie et distendue par une substance colloïde; ses parois sont épaissies; quant au glomérule, il est, en pareil cas, atrophié et repoussé sur un point de la paroi.

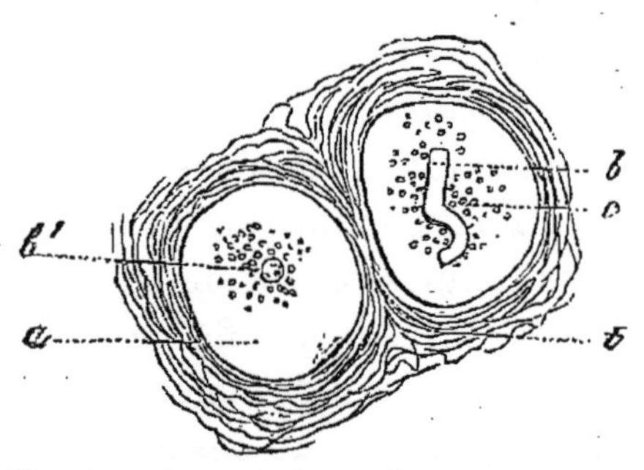

Fig. 36. — Coupe de deux tubes urinifères kystiques remplis de matière colloïde, *a*, au milieu de laquelle on voit des cylindres hyalins de même nature, *b*, *b'*. (Cornil et Ranvier).

C. Les *capsules de Bowmann* présentent, en outre de ces formations kystiques, des altérations qui méritent une mention spéciale. — 1° A un premier degré, il y a simplement épaississement de la capsule, qui paraît composée de plusieurs couches concentriques; le glomérule qui occupe le centre est sain ou quelquefois hypertrophié; pendant longtemps il échappe à la destruction, circonstance qu'il importe de faire ressortir au point de vue de la physiologie pathologique. — 2° Plus tard cependant, le tissu conjonctif du glomérule subit la transformation embryonnaire. Cette altération rappelle la glomérulite scarlatineuse de Klebs, avec cette différence qu'il s'agit ici d'un processus lent; mais comme celle-ci, elle doit avoir pour effet de limiter la circulation dans le glomérule. — 3° Enfin, à une période plus avancée, le glomérule a subi la transformation fibreuse; sa forme est encore esquissée, mais il présente un aspect hyalin, vitreux, et se colore à peine par le carmin; le sang n'y pénètre plus et la capsule épaissie est immédiatement appliquée sur le glomérule (Klebs, Kelsch), de façon à en effacer complétement la cavité.

Pour en finir avec ce sujet, je dois rappeler que, par suite de l'affaissement du tissu conjonctif du labyrinthe, les glomérules sont souvent rapprochés et comme tassés les uns contre les autres (Dickinson), et d'un autre côté que, même dans le cas d'altération très-avancée, on trouve toujours quelques glomérules restés sains et capables de fonctionner.

D. Les *vaisseaux artériels* présentent une altération spéciale et constante : c'est un épaississement par couches concentriques, résultant d'une hyperplasie de la tunique interne et surtout de l'adventice. Les parois du vaisseau paraissent relativement très-épaissies, alors que la lumière en est très-rétrécie. M. G. Johnson, qui le premier a décrit cette altération, avait cru qu'elle résultait surtout d'une hyperplasie des fibres musculaires; mais ce détail n'a point été confirmé.

CINQUIÈME LEÇON.

Le Rein contracté (*Néphrite interstitielle*).

SOMMAIRE. — Caractères de l'urine : — polyurie, expliquée par l'excès de tension. — Hypertrophie du cœur gauche sans lésion valvulaire. — Albuminurie très-peu marquée. — Urée en proportion normale.

Accidents urémiques observés dans la néphrite interstitielle : A. — Urémie chronique : — dyspepsie ; — amaurose ; — phénomènes nerveux. B. — Urémie aiguë. — Mécanisme des accidents urémiques ; — influence des émotions morales, des fatigues, de la fièvre, des lésions aiguës du cœur, etc.

Troubles de la sécrétion de l'acide urique : — dans le rein goutteux ; — dans le rein saturnin. — Troubles de l'élimination des substances odorantes et des médicaments.

Complications observées dans le rein contracté : — Maladies inflammatoires ; — coexistence d'inflammations interstitielles dans d'autres organes (*diathèse fibroïde*). — Altérations des vaisseaux ; — athérome des artères ; — hémorrhagies. — Lésions de la rétine.

I.

Messieurs,

Il est temps de rechercher, maintenant, jusqu'à quel point l'étude minutieuse que nous venons de faire des lésions du rein, dans la première forme de maladie de Bright, peut servir à éclairer le mécanisme des troubles fonctionnels qui la caractérisent cliniquement. Je m'arrêterai d'abord aux modifications que présente la sécrétion urinaire.

1° Un des phénomènes les plus singuliers et que tous les observateurs ont relevé, c'est que, à une époque de la maladie, qu'on pourrait appeler période d'état, non-seulement la *quantité des urines* n'est pas diminuée, mais encore elle s'élève habituellement *au-dessus du taux normal,* fait qui contraste d'une façon frappante avec ce qu'on observe dans la néphrite parenchymateuse, où les urines sont toujours plus ou moins rares. Dickinson a observé 2.700 c.c. par jour, et Bartels dans un cas, a vu cette quantité s'élever à 5 ou 6 litres. Aussi les malades ont-ils de fréquentes envies d'uriner, circonstance intéressante qui peut mettre sur la voie du diagnostic.

A quoi tient cette exagération de la sécrétion? C'est un point qui a beaucoup exercé la sagacité des physiologistes, mais dont la raison ne me paraît pas avoir été donnée encore d'une façon très-satisfaisante. On admet en général, avec Traube, que, dans ceux des glomérules qui fonctionnent encore (la quantité de sang restant d'ailleurs la même), la pression du sang sur les parois artérielles et sa vitesse doivent être relativement considérables ; de là résulte, dit-on, un travail supplémentaire dans les glomérules, et d'un autre côté, l'excès momentané d'eau dans le sang résultant de l'imperméabilité rénale produit dans tout le système artériel un état de tension qui, tant que le cœur reste énergique, contribue encore à l'élimination supplémentaire. — Je comprends bien, dans cette explication, pourquoi la quantité d'eau sécrétée reste suffisante, mais je comprends moins bien pourquoi elle est habituellement exagérée.

Quoi qu'il en soit, c'est à l'augmentation de la tension artérielle ainsi produite qu'on rattache, théoriquement, l'*hypertrophie du ventricule gauche* sans lésion valvulaire, qui accompagne si fréquemment la néphrite interstitielle.

La réalité de l'existence de cette complication, reconnue déjà par Bright, n'a plus besoin d'être discutée. Le fait mérite d'autant plus d'être relevé que cette hypertrophie ne se voit à peu près jamais dans les cas de néphrite parenchymateuse, où M. Dickinson assure ne l'avoir jamais observée. Au contraire, dans la néphrite interstitielle, on la rencontre d'après le même auteur 31 fois sur 68, d'après Traube 93 sur 100, et d'après M. Grainger-Stewart, elle ne ferait jamais complétement défaut à une époque un peu avancée.

Cette hypertrophie du cœur est, dit-on, la conséquence de l'obstruction rénale ; mais s'il en est ainsi, pourquoi ne l'observe-t-on pas dans la néphrite parenchymateuse, où il y a une gêne circulatoire très-prononcée, en conséquence de ce que les vaisseaux sont comprimés dans la substance corticale? A ceci, la théorie répond que les individus atteints de néphrite parenchymateuse sont des sujets débilités, chez lesquels, pour diverses raisons et particulièrement à cause de la grande déperdition d'albumine, la nutrition est profondément atteinte, et la nutrition du cœur aussi bien que celle des autres organes ; au contraire, dans la néphrite interstitielle, la nutrition se maintient normale pendant de longues années, et comme la maladie évolue très-lentement, l'hypertrophie du cœur a tout le temps de se produire ; il n'en est pas de même de la néphrite parenchymateuse, où, par suite de la marche relativement rapide, l'équilibre est vite rompu.

C'est vraisemblablement à cette action énergique du cœur qui se traduit anatomiquement par l'hypertrophie gauche, et dont le résultat physiologique est la persistance de la sécrétion d'une grande quantité d'eau par le rein, qu'est dû ce fait remarquable que, dans la néphrite interstitielle, l'hydropisie est un phénomène assez rare, tandis qu'elle est habituelle dans les cas de gros rein blanc. Vous vous rappelez que Johnson a observé 24 fois des hydropisies sur 26 cas de gros rein blanc, et seulement 14 fois sur 33 cas de rein contracté ; encore existait-il le plus souvent dans ces cas, seulement un peu de bouffissure, d'œdème de la conjonctive, ce que les auteurs anglais désignent sous le nom de *Bright's Eye*. (Grainger-Stewart.)

A la vérité, cette exemption dans le rein contracté n'est propre qu'aux phases moyennes de la maladie. Car à une époque avancée, quand le cœur s'affaiblit par suite de la déchéance nutritive générale, la sécrétion urinaire se limite ; ou bien encore, le rein devient de plus en plus imperméable, et, en pareil cas, l'hydropisie peut se produire tout comme dans le gros rein blanc.

2° Un second caractère des urines, dans la néphrite interstitielle primitive, c'est qu'elles ne renferment, contrairement à ce qui a lieu dans la néphrite parenchymateuse, qu'une *proportion* relativement faible *d'albumine*. Cette albuminurie n'est même pas toujours permanente, elle peut faire défaut de temps en temps ; le plus souvent même, au début, on ne la voit que d'une façon temporaire : c'est un fait que M. Johnson a bien observé dans la goutte chronique, où l'on voit l'albuminurie se montrer dans les accès de goutte et disparaître dans les intervalles. Aussi Rayer disait-il que l'albuminurie goutteuse présente moins de gravité que les autres ; en réalité, il s'agit là d'une maladie grave puisque la mort en est tôt ou tard la conséquence, mais elle laisse aux malades un plus long répit que la néphrite parenchymateuse.

Ce caractère tiré du chiffre peu élevé de l'albumine, dans cette forme de maladie de Bright, a été remarqué par tous les auteurs qui ont distingué les deux formes, et il a servi à accuser encore cette distinction. Il nous fait comprendre comment dans la néphrite parenchymateuse la nutrition s'altère beaucoup plus rapidement que dans la néphrite interstitielle; car dans celle-ci, la déperdition d'albumine dans les 24 heures est beaucoup moins grande. Ainsi, dans un cas de gros rein blanc, Bartels a trouvé une perte de 14 à 20 grammes par jour, tandis que dans trois cas de rein contracté il a observé seulement 1 gr. 3; 1 gr. 4; 1 gr. 2, chiffres relativement insignifiants.

Quelle est la raison physiologique de la présence de l'albumine dans les urines dans les cas de néphrite interstitielle, et pourquoi celle-ci passe-t-elle en si petite quantité, tandis qu'elle est, au contraire, si abondante dans la néphrite parenchymateuse ? C'est un point qu'il importerait fort de résoudre, mais sur lequel nous n'avons pas de solution satisfaisante.

Je me bornerai à vous faire remarquer que, suivant toute vraisemblance, le mécanisme diffère ici de ce qu'il est dans la néphrite parenchymateuse. Dans la néphrite interstitielle, l'albuminurie ne tiendrait point à l'activité du parenchyme rénal; elle serait simplement le fait de l'excès de tension dans le système artériel du rein ; on sait, en effet, que sous une faible tension, les substances colloïdes ne traversent pas les membranes, tandis que, par le fait d'une pression plus forte, elles diffusent, au moins en petite quantité. C'est ainsi que se produirait par le seul effet de la tension artérielle, l'albuminurie dans la néphrite interstitielle.

3° Un troisième fait à relever dans l'étude de la sécrétion urinaire dans la néphrite interstitielle, c'est la *persistance* à peu près constante, à la période d'état, *du taux de l'urée*. Ainsi dans plusieurs analyses, Bartels a trouvé 30 grammes environ d'urée rendue dans les 24 heures, tandis que dans d'autres analyses relatives à des cas de néphrite parenchymateuse, le chiffre ne dépassait pas 13 à 20 grammes. Il y a là un contraste frappant, et d'autant plus remarquable que, suivant tous les auteurs qui ont songé à établir entre les deux formes de la maladie de Bright une séparation tranchée, les phénomènes qu'on est convenu de désigner sous le nom d'*accidents urémiques* s'observent beaucoup plus fréquemment dans la néphrite interstitielle que dans la néphrite parenchymateuse.

II.

Je viens de signaler la prédominance très-marquée des *accidents urémiques* dans la forme interstitielle de la maladie de Bright.

A. — C'est surtout chez les sujets atteints de néphrite interstitielle qu'on voit se développer les accidents nerveux variés, et généralement insidieux, qu'on désigne sous le nom d'*urémie chronique*. Sans entrer dans le détail des formes qu'ils peuvent présenter, je vous en signalerai seulement quelques-unes.

1° C'est d'abord une *dyspepsie habituelle*, accompagnée fréquemment de vomissements persistants qui se produisent en dehors de toute alimentation. Plusieurs fois, l'analyse des matières rejetées par ces vomissements y a fait reconnaître de l'urée ou du carbonate d'ammoniaque.

2° Souvent aussi, il existe une *démangeaison* très-vive du tégument externe (Bartels).

3° Un symptôme intéressant de ce genre d'intoxication est l'*amaurose urémique*. Cette dénomination doit être réservée, ainsi que je l'ai fait depuis longtemps remarquer (1), pour caractériser les troubles de la vision qui, dans la maladie de Bright, ne se révèlent pendant la vie par aucune altération appréciable à l'ophthalmoscope. Ces accidents sont certainement rares, par comparaison avec ceux qui relèvent d'une lésion rétinienne : ainsi, suivant de Grœfe, sur trente-deux cas d'amaurose dans la maladie de Bright, 2 fois seulement il s'agissait de l'amaurose urémique ; de son côté, M. Badar, à Guy's Hospital, a observé 6 cas d'amaurose *sine materiâ* sur trente-huit cas d'amaurose albuminurique. Mais ces accidents, s'ils ne sont pas fréquents, sont assez caractéristiques; outre l'absence de lésions rétiniennes appréciables à l'ophthalmoscope, ils se font remarquer : 1° par l'invasion rapide de la cécité; 2° par sa rapide disparition; 3° par ses retours fréquents. Dans les intervalles des accès, la vision peut reprendre son acuité normale; mais après plusieurs accès, il peut arriver que l'amblyopie s'établisse d'une façon permanente. Cette forme d'amblyopie n'est souvent qu'un phénomène précurseur, bientôt suivi de troubles encéphaliques plus graves (Gr. Stewart).

4° Souvent il existe une *céphalalgie* particulière, remarquable surtout par sa persistance ; ou bien des étourdissements, de la somnolence.

5° Dans d'autres cas, ce sont des *secousses*, des *soubresauts dans les membres;* quelquefois c'est un véritable *tremblement*, comparable à quelques égards à celui de la paralysie agitante, et que j'ai vu, dans un cas, persister pendant plusieurs semaines, sans accompagnement d'aucun trouble cérébral; l'encéphalopathie urémique, délirante d'abord, puis comateuse, termina la scène.

Les phénomènes que je viens de vous signaler sont d'autant plus intéressants que souvent, lorsqu'on les remarque, l'alté-

(1) *Gazette hebdomadaire*, t. v, 1858, p. 150 et 153.

ration du rein était jusque-là restée latente : les accidents nerveux en question sont donc quelquefois la première révélation de la maladie, et c'est à l'occasion de ces accidents que les urines sont examinées pour la première fois.

B. — Les accidents urémiques peuvent encore, dans la néphrite interstitielle, se présenter sous la *forme aiguë*, avec des caractères insolites : 1° un individu offrant d'ailleurs, jusque-là, tous les caractères de la santé, est saisi tout-à-coup, par exemple à la suite de fatigues corporelles, d'une attaque caractérisée par des *accidents apoplectiformes* qui ont pu faire songer dans quelques cas, soit à une hémorrhagie encéphalique, soit à un empoisonnement par l'opium (R. Bright). — 2° D'autres fois, on observe de véritables *accès épileptiques*, et ces accès peuvent se reproduire plusieurs fois, avant l'apparition d'accidents permanents, définitifs (Grainger Stewart, Bartels). — 3° Enfin, c'est encore dans la néphrite interstitielle qu'il a été donné de voir la *peau recouverte d'un enduit blanc* d'apparence cristalline et que l'analyse a démontré être constitué par de l'urée.

A quoi peut tenir, Messieurs, cette fréquence et cette variété des accidents urémiques dans une affection où, généralement, le taux de l'urée excrétée dans les 24 heures ne s'éloigne souvent pas des conditions physiologiques? Telle est la question qui se pose maintenant. Il faut se rappeler que l'élimination presque normale d'urée qui se fait dans la néphrite interstitielle est le résultat d'une fonction en quelque sorte supplémentaire, dont l'accomplissement peut être troublé sous la moindre influence.

L'obstacle à la circulation dans le rein a déterminé un accroissement permanent de la tension dans le système artériel ; le cœur s'est adapté à ces conditions nouvelles et s'est hypertrophié ; par suite, l'eau se trouve excrétée par les urines en quantité anormale, et entraîne avec elle une quantité suffisante d'urée. L'équilibre est ainsi rétabli ; mais c'est là, si l'on peut ainsi dire, un équilibre instable ; il peut être facilement rompu. Si, par exemple, il survient une émotion morale qui abaisse momentanément l'énergie cardiaque, la sécrétion d'eau devient insuffisante, l'excrétion de l'urée reste au-dessous du taux normal, et l'urée, ainsi que les autres principes extractifs, s'accumule dans le sang. D'ailleurs, cette accumulation est d'autant plus considérable que le sujet atteint jouissait auparavant de tous les attributs de la santé : l'alimentation était abondante, l'exercice corporel normal, et, par conséquent, toutes les conditions de production d'une grande quantité d'urée subsistaient. Les fatigues corporelles agissent en pareil cas dans le même sens que les émotions morales.

Le mécanisme, suivant lequel se produisent les accidents, peut être plus complexe : ainsi, une femme atteinte de néphrite interstitielle dont M. Bartels raconte l'histoire, et chez laquelle l'équilibre s'était jusque-là maintenu, est prise d'endocardite aiguë ; l'insuffisance mitrale qui en résulte a pour effet d'abaisser la pression cardiaque ; en outre, par le fait de la fièvre, il se forme une quantité anormale d'urée qui, non excrétée suffisamment, s'accumule dans le sang ; aussi, dans ce cas, la mort survient-elle rapidement au milieu d'accidents urémiques.

Dans toutes les circonstances qui viennent d'être relevées, l'apparition des phénomènes urémiques dans le cours de la néphrite interstitielle est, pour ainsi dire, un fait accidentel, relevant, tout à la fois, de l'accroissement de la proportion de l'urée et de l'affaiblissement du cœur. On peut se demander si l'accumulation d'un grand nombre de cylindres hyalins ou cireux retenus dans les canalicules urinifères ne peut pas quelquefois déterminer la production de l'urémie ; Bartels a examiné les urines chez des sujets atteints de néphrite interstitielle, en proie à l'urémie, et il a reconnu dans ces cas l'absence des cylindres.

Au contraire, dans les périodes avancées de l'altération rénale, l'apparition des accidents urémiques est une circonstance pour ainsi dire fatale et nécessaire. En effet, si la sécrétion d'eau, si l'excrétion d'urée peuvent encore s'effectuer dans le rein alors même qu'il paraît très-altéré, c'est que quelques parties glandulaires ont conservé la structure physiologique ; mais il arrive un moment où ces parties, jusque-là respectées, sont à leur tour profondément atteintes, et alors la fonction urinaire étant, par ce fait, considérablement restreinte ou même supprimée, les accidents urémiques surviennent fatalement. On comprend par là que l'urémie soit la terminaison naturelle de la néphrite interstitielle. Nous verrons bientôt que les conditions sont toutes différentes dans la néphrite parenchymateuse.

III.

Après avoir reconnu les modifications que subit l'excrétion de l'urée dans la néphrite interstitielle, nous devons rechercher ce qui se passe relativement à l'*acide urique*. C'est là un sujet encore peu étudié ; toutefois, nous possédons quelques éléments qui tendent à établir que dans les circonstances mêmes où l'excrétion de l'urée persiste, celle de l'acide urique est déjà profondément affectée.

1° Vous savez que dans la goutte chronique, suivant les observations de M. Garrod et les miennes propres, le rein présente à peu près constamment les altérations de la néphrite interstitielle : le *rein goutteux*, suivant M. Garrod, ne diffère de la néphrite interstitielle vulgaire que par la présence, dans la partie papillaire des pyramides, d'infarctus tubulaires cristallins d'urate de soude blanc ; suivant mes observations, la présence de ces dépôts cristallins n'est même pas nécessaire.

Le premier signe, qui révèle cette affection rénale chez les goutteux, est l'existence d'une légère albuminurie qui, d'abord, ne se montre que dans les accès, mais qui, tôt ou tard, devient permanente, Or, les observations très-intéressantes de M. Garrod montrent qu'à cette époque, l'excrétion de l'urée restant normale, celle de l'acide urique peut être déjà considérablement limitée. Ainsi, les urines claires et abondantes que rendent, en 24 heures, les sujets atteints de goutte chronique, contiennent en moyenne, soit pendant les accès, soit dans leur intervalle, 0 gr. 064 d'acide urique, proportion bien inférieure au chiffre physiologique : 0,50.

Il est démontré, d'ailleurs, que l'acide urique, en pareille circonstance, s'accumule dans le sang, sous forme d'urate de soude, et telle paraît être, au moins pour une part, la raison des dépôts tophacés qui, chez les sujets atteints de goutte chronique, se forment en abondance dans les jointures, autour des jointures et sur diverses parties du corps.

2° Les observations de M. Garrod tendent à établir, d'un autre côté, que l'intoxication saturnine, comme la goutte, porte souvent son action sur les reins et y détermine fréquemment, avant toute autre altération, la limitation de la sécrétion d'acide urique. Il est vraisemblable que cette imperméabilité du rein pour l'acide urique, qui s'observe dans l'intoxication saturnine, est le premier indice d'altérations anatomiques, qui plus tard s'accuseront par les caractères de la néphrite interstitielle. Rien de mieux démontré, en effet, que l'existence fréquente de la néphrite granuleuse chez les saturnins. Ce fait, mis en relief chez nous par Ollivier et Lancereaux, paraît bien établi par les statistiques anglaises ; ainsi, sur 42 hommes saturnins, autopsiés à Saint-Georges Hospital, Dickinson a trouvé 26 fois le rein contracté. C'est vraisemblablement à cette action particulière du plomb sur le rein, dont le premier effet est de déterminer la rétention de l'acide urique dans le sang, qu'est due la fréquence de la goutte tophacée chez les saturnins. Cette coïncidence, remarquée par M. Garrod, a été établie encore par mes observations, puis par celles de MM. Potain, Bucquoy, etc. La goutte des saturnins, d'après ce que j'ai vu, ne paraît différer de la goutte ordinaire que par la plus grande rapidité de son évolution, l'abondance des dépôts tophacés, et l'existence pour ainsi dire nécessaire, des lésions rénales.

Il semble résulter de ce qui précède que le rein, perméable encore pour l'urée, à un certain degré de la néphrite interstitielle, ne l'est déjà plus pour l'acide urique ; la même chose a lieu, pour certains médicaments, et c'est là une circonstance que le praticien doit bien se garder d'oublier. On a depuis longtemps remarqué que *certaines substances odorantes ne passent pas dans les urines* chez les sujets atteints de néphrite interstitielle. Une des premières observations de ce genre est celle de Halm, citée par Guilbert; il s'agit d'un sujet goutteux qui prenait des préparations de térébenthine et dont l'urine ne présentait nullement l'odeur de violette; des observations du même genre ont été faites par M. de Beauvais.

Il faut rapprocher de ce fait l'intolérance pour l'opium que présentent d'une façon si marquée les sujets atteints de néphrite interstitielle : donné même à des doses faibles, (0,25 centigr. de poudre de Dower, Dickinson, p. 162), l'opium détermine parfois des accidents comateux mortels, probablement urémiques ; il paraît agir surtout dans ce cas en limitant la sécrétion rénale. Plusieurs auteurs anglais ont aussi remarqué que, chez les mêmes sujets, l'administration de petites doses de calomel est très-rapidement suivie de salivation abondante et de stomatites graves.

Ces particularités n'ont été signalées jusqu'ici qu'à propos de la néphrite interstitielle, et elles sont à n'en pas douter la conséquence des modifications anatomiques subies par le rein, mais je n'oserais dire toutefois qu'elles ne puissent se produire dans la néphrite parenchymateuse.

IV.

L'élimination plus ou moins imparfaite des produits d'excrétion rénale, chez les individus atteints de néphrite interstitielle, a pour effet d'engendrer chez eux une altération de la crase de sang qui les expose à contracter certaines maladies inflammatoires. La bronchite, puis la péricardite, et ensuite la pneumonie et l'endocardite sont, d'après les statistiques, les inflammations qui surviennent le plus habituellement chez ces sujets. Les inflammations viscérales sont fréquentes aussi dans la néphrite parenchymateuse ; mais, chose remarquable, elles ne portent pas sur les mêmes organes. D'après les statistiques de M. Dickinson, les plus fréquentes seraient dans ce dernier cas, la pneumonie et la pleurésie ; la péricardite n'arriverait qu'en dernier lieu.

Un autre trait particulier à la néphrite interstitielle, c'est la fréquente *coexistence d'inflammations interstitielles dans d'autres organes* : ainsi la cirrhose du foie serait observée 15 fois sur 100 d'après Grainger Stewart, 1 fois sur 7 suivant Dickinson ; l'épaississement de la capsule de la rate et de la gangue conjonctive de cet organe a été vu 40 fois sur 100.

Sans admettre l'existence d'une *diathèse fibroïde* imaginée par M. Sutton, je dois reconnaître que dans 5 ou 6 cas de pneumonie chronique interstitielle (phthisie fibroïde de Sutton) observés à la Salpêtrière, j'ai vu 2 fois la néphrite interstitielle avec albuminurie ; or, si l'altération atrophique du rein est chose fréquente chez les vieillards (*rein sénile*) celle-ci n'amène pas l'albuminurie qui est très-rare à cet âge, et, dans les deux cas dont je parle, il s'agissait réellement de la néphrite albumineuse interstitielle, bien différente anatomiquement et cliniquement du rein sénile.

Pour en finir avec les complications viscérales qui peuvent survenir dans la néphrite interstitielle, il me reste à vous parler des *altérations des vaisseaux* que l'on peut retrouver à l'autopsie des sujets qui ont succombé à cette affection.

L'*endartérite chronique* ou *athérome artériel* est une des lésions que l'on rencontre le plus souvent chez ces sujets; c'est, dit-on, une conséquence de l'hypertrophie du cœur et de la tension exagérée à laquelle est soumis le sang dans le système artériel.

On rattache volontiers, à tort ou à raison, à ces altérations du système vasculaire, les *hémorrhagies* qui fréquemment se montrent dans le cours de la néphrite interstitielle chronique primitive. Ces hémorrhagies s'opèrent par les voies les plus diverses : l'*épistaxis* est souvent, comme l'enseignait Rayer, un des phénomènes qui précèdent et annonçent l'intoxication urémique ; d'autres fois, on observe des *hématémèses*, ou bien des *hémorrhagies utérines* (West); mais, de toutes les hémorrhagies liées à la néphrite interstitielle, les plus intéressantes et les plus graves sont celles qui se produisent dans la substance de l'*encéphale*. Il n'est pas douteux qu'un bon nombre des sujets atteints de néphrite interstitielle succombent par le fait de cette complication, qui n'appartient pas à l'histoire de la néphrite parenchymateuse.

Beaucoup d'auteurs considèrent comme fort simple de rattacher la production de ces hémorrhagies intra-encéphaliques à la friabilité des artères et à l'exagération de la tension artérielle. Je ne suis pas en mesure de les contredire à ce propos, et je crois même que l'exagération de la tension artérielle contribue puissamment au développement de ces hémorrhagies ; mais je ne puis être de l'avis de quelques personnes qui pensent que, en dehors de la maladie de Bright, l'atrophie du rein combinée à l'athérome artériel et peut-être à l'hypertrophie cardiaque est la cause vulgaire de la majorité des hémorrhagies intra-céphaliques chez les vieillards. Je puis, en effet, opposer à ces assertions les statistiques résultant des observations que j'ai faites en grand nombre avec M. Bouchard. Sur 49 cas d'hémorrhagie cérébrale, 16 fois seulement le rein présentait un certain degré d'atrophie, et, remarquez-le bien, il s'agissait ici de l'atrophie sénile, banale chez les vieillards, et jamais de la néphrite interstitielle avec albuminurie. L'athérome des artères de l'encéphale, au moins des artères d'un certain calibre, n'est pas la règle non plus dans nos statistiques : nous le trouvons indiqué seulement 22 fois sur 100. L'hypertrophie du cœur est notée 22 fois sur 55 cas. C'est que, en effet, dans la production de l'hémorrhagie cérébrale, l'élément essentiel qui domine tout, c'est l'existence des anévrysmes miliaires, et le développement de ces anévrysmes n'est pas lié nécessairement soit à l'atrophie rénale, soit à l'hypertrophie du cœur, soit à l'athérome des gros vaisseaux. Je dois ajouter que dans quelques cas d'hémorrhagies intra-encéphaliques survenues sur des sujets atteints de néphrite interstitielle avec albuminurie, nous avons constaté l'existence des anévrysmes miliaires.

C'est à tort, suivant moi, que, sans plus de critique, on a rattaché à l'altération athéromateuse des artères les lésions de la rétine, fréquentes dans cette forme de maladie de Bright et inconnues en quelque sorte dans la néphrite parenchymateuse. Je veux parler des lésions connues sous le nom de *rétinite albuminurique*, c'est-à-dire de ces plaques blanches, parsemées de petites stries hémorrhagiques, qui siégent dans la rétine particulièrement au voisinage de la papille ; ces altérations sont tellement caractéristiques qu'elles peuvent, quand elles sont bien développées, permettre à elles seules d'établir le diagnostic de néphrite interstitielle. Si cette lésion relevait véritablement de l'endartérite, on devrait la rencontrer fréquemment chez les vieillards, où l'athérome artériel est pour ainsi dire vulgaire ; or, dans ces conditions on ne l'observe pas ; je me borne à vous signaler la fréquence de cette lésion rétinienne dans la néphrite interstitielle, sans qu'il me soit possible pour le moment de déterminer la raison physiologique de son développement.

SIXIÈME LEÇON.

Gros rein blanc (*Néphrite parenchymateuse*).

Sommaire. — Synonymie. — Deux formes : aiguë et chronique.
Forme chronique. — *Examen macroscopique :* — tuméfaction trouble des épithéliums; — dilatation des tubes contournés; — infiltration graisseuse.
Variétés morphologiques : — Gros rein graisseux; — Rein gras granuleux; — Petit rein gras granuleux.
Caractères cliniques : — Mode de début et circonstances étiologiques. — Urines rares, très-albumineuses; — hydropisies; — cachexie; — complications. — Marche et durée.

Messieurs,

Nous étudierons aujourd'hui celle des formes de la maladie de Bright que l'on désigne communément sous le nom de *néphrite parenchymateuse.*

Cette dénomination offre un inconvénient assez grave; elle implique, en effet, une hypothèse qui n'est nullement démontrée jusqu'à présent, à savoir: la nature inflammatoire de l'altération. La même critique est d'ailleurs applicable à d'autres termes proposés comme synonymes: *tubal nephritis*, néphrite tubulaire (Dickinson); *non desquamative nephritis*, néphrite non desquamative (G. Johnson). Mais, d'autre part, toutes ces appellations consacrent un fait qui paraît bien établi, c'est que dans l'affection dont il s'agit, contrairement à ce qui a lieu dans la forme précédemment étudiée, la lésion se localise tout d'abord dans l'appareil des tubuli, sur l'épithélium; le tissu conjonctif est épargné ou n'est affecté que secondairement.

D'autres dénominations sont relatives seulement aux apparences que présente à l'œil nu l'organe altéré : en Angleterre on désigne souvent sous les noms de *gros rein blanc* (Goodfellow, Wilks, etc.), de *gros rein lisse*, de *rein de Bright*, ce que nous appelons ici néphrite parenchymateuse. J'avoue que j'ai un faible pour ces termes tout pratiques, qui ne font intervenir aucune hypothèse, et ma prédilection vous paraîtra sans doute justifiée, lorsque vous saurez que sur plus d'un point, l'histologie de la néphrite parenchymateuse est encore enveloppée dans une obscurité profonde.

I.

On reconnaît généralement dans la néphrite parenchymateuse, deux formes bien distinctes au point de vue clinique : 1° une forme aiguë ; 2° une forme chronique. Je n'envisagerai ici que les formes *subaiguë* et *chronique primitive*.

L'une des figures de R. Bright vous offre un type parfait de l'altération que l'on désigne sous le nom de gros rein blanc (1); il s'agissait, dans ce cas, d'un nommé Izod, bouvier, âgé de 25 ans ; cet homme, de mœurs irrégulières, se grisait souvent avec du porter, mais dans les dernières années de sa vie, il avait abusé surtout des boissons distillées. Il avait déjà été frappé d'hydropisie un an auparavant, mais la maladie présente datait de 7 mois ; à cette époque, ce malheureux, étant ivre, avait été mouillé, et rapidement, l'hydropisie était survenue ; la mort paraissait avoir été la suite d'accidents pulmonaires.

(1) R. Bright. — *Reports of medical Cases*. London 1827. Case XI, p. 26 et Pl. IV, fig. 4 et 5. Voir PLANCHES VI et VII. — Voir aussi la planche annexée au travail de J. Osborne. *On Dropsies connected with suppressed perspiration and coagulable urine*. London, 1835.

A l'autopsie, on trouva les reins blancs, volumineux et lisses; les poumons étaient œdématiés. C'est là, dans l'espèce, en quelque sorte une histoire classique. Etudions maintenant, d'une façon plus précise, les altérations rénales qu'on rencontre dans les cas de ce genre.

A. *Examen macroscopique*. — Le rein est gros; il présente souvent un poids et un volume doubles de l'état normal. Sa coloration est blanche; tantôt elle est d'un blanc mat, rappelant plus ou moins celle de l'ivoire, tantôt elle offre une teinte jaune plus ou moins accusée; cette coloration appartient exclusivement à la substance corticale du rein; on la constate à la surface de l'organe, après avoir enlevé la capsule qui n'est d'ailleurs nullement adhérente; en même temps, on reconnaît que cette surface est absolument lisse et ne présente point de saillies ni de kystes, comme cela a lieu dans le rein granuleux; jamais on n'y voit de dépressions autres que celles qui séparent les grands lobes naturels; et même la structure lobulaire du rein, telle qu'elle est marquée à l'état normal par des vaisseaux, est ici effacée; les vaisseaux ne se montrent que çà et là sous forme de rares taches disséminées. Sur des coupes, on reconnaît aussi la tuméfaction considérable de la substance corticale et la rareté des stries vasculaires.

La substance médullaire ne présente aucune altération appréciable; sa coloration s'éloigne peu généralement de l'état normal et contraste plus ou moins vivement avec celle de la substance corticale.

B. *Etude histologique*. — 1° Lorsque cette forme se présente dans toute sa pureté, les altérations sont localisées à peu près exclusivement dans les tubes contournés, et là, l'épithélium resté en place offre le plus souvent des modifications tellement minimes qu'elles ne s'éloignent des conditions normales que par des nuances. Il ne faut pas moins qu'un œil exercé pour les affirmer.

a) Dans les premiers degrés, on ne constate rien autre chose qu'une *tuméfaction trouble* des épithéliums. Les cellules glandulaires des canalicules contournés plus sombres qu'à l'état physiologique, (par suite de la présence d'un très-grand nombre de fines granulations), sont en même temps plus volumineuses, gonflées, de telle sorte que la lumière des conduits se trouve rétrécie; souvent aussi, mais non constamment, la partie libre des tubes est oblitérée par des cylindres fibrineux. Il n'existe d'ailleurs aucune altération appréciable dans la gangue conjonctive, non plus que dans les tuniques vasculaires.

Vous voyez qu'il ne s'agit là, en réalité, ainsi que je l'annonçais, que de simples nuances, d'une sorte d'exagération des conditions normales; car vous n'avez pas oublié que, dans ces conditions, chez l'animal vivant comme chez l'homme sain, l'épithélium glandulaire des tubes contournés présente une teinte sombre et de nombreuses granulations, et que la lumière des tubes est naturellement réduite à fort peu de chose. Il n'est donc pas étonnant que quelques auteurs, et en particulier M. Gairdner, auquel on doit un des premiers travaux sur la matière, aient été conduits à déclarer que les résultats des investigations histologiques sont, en pareil cas, pour ainsi dire négatifs. Cependant la tuméfaction des éléments épithéliaux est incontestable, et c'est même à elle que doit être attribuée, pour la plus grande part, l'augmentation de volume souvent vraiment énorme de l'organe.

b) Outre l'opacité des cellules épithéliales, on signale encore comme caractérisant la néphrite parenchymateuse: une dilatation plus ou moins prononcée des tubes contournés, et des varicosités de leur contour extérieur (Rindfleisch); un certain épaississement, assez difficile à apprécier, je pense, de la tunique propre de ces tubes.

c) Il n'existe à ce degré aucun indice d'une multiplication, d'une prolifération quelconque des éléments épithéliaux. Les tubes droits n'offrent aucune altération. Il n'en est pas de même des anses de Henle, dont la grosse partie, suivant Cornil, présente une altération analogue à celle des tubes contournés.

2° La tuméfaction trouble de l'épithélium peut être la seule altération qui se rencontre, alors même que la mort est survenue longtemps (6 mois, un an) après le début; mais souvent elle se complique d'une véritable *infiltration graisseuse* des éléments cellulaires. Ceux-ci renferment alors, outre les granulations protéiques, des gouttelettes plus ou moins volumineuses, qui résistent à l'acide acétique et se dissolvent dans l'éther. Les tubuli dont l'épithélium est ainsi modifié paraissent, à un faible grossissement, tout-à-fait noirs et opaques : ce sont surtout les tubes contournés, mais aussi les anses de Henle, qui présentent cette modification, très-différente cette fois des apparences normales.

a) Quelquefois l'infiltration graisseuse est uniformément

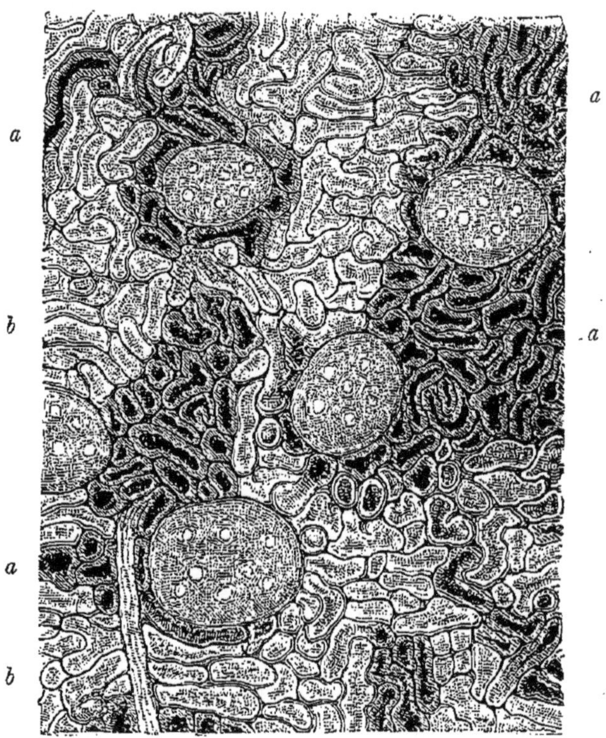

Fig. 37. — *Coupe d'un rein affecté de néphrite parenchymateuse*, et dans lequel la dégénérescence graisseuse est très-étendue. Les tubuli ne sont pas obstrués d'une manière uniforme ; certaines parties de ces tubuli, *a*, sont distendues et opaques, tandis que d'autres, *b*, sont claires et translucides. Les tubuli sont tous en contact immédiat, par suite de l'absence de prolifération intertubulaire. (D'après Dickinson, pl. II).

répandue, et à l'œil nu, l'aspect ordinaire du gros rein blanc ne s'en trouve que légèrement modifié. Il présente seulement une teinte jaune, peau de buffle, qui remplace la teinte pâle, blanc d'ivoire; mais il reste volumineux et lisse à sa surface, sans présenter de granulations. Cet état est quelquefois désigné sous le nom de *gros rein graisseux* (large fatty Kidney).

b) D'autres fois, la dégénérescence graisseuse affecte seulement çà et là quelques groupes de tubes contournés, les groupes intermédiaires restant au premier degré de l'altération. Ces groupes de tubuli, devenus graisseux, paraissent opaques relativement aux autres et forment même quelquefois de petites tuméfactions, appréciables non-seulement à la surface du rein, mais également sur des coupes, dans l'épaisseur de la substance corticale. Ces *granulations* diffèrent, vous le voyez, de celles que nous avons étudiées sur le rein atteint de néphrite interstitielle ; car celles-ci n'existent qu'à la surface et sont produites par la persistance des rayons médullaires de chaque lobule. L'aspect macroscopique correspondant à cette altération a été représenté par Bright dans sa 3e planche (1), par Rayer dans sa 8e (2). C'est la 4e forme décrite par ce dernier auteur. Johnson appelle les reins ainsi altérés du nom de *reins gras granuleux*.

3° Suivant M. Dickinson et bon nombre d'autres auteurs, le rein graisseux, lisse ou granuleux, représenterait le dernier terme de la néphrite parenchymateuse. Il existe cependant un certain nombre de faits qui tendent à démontrer que dans certains cas, rares à la vérité, le gros rein blanc peut, à la longue, subir une atrophie plus ou moins prononcée, et présenter, en conséquence, des apparences qui le rapprochent de celles du petit rein contracté ; de sorte que, en pareil cas, la séparation établie entre les deux formes pourrait au premier abord, paraître arbitraire.

On désigne quelquefois, sous le nom de *petit rein gras granuleux*, cette altération atrophique du rein, consécutive à la néphrite parenchymateuse et bien distincte de l'atrophie produite par la néphrite interstitielle (rein contracté, petit rein granuleux). L'atrophie consécutive dans le cas de la néphrite parenchymenteuse paraît s'effectuer par le mécanisme suivant : les épithéliums, après être devenus graisseux, su-

---

(1) *Reports of medical cases*, Pl. III, fig. 1, 2, 3.

(2) Rayer, *Atlas* in-fol. du *Traité des maladies des reins*. Paris, 1837, fig. 1, 2, 5 et 6.

bissent sur certains points, une véritable fonte, par suite de quoi les granulations graisseuses deviennent libres ; les unes passent dans les urines ; les autres sont résorbées, et c'est en pareille circonstance que, d'après les observations de Beer, les espaces lymphatiques sont remplis de granulations graisseuses.

En conséquence, un certain nombre de tubes ainsi dépouillés de leur épithélium se vident et s'affaissent, tandis que d'autres moins avancés dans l'altération n'en sont encore qu'aux premières phases de l'infiltration granulo-graisseuse. Il ne semble pas qu'en général, aucun travail d'hyperplasie conjonctive intervienne ici.

D'après les observations de M. G. Johnson, le *petit rein gras* peut toujours être distingué *du rein contracté*, anatomiquement et sans tenir compte des caractères cliniques. Voici l'exposé sommaire des caractères différentiels mis en relief par cet auteur. — Le rein contracté présente un très-petit volume, il offre une consistance fibreuse; les granulations ne s'y voient qu'à la surface ; elles reposent sur un fond rouge vasculaire, et n'ont jamais l'apparence de petites masses stéatosées; enfin, la surface de l'organe est hérissée de kystes qui se voient aussi souvent dans la profondeur de l'organe. — Au contraire, le rein blanc atrophié n'est jamais aussi petit que le rein rouge cirrhosé ; sa consistance est moins ferme ; sa surface est toujours beaucoup plus inégale, bosselée, noueuse (1), *tuberculeuse* comme dit Bright ; les granulations sont, en quelque sorte, plus grossières (G. Johnson) : elles existent dans la profondeur de la substance corticale, aussi bien qu'à la surface ; elles sont jaunes et évidemment formées par l'accumulation de granulations et de gouttelettes graisseuses dans les tubuli ; la teinte générale de la substance corticale est pâle et jaunâtre, peu vasculaire, et non pas rouge comme dans le rein contracté ; enfin, il n'existe pas habituellement de kystes, soit dans la profondeur, soit à la surface de l'organe (2).

(1) Motley and tuberculated Appearence of the Kidney.

(2) Voir sur ce sujet : G. Johnson.— *On the forms and stages of Bright's*

Tels sont, Messieurs, les principaux états anatomiques qui doivent être rattachés à la forme de la maladie de Bright qui nous occupe. Vous entendrez dire quelquefois que les apparences sous lesquelles peuvent se présenter, à l'œil nu, les altérations du rein dans la maladie de Bright, sont tellement variées qu'elles diffèrent pour ainsi dire, à peu près chez chaque sujet. Evidemment, il y a là de l'exagération ; il faut reconnaître toutefois que ces apparences sont nombreuses: ainsi, outre le petit rein rouge granuleux (néphrite interstitielle), nous avons le gros rein blanc, le gros rein graisseux lisse, le rein graisseux avec granulations, et enfin le rein graisseux atrophié et granuleux (petit rein gras granuleux). Il n'est pas difficile toutefois, vous venez de le voir, de grouper toutes ces variétés autour de deux types fondamentaux, qui seuls doivent être considérés comme des espèces distinctes, ayant une existence autonome.

II.

J'espère être parvenu à vous montrer, Messieurs, que sous le rapport anatomo-pathologique, il existe entre la néphrite interstitielle et la néphrite parenchymateuse une ligne de démarcation tranchée. Cette démarcation subsiste sur le terrain de la clinique.

A. Le *début* de la forme de maladie de Bright, qui se traduit anatomiquement par les lésions que nous venons de décrire, se fait en règle générale d'une façon lente. Cette règle souffre des exceptions, beaucoup moins nombreuses pourtant que ne semblent le croire quelques auteurs. Ainsi, vous entendez

---

Disease of the Kidney. In *Med. chir. Trans.*, vol. XLII, 1853, avec planches coloriées. — J'ai eu l'occasion de vérifier plusieurs fois, dans ces derniers temps, la parfaite exactitude des observations de M. Johnson relativement à la distinction à établir, anatomiquement et cliniquement, entre le *petit rein gras* et le *rein contracté*.

souvent dire que la lésion du gros rein blanc, avec toutes ses conséquences cliniques, a souvent pour point de départ la scarlatine, dans le cours de laquelle elle se développerait d'une façon aiguë; or, si l'on cherche les preuves de cette assertion, on ne les trouve nulle part. La néphrite scarlatineuse est une affection à part, qui évolue à sa manière et qui, au point de vue anatomique, ainsi que nous le verrons plus tard, se rapproche beaucoup de la néphrite interstitielle.

Il est vrai que la néphrite parenchymateuse permanente commence quelquefois d'une manière aiguë, c'est-à-dire brusquement, avec accompagnement d'un appareil fébrile plus ou moins prononcé et plus ou moins durable. Mais il faut reconnaître aussi que ces exemples sont peu nombreux; ils paraissent s'observer plus fréquemment en Angleterre que partout ailleurs. Ainsi, M. Bartels, qui observe en Allemagne, dit n'avoir rencontré, dans sa pratique, qu'un cas de ce genre; Wilks, au contraire, en a rassemblé 4 ou 5, Dickinson à peu près autant; Bright en avait cité trois pour son compte; je ne crois pas qu'il en existe un très-grand nombre dans les publications françaises.

Tous ces cas paraissent avoir pour caractère commun de se développer sous l'influence du froid, le corps étant en sueur. Ainsi, dans une des observations de Wilks (1), un homme de 28 ans, ayant chaud et étant ivre, se jette dans la Tamise et nage pendant quelque temps : le lendemain, il présente une anasarque considérable, une fièvre intense; les urines sont rares et sombres, fortement albumineuses. Le malade succombe au bout de trois mois, à la suite d'une inflammation gangréneuse de la peau des jambes et du scrotum, consécutive à des ponctions faites pour évacuer le liquide de l'œdème. A l'autopsie, on trouve les reins très-volumineux et présentant déjà à cette époque les caractères du gros rein blanc. — Toutes les observations de maladie de Bright parenchymateuse à début aigu, paraissent faites à peu près sur le même modèle.

A part cette circonstance de l'application du froid, et abs-

(1) *Cases of Bright's Disease* (*Guy's Hospital Reports*, 1852, 23 observations.)

traction faite aussi de l'influence de la scarlatine qui paraît n'avoir rien de commun avec le développement du gros rein blanc, on ne trouve à signaler, dans l'*étiologie* de cette affection, aucune condition déterminante. On a beaucoup parlé de l'influence de maladies autres que la scarlatine, à savoir : la rougeole, la diphthérie, l'érysipèle, l'action de certains agents sur le rein (cantharides, térébenthine, copahu, etc.) Sous l'influence des causes précédentes, il se produit souvent, en effet, de l'albuminurie et une altération granuleuse plus ou moins accusée des épithéliums ; mais jamais on n'a établi nettement qu'une maladie de Bright permanente ait reconnu une semblable étiologie.

B. Quoi qu'il en soit, que le début ait été lent ou rapide, dans la période d'état de la maladie, les *symptômes* sont toujours à peu près les mêmes.

1° Les *urines* sont *rares* et dans la période aiguë quelquefois très-rares; dans les conditions ordinaires même, on trouve 500 ou 600 gr. pour les 24 heures. Ce fait qui contraste avec ce qui se voit dans la néphrite interstitielle, est d'autant plus intéressant que les malades atteints de néphrite parenchymateuse ont un besoin incessant d'uriner; ils ont, comme disent les Anglais, la *vessie irritable;* mais, si l'on mesure la quantité des urines rendues dans un temps donné, on constate qu'elle est très-faible. Cette rareté des urines est d'ailleurs expliquée : par l'hydropisie, qui est ici un phénomène habituel ; par l'anémie de la substance corticale du rein qui n'est pas, dans cet ordre de faits, l'occasion d'un travail de compensation cardiaque ; peut-être aussi, par l'abondance des cylindres urinaires, qui, dans certains cas au moins, peuvent jouer le rôle d'infarctus tubulaires et entraver la sécrétion.

La proportion d'*urée* est en général au-dessous de la normale (15, 20 gr.). L'existence dans le liquide des hydropisies d'une certaine quantité d'urée, et le ralentissement du processus de la nutrition, constant chez ces malades toujours plus ou moins cachectiques, paraissent suffire à expliquer ce fait.

L'excrétion de l'*acide urique* paraît n'éprouver aucune modification appréciable.

L'*albuminurie* est très-accentuée dans cette forme de maladie de Bright; certains malades perdent dans les 24 heures, 15 à 20 gr. d'albumine; l'urine en contient donc alors 3 0/0, c'est-à-dire une proportion plus forte que celle qui existe dans la sérosité des vésicatoires.

2° Après les caractères fournis par l'examen des urines, l'*hydropisie* est le phénomène le plus saillant; elle est, pour ainsi dire, constante dans la forme de maladie de Bright que nous étudions, et, de plus, elle amène souvent la mort, soit par elle-même (hydrothorax, etc.), soit en devenant le point de départ d'accidents variés : les érysipèles gangréneux, les phlegmons de mauvaise nature sont beaucoup plus fréquents dans cette variété d'hydropisie que dans toutes les autres.

3° A l'inverse de ce qu'on observe dans le cas de rein contracté, les sujets atteints de néphrite parenchymateuse deviennent rapidement *cachectiques* et anémiques : la perte d'une grande quantité d'albumine contribue à coup sûr à produire ce résultat.

Ces malades sont dyspeptiques, et deviennent sujets aux vomissements. Suivant MM. Fenwick (cité par Grainger Stewart), et Wilson Fox, il se produirait souvent dans la néphrite interstitielle une gastrite intertubulaire, et, au contraire, une lésion particulière des follicules dans la néphrite parenchymateuse.

Enfin, et je me borne à vous rappeler ce fait déjà signalé précédemment, l'hypertrophie du cœur, l'hémorrhagie cérébrale, la rétinite albuminurique, etc., n'appartiennent pas à la néphrite parenchymateuse, ou ne s'y montrent (d'après quelques observations) que dans la période atrophique.

La *mort* survient par suite de circonstances variées : j'ai déjà parlé des érysipèles de mauvaise nature et des hydropisies viscérales qui sont la cause la plus fréquente de la terminaison fatale. Les *phlegmasies viscérales* ne sont pas rares, en particulier la pneumonie et la pleurésie ; vient ensuite la péricardite; il existe aussi quelques exemples de péritonites liées à la néphrite parenchymateuse. Enfin, l'*urémie* peut y être observée, mais beaucoup plus rarement que dans la néphrite interstitielle ; elle paraît alors survenir souvent dans les cas où on soustrait rapidement à l'organisme de grandes quantités d'eau par d'autres voies que par les reins (Bartels), ainsi à la suite de diarrhées copieuses provoquées par des purgatifs, ou bien après des sueurs profuses déterminées par les bains de vapeur, et qui amènent une rapide résorption du liquide des hydropisies.

Il n'est pas douteux que la maladie puisse guérir : elle présente quelquefois des amendements plus ou moins longs, pendant lesquels il reste toujours une certaine quantité d'albumine dans les urines, amendements qui pourtant ne sont que temporaires et bientôt suivis de rechutes. Cet état de choses peut se prolonger 5 ou 6 ans, et c'est alors que l'on peut rencontrer à l'autopsie le petit rein graisseux granulé décrit par M. G. Johnson ; ces cas sont d'ailleurs exceptionnels, et en général, la durée de la néphrite parenchymateuse ne dépasse guère un an, tandis que la néphrite interstitielle peut se prolonger pendant de longues années, jusqu'à dix ans. d'après quelques-unes de mes observations.

SEPTIÈME LEÇON.

Néphrite scarlatineuse. — Rein amyloïde.

SOMMAIRE. — Les lésions de la néphrite scarlatineuse ne sont pas celles de la néphrite parenchymateuse, mais bien de la néphrite interstitielle aiguë; — elles affectent surtout les glomérules.

De la dégénération amyloïde en général. — Substance amyloïde : — dans les parois vasculaires; — les éléments cellulaires; — les membranes hyalines. — Apparence. — Réactifs. — Constitution chimique. — Nature. — Conditions étiologiques.

Rein amyloïde. — Examen histologique : — étude analytique des lésions; — étude sur des coupes du rein. — Caractères macroscopiques.

Phénomènes cliniques. — Diagnostic fondé sur des considérations extrinsèques

Messieurs,

J'espère en avoir dit assez, dans les leçons précédentes, pour établir la proposition que je formulais en commençant cette série d'études, à savoir que les deux formes de maladie de Bright, caractérisées anatomiquement l'une par le *petit rein granuleux*, l'autre par le *gros rein blanc*, se séparent autant par le côté clinique que sous le rapport anatomo-pathologique. Je terminerai cette série de leçons en vous présentant quelques aperçus relatifs à la *néphrite scarlatineuse* et au *rein amyloïde*.

I.

L'histoire de la *néphrite scarlatineuse* est confondue par la majorité des auteurs avec celle de la néphrite parenchymateuse. Lorsqu'on étudie ce sujet, non pas seulement en s'en rapportant aux dires des ouvrages systématiques, mais en remontant jusqu'aux documents originaux, on est bientôt frappé de ce fait, que l'opinion qui fait de la néphrite scarlatineuse le point de départ de lésions permanentes pouvant être rapportées au *gros rein blanc*, ne repose sur aucune observation décisive. Sans doute, il existe des cas dans lesquels on observe un début aigu fébrile, des hydropisies, une durée de deux ou trois mois, et où l'on trouve à l'autopsie une altération qui se rapproche de celle qui caractérise le *rein blanc* de la néphrite parenchymateuse. Le rein malade, en effet, peut se montrer augmenté de volume, lisse à sa surface; sa substance corticale, épaissie, peut présenter une teinte jaune ou blanche mêlée de stries rouges. Mais nous avons fait remarquer déjà que, dans les premières phases de la néphrite interstitielle, le rein offre une analogie assez grande avec le rein blanc de la néphrite parenchymateuse; et, en réalité, les quelques observations de *néphrite scarlatineuse,* dans lesquelles un examen histologique régulier a été fait, concourent à présenter l'altération rénale qui s'observe en pareil cas, comme une variété de la néphrite interstitielle aiguë ou subaiguë.

Ainsi, dans un fait étudié par M. Biermer (*Arch. für path. Anat.* XIX) et dans un autre fait du même genre rapporté par M. Wagner (*Arch. der Heilk.* 1867, p. 264), il existait une infiltration de petites cellules dans l'épaisseur de la gangue conjonctive de la substance corticale; l'épithélium était à peine altéré; en tout cas, il n'était pas infiltré de granulations graisseuses, remarque déjà faite par M. Dickinson qui, à la vérité, n'a rien dit de la prolifération conjonctive. De son côté,

M. Klebs a décrit, dans certains cas de scarlatine, une altération rénale qu'il désigne du nom de *glomérulite*, et qui consiste, ainsi que nous l'avons dit, en une prolifération de la trame conjonctive du glomérule.

Enfin, M. Kelsch expose, dans son important travail, que dans deux cas de lésion scarlatineuse du rein, il fut surpris de rencontrer tous les caractères qui appartiennent aux premiers degrés de la néphrite interstitielle et, en particulier l'infiltration de petites cellules rondes. Dans la couche corticale, les tubes urinifères étaient dissociés, comme disséqués par des nappes de jeunes cellules embryonnaires ; l'altération occupait toute l'épaisseur du lobule, le labyrinthe aussi bien que les rayons médullaires. Les glomérules étaient convertis en un tissu embryonnaire constitué par de jeunes cellules très-confluentes. L'épithélium des tubes contournés était granuleux, mais peu tuméfié, et le canal central de ces tubes était libre sur tout son parcours.

Ce sont peut-être là les seules observations où l'histologie de la néphrite scarlatineuse ait été régulièrement conduite, et toutes concourent, vous le voyez, à établir qu'il s'agit là, non pas d'un premier degré de la néphrite parenchymateuse, mais bien au contraire d'une néphrite interstitielle à développement rapide. Il ne paraît pas que la néphrite scarlatineuse ait jamais abouti à produire le rein contracté (1).

---

(1) J. Coats a publié dans *The British medical Journal* (26 septembre 1874), l'observation suivante :

Y. R., âgé de 20 ans, fut admis le 30 septembre 1871 à l'infirmerie royale de Glasgow, dans les salles de fiévreux du docteur Mc Laren. La maladie avait commencé cinq jours auparavant, par une perte d'appétit, des douleurs dans tout le corps, de la céphalalgie, de la dysentérie, de la gêne pour avaler, et des nausées sans vomissements ; l'éruption avait débuté le second jour de la maladie et couvrait au moment de l'entrée le tronc et les membres ; la gorge était à peine affectée, mais il y avait de la difficulté pour avaler ; la température dans l'aisselle était de 101°, 8 F. (38°, 8). Le malade était anxieux, à demi-inconscient, et avait du délire la nuit. — Le 4 octobre, l'éruption persistait sur l'abdomen, et la température était à 103°, 4 F. (39°,7). — Le malade mourut le 5 octobre, cinq jours après son admission, au dixième jour de la maladie.

L'autopsie fut faite 27 heures après la mort. Le foie et la rate étaient considérablement augmentés de volume ; le foie pesait cinq livres (1875 gram.)

II.

Messieurs, il y a longtemps déjà que l'altération désignée sous le nom de *dégénération amyloïde* du rein a été distraite du groupe hétérogène compris sous le nom de maladie de Bright; c'est que, en effet, la lésion rénale se présente ici avec des caractères assez spéciaux et au milieu de circonstances très-particulières, bien dignes de motiver une séparation tranchée.

On peut dire que l'altération amyloïde du rein n'a *pas d'existence autonome*. Toujours, elle est subordonnée à un état constitutionnel, à une maladie d'ensemble qui, outre le rein, frappe différents viscères ; le foie, la rate, l'intestin, etc.

---

et la rate 21 onces (550 gr.) Les ganglions mésentériques étaient tuméfiés et rouges à la section, et il y avait aussi une rougeur et une tuméfaction des plaques de Peyer et des follicules clos du gros intestin. Les deux reins, très-volumineux, pesaient ensemble 22 onces (680 gr.). Ils offraient à l'œil nu, de la façon la plus marquée, les apparences du gros rein blanc, la substance corticale étant très-pâle et très-épaissie.

Les *caractères histologiques* étaient absolument caractéristiques. L'augmentation de volume et la pâleur du rein étaient dues à une infiltration presque générale de la substance corticale par une multitude de cellules rondes. Celles-ci étaient répandues autour des tubules qu'elles séparaient, mais sans que l'épithélium fût notablement altéré; elles avaient le volume des globules blancs du sang et étaient distendues. L'apparence qui vient d'être décrite est évidente et facile à constater sur une mince coupe transversale, et particulièrement dans les points où l'épithélium a été détaché. Les cellules sont là en si grande abondance que la coupe ressemble absolument à une préparation que j'ai en ma possession et qui provient d'un noyau leucémique du rein. Dans le fait actuel, comme dans cette préparation, il y a une infiltration intertubulaire très-marquée, avec cette différence que cette infiltration existe, non pas seulement dans un point limité, mais dans toute la couche corticale. — L'épithélium des tubuli est à peine modifié, tout au plus un peu tuméfié et granuleux. La coupe ressemble beaucoup à l'une des planches de l'*Histologie pathologique* de Reindfleisch (traduction française, fig. 196 (?), p. 516).

Ainsi, nous trouvons ici une néphrite interstitielle aiguë, généralisée dans les deux reins, survenant dans le cours de la scarlatine, et terminée par la mort au dixième jour. Je ne suis pas sûr qu'un fait analogue ait été rapporté jusqu'ici, mais tel qu'il est, il démontre jusqu'à l'évidence l'existence d'une inflammation interstitielle aiguë dans les reins.

A. Ces diverses altérations viscérales subordonnées à une même influence, présentent toutes, d'ailleurs, un caractère anatomo-pathologique commun. Ce caractère est tiré de la présence, au sein de certains éléments anatomiques, d'une substance douée de propriétés morphologiques et microchimiques spéciales. La substance en question est habituellement désignée sous le nom de *substance amyloïde*, mais c'est bien à tort, car elle contient de l'azote et, par conséquent, s'éloigne à cet égard autant de la cellulose de l'amidon qu'elle se rapproche des substances albuminoïdes.

a) C'est dans les parois des artérioles et des capillaires que la matière dite amyloïde se montre de préférence, et en premier lieu, plus rarement dans les veinules ; jamais on ne la voit dans les vaisseaux d'un certain calibre, et si on l'a signalée dans l'aorte, il faut remarquer qu'elle occupait là, seulement les *vasa vasorum*.

Les parties altérées de ces vaisseaux sont en général augmentées de volume ; elles prennent un aspect homogène, transparent, vitreux, opalescent, tous les détails de la structure des parties altérées tendent à se confondre et à s'effacer.

L'altération occupe d'abord la membrane interne qui peut se montrer seule affectée, puis la membrane limitante ; plus tard, ce sont les fibres musculaires de la tunique moyenne qui prennent à leur tour l'aspect homogène et vitreux ; en dernier lieu, et assez rarement du reste, la membrane adventice et le tissu conjonctif environnant peuvent être altérés eux aussi.

Lorsque les artérioles sont ainsi affectées, elles offrent un aspect noueux qui les a fait comparer (Grainger Stewart) à des racines d'ipécacuanha. Dans les capillaires, l'altération se présente avec les mêmes caractères ; les noyaux se fondent et disparaissent au sein de la substance vitreuse. Le résultat final est, en somme, un *épaississement* des parois vasculaires, qui peut aller jusqu'à une oblitération complète de la lumière du vaisseau.

b) Les cellules parenchymateuses peuvent aussi être envahies par l'altération amyloïde ; dans le foie, par exemple, les cellules hépatiques sont parfois affectées primitivement, indépendamment des artérioles : elles sont alors augmentées de volume, défigurées, et présentent des contours plus vagues, des angles émoussés ; leur protoplasma est remplacé par une matière vitreuse, opalescente, qui cache le noyau. Il arrive souvent alors que les cellules altérées se confondent les unes avec les autres. — Une altération analogue peut se produire dans les fibres-cellules musculaires de l'intestin (Rokitansky), et dans les cellules du tissu conjonctif sous-cutané ou du mésentère (Hayem) ; la matière vitreuse, dans ce dernier cas, occupe le protoplasma au voisinage du noyau et refoule la matière grasse.

c) Les *membranes hyalines*, celles, entre autres, qui constituent les parois des tubes urinifères, peuvent également participer à l'altération.

B. Les parties atteintes de dégénération amyloïde présentent un aspect particulier décrit en 1842 par Rokitansky, sous le nom d'*apparence lardacée*. La partie malade est anémiée, pâle, jaunâtre ou grise, un peu transparente, d'une consistance molle, comme *cireuse*, et garde l'impression du doigt. Mais la dégénération amyloïde se montre rarement tout-à-fait pure, dégagée d'éléments accessoires : dans le rein, par exemple, elle coïncide souvent, soit avec les lésions de la néphrite interstitielle, soit avec celles de la néphrite parenchymateuse. Pour la reconnaître, surtout au début du mal, on ne doit guère se fier à l'apparence qui peut être trompeuse ; il faut, de toute nécessité, avoir recours aux réactifs.

C. Le *réactif* généralement employé est l'*iode*. Le mieux est de se servir d'une solution aqueuse iodée avec addition d'iodure de potassium et présentant la couleur du vin de Xérès foncé. Si cette solution est versée sur les parties atteintes de dégénération amyloïde, on voit se produire une coloration jaune générale, au milieu de laquelle on distingue des stries ou quelquefois des plaques, suivant que les vaisseaux seuls ou les autres éléments sont frappés de dégénération ; ces stries ou ces plaques offrent la coloration acajou. — Si l'on applique ensuite sur la partie ainsi colorée une goutte d'acide sulfurique, la coloration rouge-brun se change quelquefois, mais non constamment, en une coloration bleue ou violette, plus ou moins foncée.

Pour mettre en évidence l'altération amyloïde, on a quelquefois recours à d'autres réactifs, le chlorure de zinc ioduré, par exemple. Récemment M. Dickinson a étudié à ce point de vue le *sulfate d'indigo*. Lorsque dans une faible solution de cette substance, on laisse plongé pendant quelque temps un fragment de rein sain, celui-ci se colore en bleu, mais la teinte bleue s'efface bientôt, pour faire place à une coloration d'un vert pâle. Quand, au contraire, il s'agit d'un rein amyloïde, les parties atteintes par la dégénération conservent pendant longtemps une couleur bleue très-accusée, laquelle contraste avec la coloration des parties restées saines. Il va sans dire que, dans l'étude histologique, la réaction iodée met nettement en relief les éléments altérés par la dégénération amyloïde.

D. Un mot maintenant relativement à la *constitution chimique* de la substance amyloïde. Je vous ai dit déjà qu'elle n'a rien de commun avec la cellulose et l'amidon, auxquels la réaction iodée l'avait fait comparer tout d'abord. Les analyses élémentaires de Kékulé, de Rudneff, de Schmidt, faites sur la substance amyloïde de rates profondément infiltrées, ont démontré que l'azote entre dans sa constitution. Elle se rapproche chimiquement, cela est incontestable, des substances amyloïdes ; mais c'est là, quant à présent, tout ce qu'on sait de positif à cet égard.

Dans ces derniers temps, M. Dickinson a essayé d'aller plus loin, et il a émis l'hypothèse que la substance amyloïde n'est autre chose que de la fibrine privée de l'alcali libre qui entre normalement dans sa composition.

Il fait remarquer, tout d'abord, que l'un des caractères de la matière amyloïde, lorsqu'on la compare aux autres substances albuminoïdes, c'est l'absence d'alcali libre; ainsi, dans un foie amyloïde, on trouve un quart en moins d'alcali (potasse ou soude) que dans un foie sain.

Le foie amyloïde perd la propriété de se colorer par l'iode, si on le fait macérer au préalable dans une solution alcaline ; ceci peut faire supposer déjà que la matière amyloïde est une substance albuminoïde privée d'alcali.

Mais un dernier fait tendrait encore, toujours suivant M. Dickinson, à établir que cette substance n'est autre qu'une modification de la fibrine. Il s'agit de la préparation artificielle, à l'aide de la fibrine, d'une substance qui présenterait les caractères optiques et chimiques de la matière amyloïde. On dissout de la fibrine dans de l'acide chlorhydrique dilué (1/10000); la fibrine se retrouve par l'évaporation de la solution, mais privée d'alcali, et elle se montre alors sous la forme d'une substance de consistance gélatineuse qui présenterait, de la manière la plus frappante, les réactions de la matière amyloïde. M. Dickinson fonde, là-dessus, toute une théorie de la dégénération amyloïde, dans laquelle je ne le suivrai pas ; mais les faits qu'il expose étant encore peu connus, j'ai cru utile de les relever.

E. La dégénération amyloïde, ainsi que je vous l'ai déjà fait remarquer, frappe *simultanément plusieurs organes*, de sorte que l'altération rénale n'est, pour ainsi dire, dans cet ensemble d'altérations, qu'un épisode. Mais ici se présente une question : s'agit-il réellement d'une infiltration des tissus affectés par une substance formée d'abord dans le sang, ou bien la matière amyloïde se forme-t-elle sur place aux dépens des tissus préexistants ? Dans l'état actuel de la science, cette question paraît être absolument insoluble ; je me contente de la signaler ; je ferai seulement remarquer que, jusqu'ici, l'étude du sang chez les sujets atteints de la *maladie lardacée*, n'y a fait trouver absolument rien qui rappelle la substance amyloïde.

F. L'étude des *conditions étiologiques* fournit des données très-importantes : on constate, en général, un concours de circonstances qui caractérisent vivement la situation, et qui permettent à peu près toujours, lorsqu'elles sont présentes, de soupçonner l'existence de l'une quelconque des formes d'altération amyloïde, en particulier l'altération rénale.

1° L'une des circonstances les plus fréquentes est une *suppuration prolongée*, quelle qu'en soit d'ailleurs la cause (carie, nécrose, maladies des os; mal de Pott avec abcès; phthisie avec vomiques; dilatation des bronches; dysenterie avec abcès du foie; vieux ulcères de jambe). La suppuration de l'un des reins a parfois entraîné l'altération amyloïde de l'autre rein (Rosenstein).

C'est en partie sur la prédominance de cette condition étiologique, bien constatée d'ailleurs, qu'est fondée la *théorie humorale* de M. Dickinson. Le pus est un liquide riche en albumine et en sels alcalins; la continuité de la suppuration peut donc avoir pour effet, d'après M. Dickinson, de soustraire au sang de l'albumine et des alcalis; la fibrine deviendrait ainsi relativement prédominante, mais en même temps pauvre en alcali; et c'est à cette circonstance que serait due la formation de la matière amyloïde qui, d'après l'auteur, n'est que de la fibrine privée de l'alcali libre normal.

2° C'est de la même façon qu'agirait l'*albuminurie*. Celle-ci, en effet, quelle que soit son origine, figure parmi les circonstances qui président au développement de la maladie lardacée.

Sans entrer dans une critique en règle, je ferai remarquer que cette théorie ne saurait avoir une application aussi étendue que le veut l'auteur. Il existe, en effet, d'autres circonstances dans lesquelles se produit la dégénération amyloïde, et où il n'y a pas, cependant, suppuration prolongée; ainsi la *syphilis* figure au premier plan dans certaines statistiques; on a signalé aussi comme causes possibles, le *rhumatisme articulaire chronique*, diverses formes de *cancer*; il ne faut pas oublier que dans plus d'un cas, la condition étiologique reste tout à fait inconnue.

G. La dégénération amyloïde peut être observée à tout *âge*: on l'a vue se produire chez un enfant de 2 ans 1/2 atteint de coxalgie; on peut la rencontrer comme la scrofule jusqu'à l'âge de 70 ans, mais c'est surtout entre 20 et 30 ans qu'elle se montre, c'est-à-dire dans la période pendant laquelle domine la phthisie.

III.

Après cet exposé préliminaire consacré à l'étude de la dégénération amyloïde en général, il est temps, Messieurs, d'aborder la description spéciale du rein amyloïde ; je commencerai ici par l'exposé des lésions histologiques auxquelles je rattacherai ensuite les apparences macroscopiques. Au préalable cependant, je dois relever que lorsque le mal est parvenu à une époque moyenne de son développement, les apparences macroscopiques sont surtout celles du gros rein blanc, avec une nuance jaunâtre dans certains cas; mais la distinction, difficile au premier abord, devient des plus aisées lorsque l'on fait intervenir les réactifs. Toutes les parties touchées par le réactif iodé sont colorées, mais la coloration acajou spéciale est localisée, dans la couche corticale, sur les glomérules; et dans la substance médullaire, elle se montre sous forme de stries parallèles qui correspondent au trajet des vaisseaux droits; nous reconnaîtrons bientôt la raison histologique de cette disposition.

A. Dans le rein, comme dans les autres organes, l'altération amyloïde s'établit primitivement dans le système des *artérioles* : 1° Ce sont les vaisseaux des glomérules qui sont atteints en premier lieu ; le glomérule est volumineux et présente la coloration spéciale sous l'influence des réactifs ; il est assez remarquable que tous les glomérules ne sont pas affectés simultanément ; la lésion se montre ensuite sur les vaisseaux afférents, puis sur les vaisseaux efférents, et, parmi ces derniers, d'abord sur ceux qui, partant du glomérule, descendent dans la substance tubuleuse sous le nom de vaisseaux droits ; enfin, les artères interlobulaires et d'un autre côté les capillaires peuvent être envahis à leur tour.

B. Souvent, les vaisseaux sont seuls affectés; cependant les *parois des tubuli* peuvent l'être aussi, et, chose remarquable, c'est l'extrémité inférieure des conduits collecteurs dans la partie papillaire, qui est, en pareil cas, le siége de prédilection de la dégénération amyloïde; c'est seulement dans des circonstances relativement rares que les branches des canaux collecteurs et les canaliculi contorti sont affectés; et quant aux anses de Henle, il ne paraît pas qu'elles soient jamais altérées.

C. En dehors de ces lésions des vaisseaux et des membranes hyalines, la plupart des altérations, d'ailleurs nombreuses et profondes, que le rein peut présenter, ne sont pas relatives à la dégénérescence amyloïde. — 1° Dans la lumière des tubuli, on trouve quelquefois des cylindres qui offrent la réaction par l'action de l'iode, mais ce caractère, ainsi que nous l'avons dit, n'est pas absolument spécifique ; — 2° les épithéliums des tubuli contorti sont quelquefois dégénérés, formant un magma qui remplit le calibre du conduit et présente la réaction spéciale (A. Key), mais c'est là un fait très-exceptionnel ; — 3° on peut trouver enfin, combinés à l'altération amyloïde, tous les traits histologiques de la néphrite parenchymateuse, ou bien les caractères d'une prolifération conjonctive interstitielle ; et c'est à la combinaison de ces diverses lésions concomitantes avec l'altération amyloïde, que sont dues les apparences macroscopiques variées que peut présenter le rein amyloïde.

D. Afin de faire mieux ressortir la disposition de l'altération amyloïde dans le rein, je crois utile d'étudier l'aspect que présentent des *coupes* faites sur des points divers de l'organe ; je supposerai, par exemple, un cas dans lequel l'altération amyloïde est portée à un haut degré, sans avoir envahi, ce qui d'ailleurs est assez rare, les éléments épithéliaux.

Sur des coupes de la substance *corticale*, faites perpendiculairement à la surface, on aperçoit tout le système des glomérules, les vaisseaux afférents et efférents, les artères interlobulaires, modifiés par la dégénération amyloïde, et paraissant comme injectés par une substance étrangère.

Les coupes de la substance médullaire sont plus intéressantes. Sur celles qui sont faites au voisinage de la papille, on distingue : des canaux collecteurs dont les parois sont épaissies et qui contiennent peut-être des cylindres ; — de petits canaux à parois épaisses, striées : ce sont les vasa recta ; — enfin de petits tubes n'offrant aucune altération et qui ne sont autres que les anses de Henle.

Sur les coupes faites au voisinage de la substance corticale, on trouve les vaisseaux droits altérés, disposés par petits groupes autour des lobules et dans les intervalles qu'ils limitent; les anses de Henle et les canaux droits ne présentant aucune lésion appréciable.

E. J'arrive maintenant aux *caractères macroscopiques*. 1° A un premier degré, le rein présente sous tous les rapports l'apparence de l'état normal, et seule la teinture d'iode révèle l'altération des glomérules, altération d'ailleurs très limitée encore, et qui peut ne se manifester cliniquement par aucun symptôme appréciable.

2° Lorsque le malade succombe 1 ou 2 ans après le début, le rein présente l'aspect du gros rein lisse ou du gros rein graisseux ; il offre souvent un poids et un volume considérables ; l'examen histologique fait constater une hypertrophie des épithéliums avec ou sans accompagnement de dégénérescence graisseuse.

3° Enfin, lorsque la mort survient seulement au bout de 4 ou 5 ans, on peut trouver un rein petit, mais pâle ; il présente alors à sa surface une série de dépressions et d'élévations, jamais cependant l'apparence régulière des granulations du petit rein rouge; quelquefois il existe des kystes; en tout cas, la réaction par l'iode permettra toujours de distinguer ce rein amyloïde atrophié, du rein contracté de la néphrite interstitielle primitive ou du petit rein de la néphrite parenchymateuse arrivée à la dernière période.

IV.

Il me reste, Messieurs, à vous indiquer (et je le ferai d'une façon très-sommaire) les principaux phénomènes qui, dans la clinique, conduisent à reconnaître l'altération amyloïde du rein. On peut dire que cette altération n'a pas de symptômes qui lui appartiennent en propre. Les phénomènes qui s'y rattachent sont, tantôt ceux de la néphrite parenchymateuse, tantôt ceux de la néphrite interstitielle ; tantôt enfin, les deux ordres de symptômes se trouvent entremêlés. Cependant, rien n'est plus facile, en général, que d'établir le diagnostic ; mais celui-ci est fondé à peu près exclusivement sur des considérations extrinsèques.

L'existence d'une albuminurie habituelle, la persistance d'un certain degré d'œdème suffisent, dans l'espèce, pour faire reconnaître qu'il s'agit d'une lésion rénale, mais la présence de phénomènes appartenant à la diathèse amyloïde révèle seule la nature spéciale de l'affection du rein. Ainsi, le sujet est phthisique, atteint de suppuration prolongée ou bien de cachexie syphilitique. On constate en outre chez lui une tuméfaction considérable du foie et de la rate ; enfin, il présente une diarrhée incoërcible, aqueuse et sans douleurs, diarrhée relevant d'une altération amyloïde des artères de l'intestin grêle ; dans ces conditions, il est facile de se prononcer et d'affirmer l'existence d'une dégénérescence amyloïde du rein.

Du reste, on n'est point parvenu jusqu'ici à reconnaître nettement, comment, en pareil cas, les altérations parenchymateuses ou interstitielles du rein relèvent de l'altération amyloïde des artères, non plus qu'à établir la physiologie des symptômes qui relèvent de ces altérations. Ce sont là des questions dont l'avenir nous réserve la solution.

ERRATA.

Page 25	ligne 28	au lieu de	« recunérerait »	lisez *récupérerait*.
— 30	— 29	—	« trouvez »	— *trouverez*.
— 49	— 33	—	« peu »	— *peut*.
— 87	— 33	—	« autres »	— *auteurs*.
— 99	— 33	—	« désassimilatio »	— *désassimilation*.
— 164	— 21	—	« particulière »	— *particulières*.
— 168	— 6 et 7	—	« figures 25, p. 144 »	— *fig. 45, p. 145*.
— 168	— 7	—	« page 120 »	— *page 121*.
— 221	— 19	—	« paragraphe »	— *chapitre*.

La plupart des figures qui accompagnent ces leçons ont été dessinées par notre ami M. E. Brissaud, interne des hôpitaux, et gravées par M. Badoureau ; — les Planches ont été dessinées par notre ami M. Gombault.

PLANCHES

PLANCHE I.

Fig. 1. — Foie du cochon d'Inde. — Etat normal, dessin un peu schématique (faible grossissement.)

A,A, Veine centrale du lobule vers laquelle viennent converger les rangées de cellules hépatiques.

B,B, Espace interlobulaire contenant les vaisseaux sanguins et les conduits biliaires interlobulaires indiqués par des points plus rouges.

C,C, Fente ou fissure interlobulaire, indiquée par un changement dans la direction des rangées de cellules hépatiques.

Fig. 2. — Foie du cochon d'Inde, onze jours après la ligature du canal cholédoque (faible grossissement).

A,A, Veine centrale du lobule légèrement dilatée, vers laquelle viennent converger des rangées de cellules hépatiques d'inégale longueur.

B,B, Espace et fissure interlobulaires très-agrandis entourant le lobule d'une zone complète de tissu conjonctif. — Les vaisseaux sanguins et les conduits biliaires interlobulaires y sont représentés par des ronds et des tractus plus rouges. — Les conduits biliaires sont de beaucoup plus nombreux.

Fig. 3. — Foie du cochon d'Inde, onze jours après la ligature du canal cholédoque. — Espace interlobulaire sontenant des canalicules biliaires anormalement développés.

A, Veine interlobulaire.

B, Gros canalicule biliaire du centre de l'espace. Ces deux vaisseaux sont entourés par une zone de tissu conjonctif adulte.

C,C, Canalicules biliaires de la zone intermédiaire, leur direction générale est perpendiculaire à celle des rangées de cellules hépatiques.

D,D, Ces canaux émettent en E,E des branches très-courtes, parallèles aux rangées de cellules hépatiques. — A ce niveau, la gangue conjonctive est embryonnaire.

Fig. 4. — Coupe montrant les modifications qui surviennent dans le foie de l'homme à la suite de l'obstruction du canal cholédoque par un calcul (faible grossissement).

A,A, Veine centrale du lobule.

B,B, Espaces interlobulaires, très-élargis, contenant des vaisseaux sanguins et des canalicules biliaires.

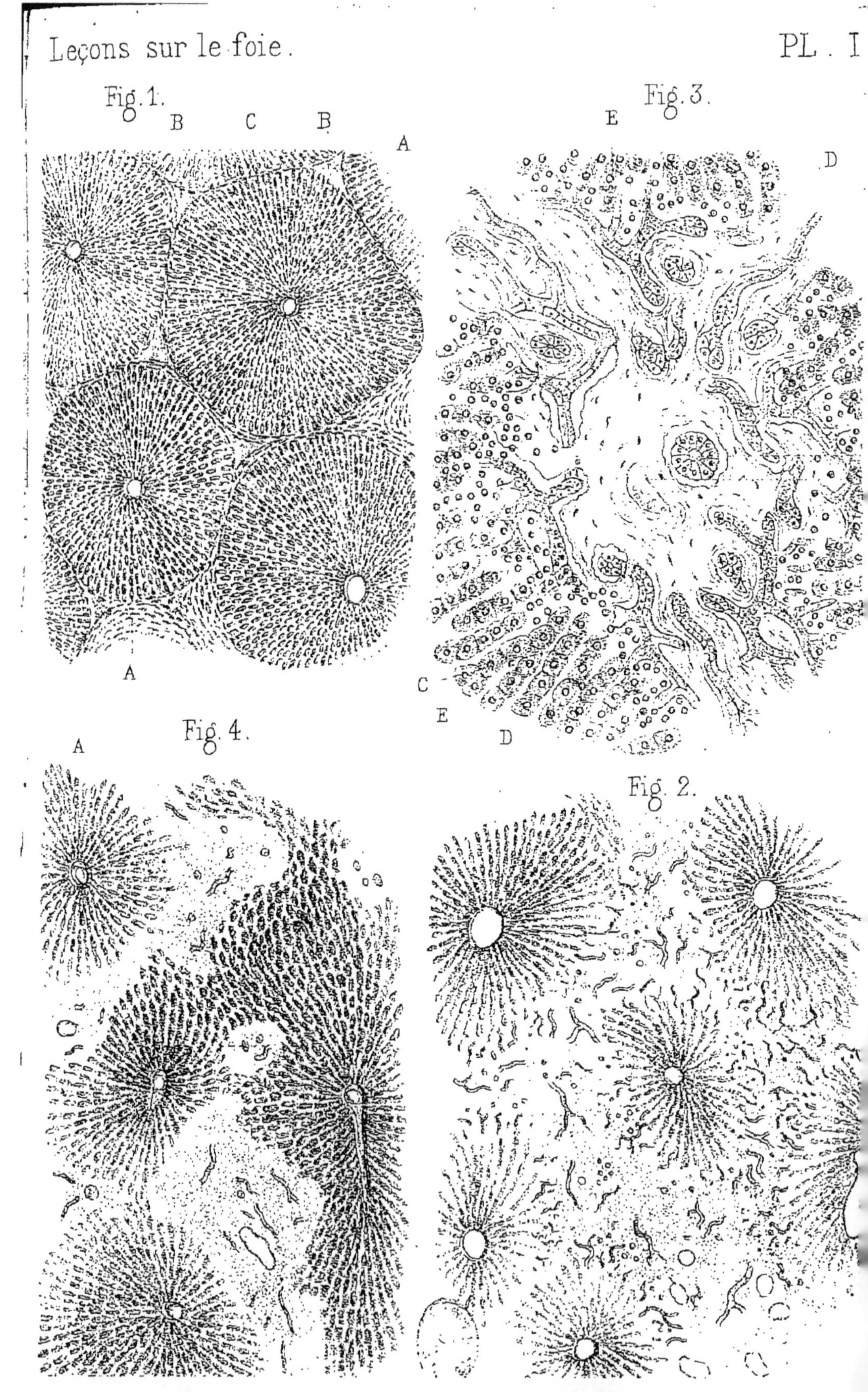
Fig. 1.
B
C
B
A
A
Fig. 3.
E
D
C
E
D
Fig. 4.
A
Fig. 2.

PLANCHE II.

Fig. 1. — *Cirrhose vulgaire* (*Annulaire.*) — *Figure schématique* représentant une granulation dans laquelle on a figuré les contours des lobules qu'elle doit contenir.

A, *A*, Travée de premier ordre.
B, *B*, Travée de second ordre.
C, Travée de troisième ordre.
D, *D*, Veines centrales des lobules.

Fig. 2. — *Cirrhose biliaire.* (*Cirrhose en îlots.*) — *Figure schématique* destinée à montrer le mode de développement de ce genre de cirrhose au niveau des espaces interlobulaires, et la façon dont elle envahit le lobule et l'isole des lobules voisins.

A, *A*, Lobules avec leur veine centrale.
B, Espace interlobulaire envahi par la sclérose (îlot arrondi.)
C, Espace interlobulaire envahi par la sclérose qui déjà s'étend dans la direction des fissures.
D, Lobule entouré de toutes parts par le tissu scléreux.

Fig. 3. — *Cirrhose biliaire expérimentale* (par ligature du canal cholédoque chez le cochon d'Inde.)

Différentes formes de la cirrhose du foie. — Les contours des lobules ont été dessinés à la chambre claire, faible grossissement.

A, *A*, Lobules complétement isolés par le tissu scléreux.
B, *B*, Gros îlot hépatique constitué par plusieurs lobules et fortement échancré de distance en distance comme en *C* et en *D*.

Fig. 4. — *Cirrhose biliaire.* — Obstruction du canal cholédoque par un calcul. (Chambre claire, même grossissement que pour la figure précédente.)

A, *A*, Ilots scléreux développés au niveau d'un espace interlobulaire.
B, *B*, Lobules presque complétement isolés par la sclérose, et ne tenant plus au reste du tissu hépatique que par un seul côté.

Fig. 5. — *Cirrhose biliaire spontanée.* — Cirrhose hypertrophique avec ictère (obs. de M. Pitres, th. de Hanot, p. 35.)

(Chambre claire, même grossissement que pour les figures précédentes.)

A, *A*, *A*, Ilots scléreux développés au niveau d'une espace interlobulaire.
B, *B*, Echancrures produites dans le tissu conjonctif par le tissu scléreux.

Fig 1

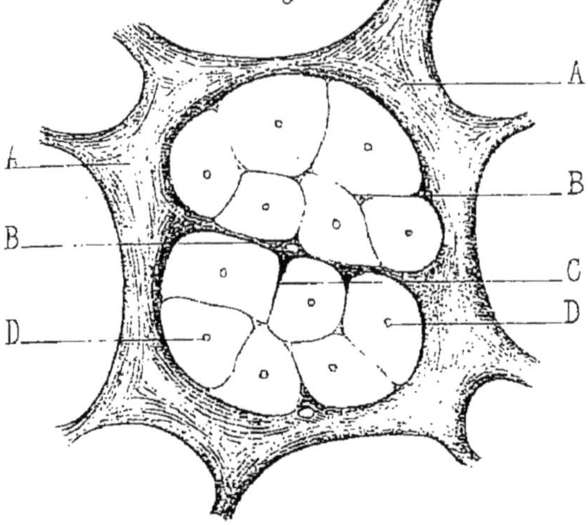

A
A
B
B
C
D
D

Fig 2

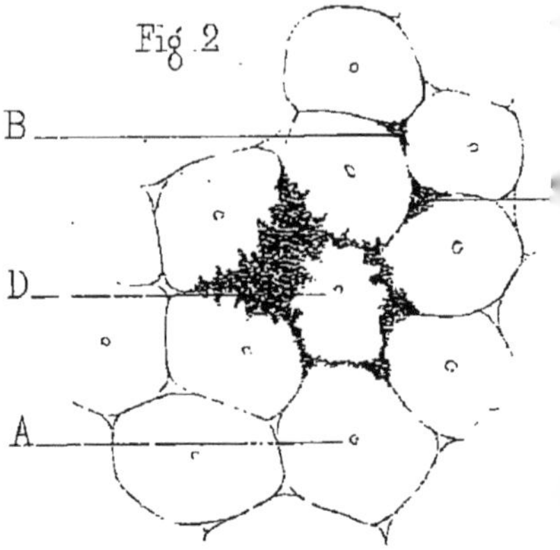

B
D
A

Fig 3

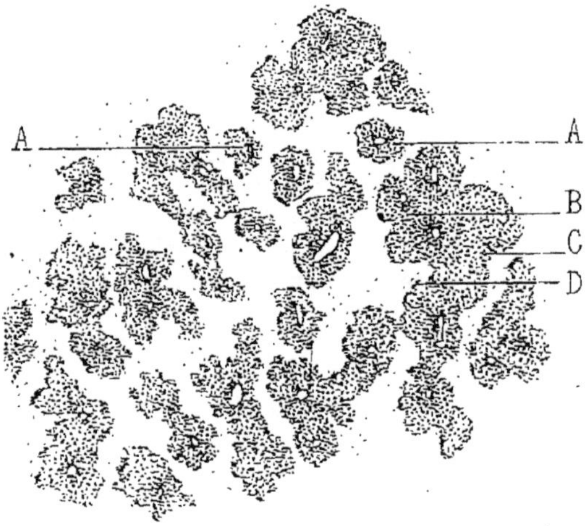

A
A
B
C
D

Fig 4

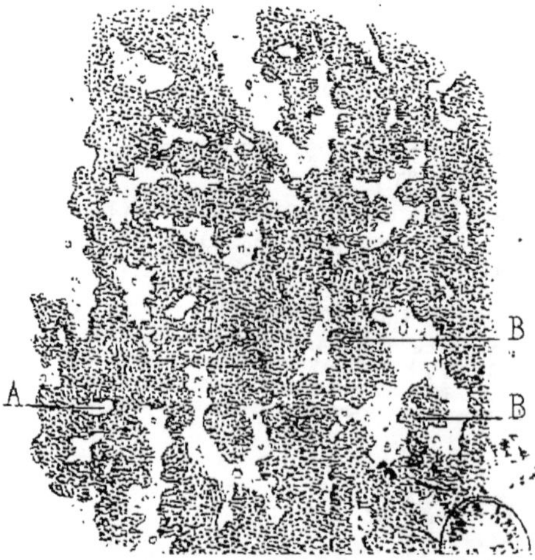

B
A
B

Fig 5

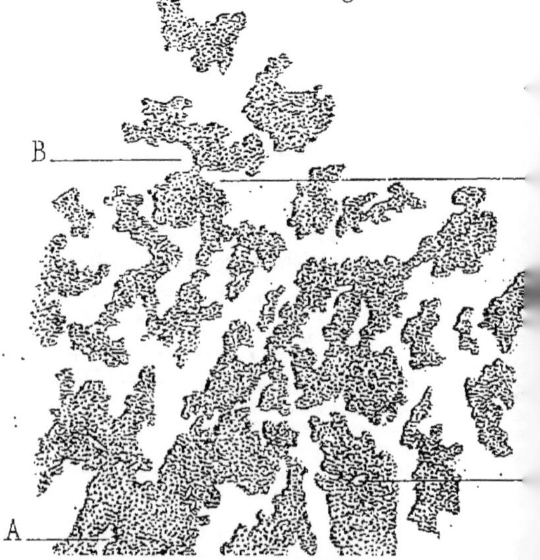

B
A

PLANCHE III.

Fig. 6. — *Cirrhose annulaire.* — (*Cirrhose granuleuse.*) — (Chambre claire, même grossissement que pour les figures précédentes.)

A, Granulation de premier ordre.
B, *B*, Travées de premier ordre.
C, Travée de second ordre.
D, Lobule en voie de dissociation.

Fig. 7. — *Cirrhose veineuse.* — (*Cirrhose à grosses granulations.*) — (Chambre claire, même grossissement que pour les figures précédentes.)

A, *A*, *A*, Granulations de premier ordre.
B, *B*, Travées de premier ordre.
C, *C*, Travées de deuxième ordre.

Fig. 8. — *Cirrhose biliaire.* — (*Cirrhose hypertrophique avec ictère*). — (Th. de M. Hanot, obs. XV, p. 142. — Hayem, *Bulletin de la Société anatomique*, séance du 4 juin 1875.) Lésions des canalicules biliaires au niveau d'un espace interlobulaire.

A, Partie centrale de l'espace. Région des canalicules volumineux.
B, Zone intermédiaire dans laquelle les canalicules sont de calibre moyen et dessinent des réseaux.
C, Zone embryonnaire et de cirrhose intralobulaire. Les canalicules y sont beaucoup plus fins et en partie masqués par de nombreux leucocytes qui dissocient les cellules hépatiques.

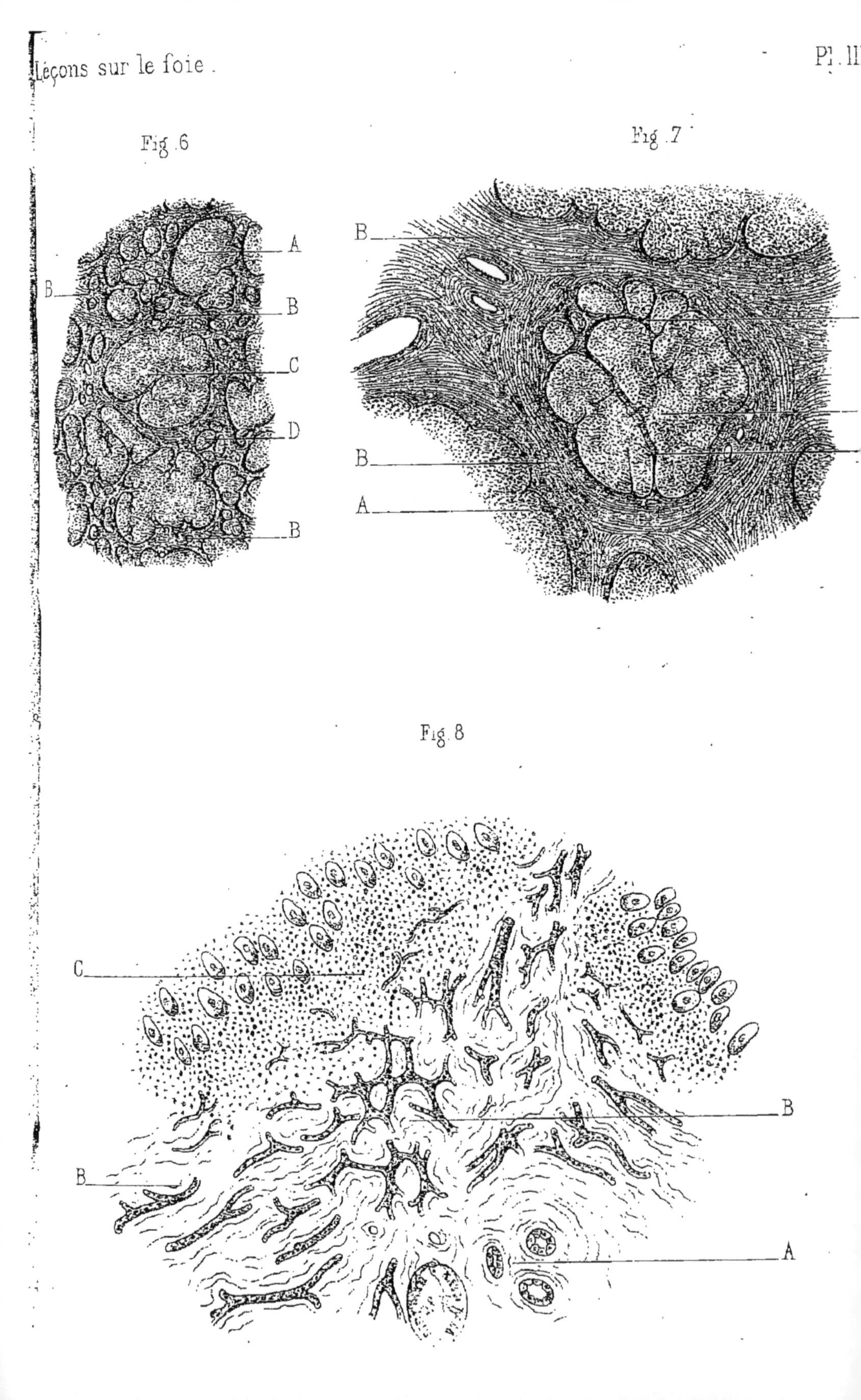
Fig. 6
A
B
B
C
D
B
Fig. 7
B
B
A
Fig. 8
C
B
B
A

PLANCHE IV.

Fièvre intermittente hépatique.

Observation de M. P. Regnard. (Voir pages 97, 120.) — La ligne bleue représente la marche de la température; — la ligne verte les variations de l'urée.

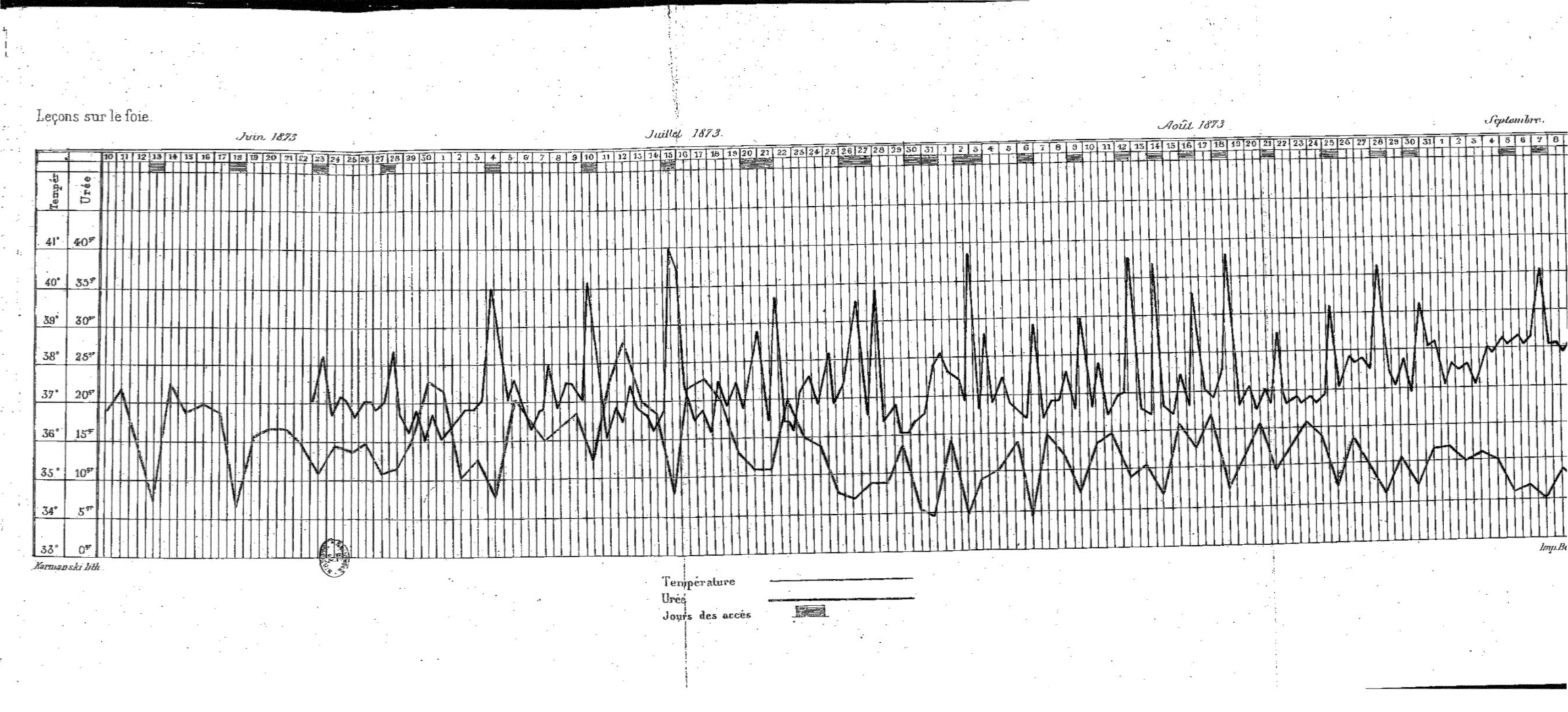

Juin 1873
Juillet 1873
Août 1873
Septembre.
Tempér
Urée
41° 40gr
40° 35gr
39° 30gr
38° 25gr
37° 20gr
36° 15gr
35° 10gr
34° 5gr
33° 0gr
Karmanski lith.
Imp. Be
Température
Urée
Jours des accès

PLANCHE V.

Schéma du système porte et des systèmes accessoires
(Vue postérieure).

1° *Organes.*

F, F. Foie.
L. *g*. Lobe gauche.
L. *d*. Lobe droit.
S*pi*. Lobe de Spigel.
B. Vésicule biliaire.
S. *si*. Ligament diaphragmatique.
Ep. Épiploon gastro-hépatique.
C. *ob*. Canal ombilical.
Œ. Œsophage.
S*t*. Estomac.
S*p*. Rate.
I, I. Intestin.
O. Ombilic.
R*e*. Rein.
R*ec*. Rectum.
T. Testicule.

2° *Vaisseaux.*

V. C. Veine cave inférieure.
V. *il*. Veines iliaques.
V. *ép*. Veines épigastriques.
V. *s-ab*. Veine sous-cutanée abdominale.
V. *sp*. Veine spermatique.
V. *int. cos*. Veines intercostales et diaphragmatiques.
V. P. Veine porte.
V. *st*, Veines coronaires stomachiques et œsophagiennes.
V. *sp*. Veines spléniques.
V. *Me*. Veines mésentériques et intestinales et leurs terminaisons, les veines hémorrhoïdales supérieures.
r. r. r. Veines du système de Retzisu.
1, 2, 3, 4, 5 } Veines des systèmes portes accessoires de M. Sappey.

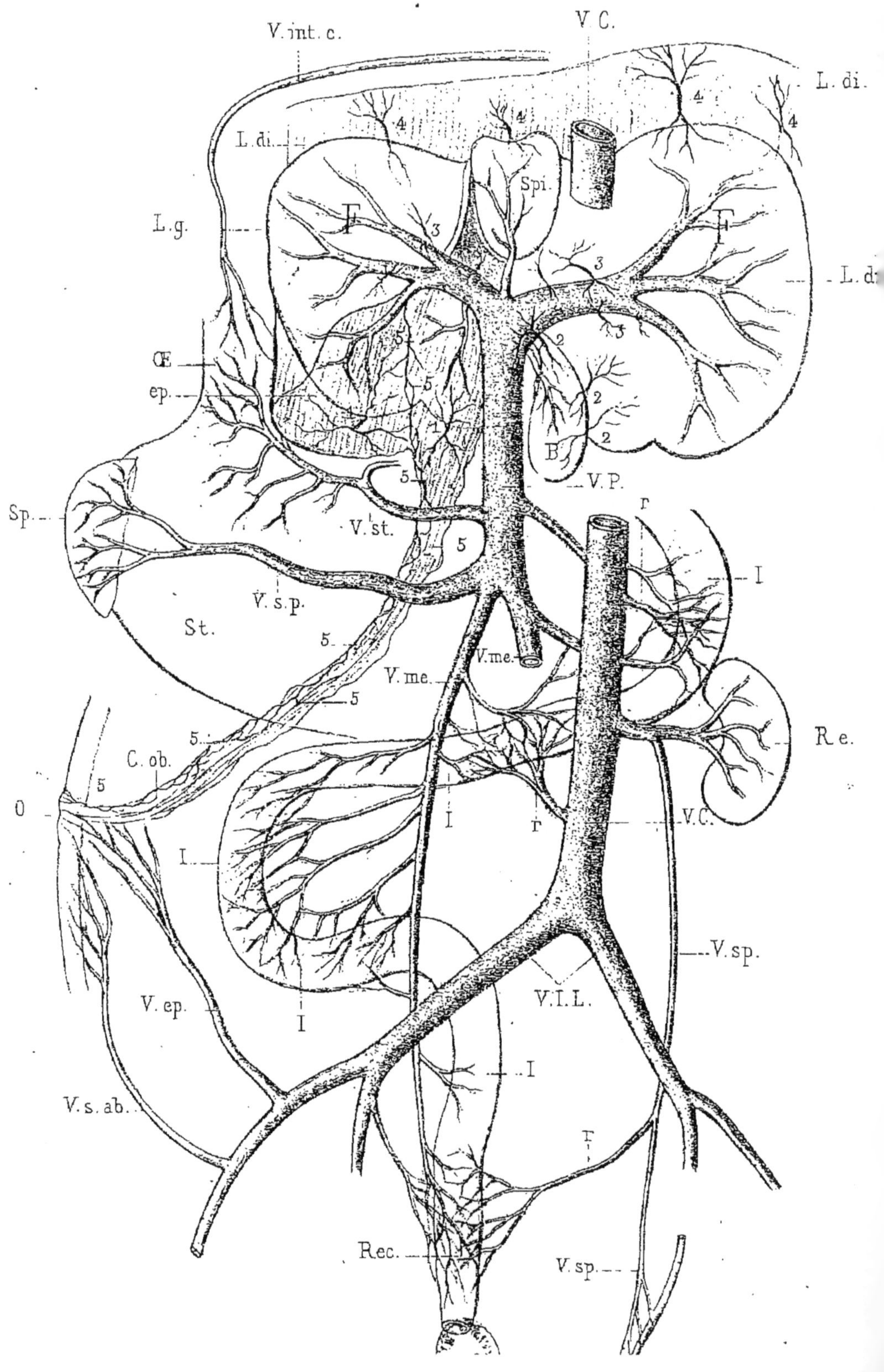

V. int. c.
V. C.
L. di.
4
Spi.
L. g.
F
3
2
Œ
ep.
5
1
B
V. P.
Sp.
V. st.
V. s. p.
St.
V. me.
r
I
Re.
C. ob.
O
V. C.
V. sp.
V. I. L.
V. ep.
V. s. ab.
Rec.

PLANCHE VI.

Gros rein blanc. — Rein contracté.

Fig. 1. — Aspect extérieur du rein d'après la Planche IV, *Fig. 1*, des *Reports of medical Cases*, etc. de R. Bright. Le rein était presque blanc.

Fig. 2. — Aspect extérieur du rein contracté. — Dimensions normales. (Cette figure a été gravée d'après un dessin fait, d'après nature, par M. Gombault.)

Fig 2

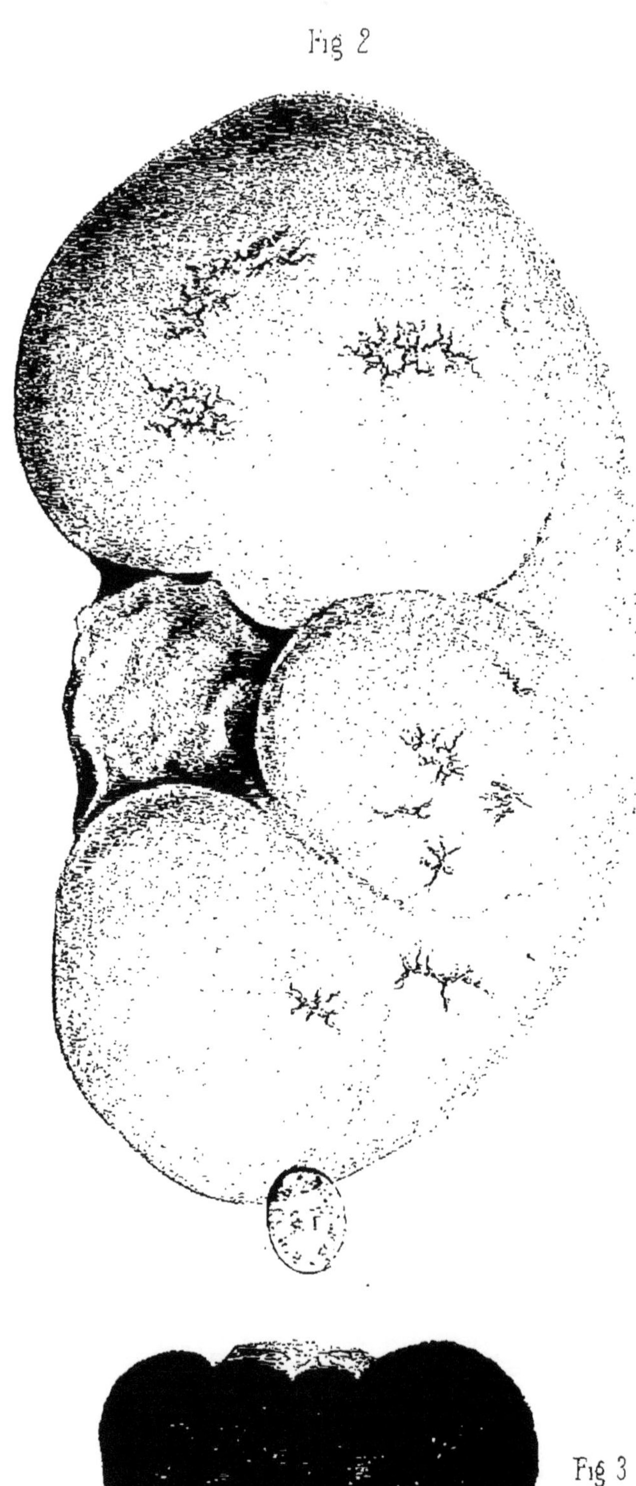

Fig 3

PLANCHE VII.

Gros rein blanc.

Coupe longitudinale du rein représenté dans la Planche VI. Elle montre que la coloration blanche prévaut dans toute la partie corticale qui cependant laisse voir distinctement sa structure radiée. La portion tubuleuse du rein avait une couleur brillante. (R. Bright. — *Reports of medical Cases*, Pl. IV, *Fig. 2.*)

Fig 1

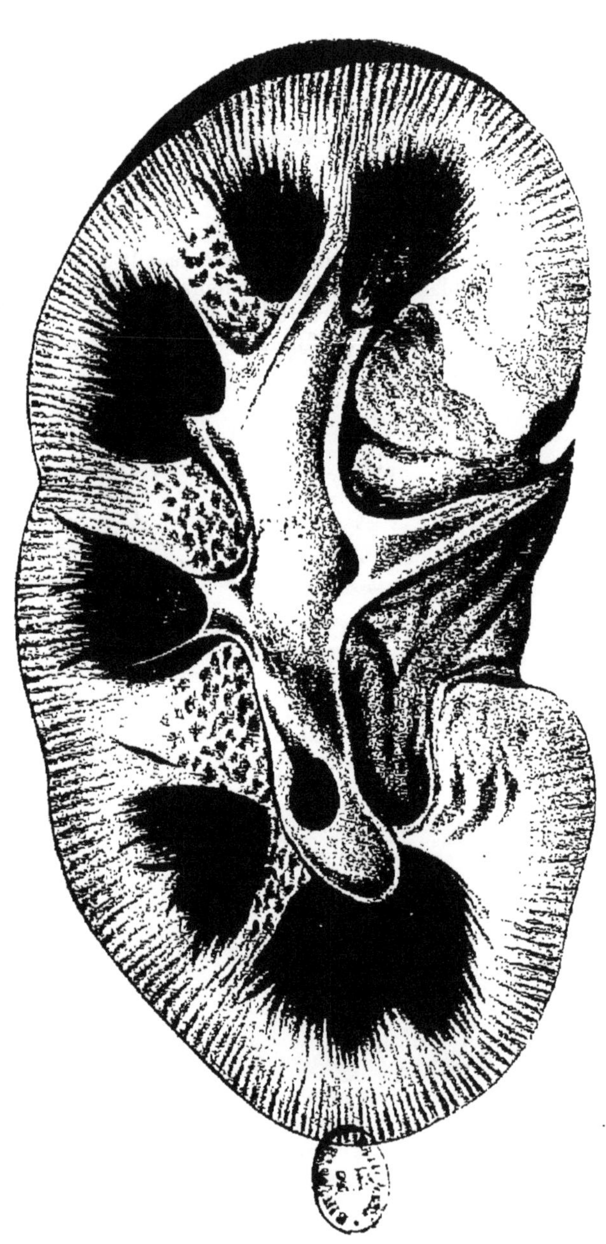

TABLE DES MATIÈRES

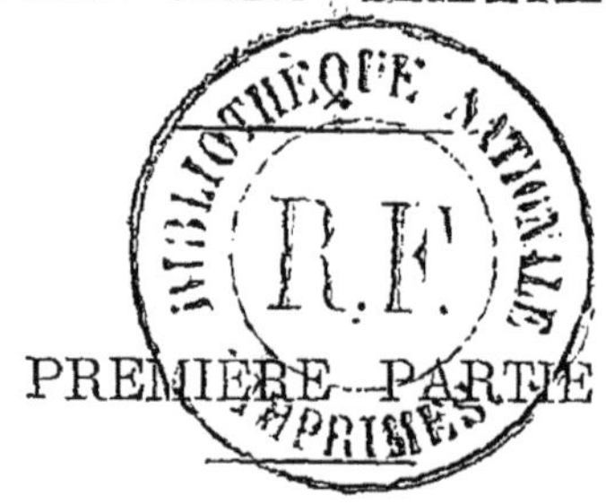

PREMIÈRE PARTIE

Le Foie. — Maladies des voies biliaires.

PREMIÈRE LEÇON

NOTIONS D'ANATOMIE NORMALE CONCERNANT LE FOIE.

DEUXIÈME LEÇON

STRUCTURE LOBULAIRE DU FOIE.

TROISIÈME LEÇON

DE LA CELLULE HÉPATIQUE.

QUATRIÈME LEÇON

DES CAPILLAIRES BILIAIRES.

CINQUIÈME LEÇON

DES CAPILLAIRES BILIAIRES (*suite*). — TISSU CONJONCTIF ET VAISSEAUX LYMPHATIQUES DU LOBULE. — ESPACES INTERLOBULAIRES. — LOCALISATIONS ANATOMO-PATHOLOGIQUES DANS LES ESPACES.

SIXIÈME LEÇON

ESPACES INTERLOBULAIRES. — LOCALISATIONS ANATOMO-PATHOLOGIQUES DANS LES ESPACES (*suite*). — PHYSIOLOGIE PATHOLOGIQUE DU FOIE. — DE LA BILE.

SEPTIÈME LEÇON

DE LA BILE (*suite*). — DU PIGMENT BILIAIRE.

HUITIÈME LEÇON

SELS BILIAIRES. — ALTÉRATIONS DE LA BILE : LA BILE INCOLORE.

NEUVIÈME LEÇON

DES ALTÉRATIONS DE LA BILE (*suite*). — FONCTION DÉSASSIMILATRICE DU FOIE. — RELATIONS ENTRE LES ALTÉRATIONS DU FOIE ET LES MODIFICATIONS DU TAUX DE L'URÉE.

DIXIÈME LEÇON

FONCTION DÉSASSIMILATRICE DU FOIE. — RELATIONS ENTRE LES ALTÉRATIONS DU FOIE ET LES MODIFICATIONS DU TAUX DE L'URÉE.

ONZIÈME LEÇON

INFLUENCE DES ALTÉRATIONS HÉPATIQUES SUR LA FORMATION ET L'ÉLIMINATION DE L'ACIDE URIQUE.

DOUZIÈME LEÇON

DE LA LITHIASE BILIAIRE.

TREIZIÈME LEÇON

DE LA LITHIASE BILIAIRE (*Suite*).

QUATORZIÈME LEÇON

DE LA LITHIASE BILIAIRE (*Suite*). — ANATOMIE ET PHYSIOLOGIE DE L'APPAREIL EXCRÉTEUR DE LA BILE.

QUINZIÈME LEÇON

DE L'ÉLIMINATION DES CALCULS CYSTIQUES PAR LES VOIES NATURELLES. — COLIQUE HÉPATIQUE.

SEIZIÈME LEÇON

DE LA LITHIASE BILIAIRE (*Suite*). — DE L'OCCLUSION PERMANENTE DU CANAL CHOLÉDOQUE.

DIX-SEPTIÈME LEÇON

OBLITÉRATION DU CANAL CHOLÉDOQUE. — LÉSIONS ET SYMPTÔMES.

DIX-HUITIÈME LEÇON

DE LA FIÈVRE HÉPATIQUE SYMPTOMATIQUE. — COMPARAISON AVEC LA FIÈVRE UROSEPTIQUE.

DIX-NEUVIÈME LEÇON

DES FISTULES BILIAIRES.

VINGTIÈME LEÇON

DU CANCER PRIMITIF DES VOIES BILIAIRES. — CONSIDÉRATIONS GÉNÉRALES SUR L'ANATOMIE PATHOLOGIQUE DES CIRRHOSES.

VINGT-ET-UNIÈME LEÇON

DE LA CIRRHOSE HYPERTROPHIQUE AVEC ICTÈRE.

VINGT-DEUXIÈME LEÇON

DE LA CIRRHOSE VULGAIRE.

VINGT-TROISIÈME LEÇON

DE LA CIRRHOSE VULGAIRE (*Suite*).

VINGT-QUATRIÈME LEÇON

DE LA CIRRHOSE VULGAIRE (*Fin*).

DEUXIÈME PARTIE

Le Rein. — La maladie de Bright.

PREMIÈRE LEÇON

ANATOMIE NORMALE DU REIN.

DEUXIÈME LEÇON

ANATOMIE NORMALE DU REIN (*Suite*). — CONSIDÉRATIONS PHYSIOLOGIQUES.

TROISIÈME LEÇON

INFARCTUS TUBULAIRES DU REIN. — CYLINDRES URINAIRES. — VUE D'ENSEMBLE DE LA MALADIE DE BRIGHT.

QUATRIÈME LEÇON

LE REIN CONTRACTÉ (*Néphrite interstitielle*).

CINQUIÈME LEÇON

LE REIN CONTRACTÉ (*Néphrite interstitielle*).

SIXIÈME LEÇON

GROS REIN BLANC (*Néphrite parenchymateuse*).

SEPTIÈME LEÇON

NÉPHRITE SCARLATINEUSE. — REIN AMYLOIDE.

TABLE ANALYTIQUE

D

E

F

VERSAILLES. — IMPRIMERIE CERF ET FILS, 59, RUE DUPLESSIS.

www.ingramcontent.com/pod-product-compliance
Ingram Content Group UK Ltd.
Pitfield, Milton Keynes, MK11 3LW, UK
UKHW020154250726
13967UKWH00003B/1059